# 河南古代医家经验辑

主　编　许二平　许国防　马鸿翔

副主编　许国防　马鸿翔　王晓田

编　委　李永菊　王利豪　冯　巧

　　　　李晓丹　张玉婷　刘晨光

　　　　卫向龙　李　娴　赵少英

　　　　郭晓冬　范慧慧　张丽玮

　　　　王　坚　高丽娜　周劲草

山西出版传媒集团

山西科学技术出版社

## 图书在版编目（CIP）数据

河南古代医家经验辑/许二平，许国防，马鸿翔主编．—太原：山西科学技术出版社，2016.7（2021.8 重印）

ISBN 978 - 7 - 5377 - 5316 - 6

Ⅰ.①河… Ⅱ.①许… ②许… ③马… Ⅲ.①中医学—临床医学—经验—河南省—古代 Ⅳ.①R249.2

中国版本图书馆 CIP 数据核字（2016）第 084327 号

**河南古代医家经验辑**

| | | |
|---|---|---|
| 出　版　人： | 阎文凯 | |
| 主　　　编： | 许二平　许国防　马鸿翔 | |
| 责 任 编 辑： | 王　璇 | |
| 封 面 设 计： | 杨宇光 | |

出 版 发 行：山西出版传媒集团·山西科学技术出版社

地址：太原市建设南路 21 号　邮编：030012

编辑部电话：0351 - 4922135

发 行 电 话：0351 - 4922121

经　　　销：各地新华书店

印　　　刷：山东海印德印刷有限公司

网　　　址：www.sxkxjscbs.com

微　　　信：sxkjcbs

开　　　本：880mm×1230mm　1/32　印张：16.5

字　　　数：358 千字

版　　　次：2016 年 7 月第 1 版　2021 年 8 月第 2 次印刷

版　　　数：2501 - 4500 册

书　　　号：ISBN 978 - 7 - 5377 - 5316 - 6

定　　　价：90.00 元

本社常年法律顾问：王葆柯

如发现印、装质量问题，影响阅读，请与发行部联系调换。

# 编写说明

河南,地处中原,是中华民族传统文化的发祥地。周口伏羲"作八卦、制九针",育民意、解民苦,焦作神农"尝百草、制医药"以疗民疾,洛阳炎帝"制耒耜、种五谷"以养万民,新郑黄帝和岐伯、雷公等"问对"论生命之道,开封伊尹"创制汤液"改变了人们的用药习惯,南阳张机"广汤液、创六经辨证"形成了中医理、法、方、药完备的中医学体系。这些都充分说明河南地区是中医药的重要发祥地之一,中医药的源头在中原。河南中医药,有独特的人文思想和中原文化特征,是中华医药文化的根基和主体。

在历史上,河南中医药对中华民族的繁衍昌盛作出了卓越贡献,对整个人类健康和世界文明产生了积极的影响。继仲景之后,南齐褚澄,隋唐甄权、孟诜、崔知悌、张文仲,宋金元时期王怀隐、郭雍、王贶、张从正、窦默、滑寿,明李濂,清吴其濬(浚)、杨栗山、李守先、龙子章、刘鸿恩等,或补医论、治法,或制铜人、食疗,或集本草、诸方,或图经络、药品,或述医史、医德,或发温病、病源,中医药就是在华夏文明进步与发展中,源源不断地汲取营养而形成的医药体系,是传统文化中的精华与国粹。正是"中医药文化起源于中原,中医药巨著诞生于中原,中医药科学发达于中原,中医药大师荟萃于中原,中医药名胜遍布于中原,道地药材盛产于中原"。

为了更好地研究整理古代河南医家经验,许二平教授带领团队历经3年的辛苦工作,认真细致地翻阅了《四库全书》《中国医籍考》《中国分省医籍考》及河南各地县、市、卫生志等资料,深入田野考察,走访各地的乡村聚落,收集有关医家的家谱和碑刻等民间历史文献,于2013年编成了《河南古代医家集》,收载1980余位河南民国以前的医家,以现今行政区划系统整理,摸清了河南医家家底,为这次整理《河南古代医家经验辑》奠定了很好的基础。

本次编撰,我们收集整理河南古代有医学著述或对医学有较大贡献的医家及其学术经验。为了使读者能更好地了解河南古代医家经验及河南古代医药学术概貌,我们在编写体例上采取了如下方法:

1. 全书分为三个部分。第一部分主要辑录有医著且有学术经验传承的医家;第二部分为未辑录原著,只是学术思想经验总结的医家;第三部分为附录,有医著名称但尚未收集到其学术经验的医家。

2. 所有辑录医家按出生年代次序分别进行编排,并因此详细考证了医家生卒年月,载于生平。

3. 原著辑录的选择遵循能反映医家的学术思想,且版本流传较少的作品,如《黄帝内经》《伤寒论》等经典文献虽很重要,但流传较广,读者很容易获得,故不予辑录;内容上篇幅较小的整篇辑录,内容较多的择其部分辑录。

4. 著作流传情况以1911年以前的内容为主,并力求反映学术思想的传承关系。

5. 主要学术思想和贡献,或选取具有代表性的表述,或根据著述进行总结,力求准确和完整。

6.参考文献仅列主要参考对象,多个文献内容一致的不再一一列出。

7.所有辑录的原文,全部采用简化字;能进行句读的,根据我们的理解详加编辑,或采纳版本中句读;文字有明显错误的,参考其他文献,结合理解加以纠正。

古代文献,浩如烟海,年代久远,辗转流传,夹杂衍文,在所难免,更何况部分文献就是通过别的文献转载节录才得以保留下来。因此,我们此次编写,讹误也在所难免。本书有不足之处,敬请各位同仁斧正。

许二平

2015 年 6 月

# 目　　录

## 第一部分

## 第二部分

## 第三部分

第一部分

# 河图洛书

## 生平

　　河图洛书作者不详，大约产生于何时也不详，但至少是在伏羲氏、大禹三皇之前的三皇五帝时期。"河图""洛书"是中国古代一个重要的文化现象，也是中国千年文化之谜，它充溢于中国古籍之中，在先秦古籍中也不乏记载，有具体所指实物的描述，是记载中国古代社会最早的图书。相传位于今洛阳市孟津县东北10公里黄河南岸雷河村旁的龙马负图寺，就是距今八九千年伏羲时代"龙马负图"的圣地。今雷河村南有条源于孟津县东南流入黄河的图河，沿岸有卦沟、负图、上河图、下河图、孟河、马庄等村名，相传这里就是当年伏羲氏降服龙马，受河图而画八卦的地方。龙马负图寺位于黄河岸边，本名伏羲庙。该寺现为河南省重点文物保护单位，庙内尚存明清时期的碑刻20多通，皆为"龙马负图"在孟津的有力佐证。民国六年《洛宁县志·山川》载：阳虚山和玄启水在城西五十里，有"洛出书处"。这说明"灵龟负书"传说发生的地方，在今洛宁县西长水村旁的洛水岸边。

## 原著辑录

《尚书·顾命》:"大玉、夷玉、
天球、河图在东序。"

《论语·子罕》: "凤鸟不至,
河不出图,吾已矣夫!"

《易·系辞上》:"天生神物,
圣人则之;天地变化,圣人效之;
天垂象,见吉凶,圣人象之;河出
图,洛出书,圣人则之。"

《三国志·文帝纪》:"伏唯殿
下体尧舜之盛明,膺七百之禅代,
当汤武之期运,值天命之移受。《河》《洛》所表,图谶所载,
昭然明白,天下学士所共见也"。

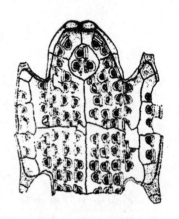

河南安阳殷墟小屯南地
"易卦"卜甲

## 主要学术思想及贡献

河图洛书,又称为天书,最早《易·系辞上》说:"河出
图,洛出书,圣人则之。"

1987年河南淮阳西水坡出土的形意墓,距今约6500多年。
墓中用贝壳摆绘的青龙、白虎图像栩栩如生,与近代几无差
别。河图四象、28宿俱全。其布置形意,上合天星,下合地
理,且埋葬时已知必被发掘。同年出土的安徽含山龟腹玉片,
则为洛书图像,距今约5000多年。可知那时人们已精通天地

物理、河图洛书之数了。据专家考证，形意墓中之星象图可追溯到二万五千年前。这说明邵庸等先哲认为"河图洛书乃上古星图"，其言不虚。

河图洛书奠定了中华民族象、数、理的思维模式。一切事物都有象、数、理这三层含义，表露在外为象，内含在内的是理，而事物运转变化的周期为数。象、数、理的概念是《易经》中三才的体现。所谓"天地人"便是如此，古人说天人合一，其实便是"天地人"合一，象、数、理是一切事物的三个方面，所以是合一的，不可孤立的，而且是辩证存在的。

河图洛书可以被认为是中国先民心灵思维的结晶，是中国古代文明的第一个里程碑。《易经》和《洪范》两书，在汉文化发展史上有着重要的地位，在哲学、政治学、军事学、伦理学、美学、文学诸领域产生了深远影响。作为中国历史文化渊源的河图洛书，功不可没。

河图左旋之理：坐北朝南，左东右西，水生木、木生火、火生土、土生金、金生水，为五行左旋相生。中心不动，一、三、五、七、九为阳数左旋；二、四、六、八、十为阴数左旋；皆为顺时针旋转，为五行万物相生之运行。我们知道，银河系等各星系俯视皆右旋，仰视皆左旋。所以，"生气上转，如羊角而升也"。故顺天而行是左旋，逆天而行是右旋。即顺生逆死，左旋主生也。

象形之理：河图本是星图，其用为地理，故在天为象，在地成形也。在天为象乃三垣二十八宿，在地成形则青龙、白虎、朱雀、玄武。天之象为风为气，地之形为龙为水，故为风水。乃天星之运，地形之气也。所以四象四形乃纳天地五行之气也。

五行之理：河图定五行先天之位，东木西金，南火北水，中间土。五行左旋而生，中土自旋。故河图五行相生，乃万物相生之理也。土为德为中，故五行运动先天有好生之德也。

阴阳之理：土为中为阴，四象在外为阳，此内外阴阳之理；木火相生为阳，金水相生为阴，乃阴阳水火既济之理；五行中各有阴阳相交，生生不息，乃阴阳互根同源之理；中土为静，外四象为动，乃阴阳动静之理。若将河图方形化为圆形，木火为阳，金水为阴，阴土阳土各为黑白鱼眼，就是太极图了。此时水为太阴，火为太阳，木为少阳，金为少阴，乃太极四象也。故河图乃阴阳之用，易象之源也。易卜乃阴阳三才之显也。

先天之理：人以天为天，天以人为天，人被天制之时，人是天之属，人同一于天，无所谓人，此时之天为先天；人能识天之时，且能逆天而行，人就是天，乃天之天，故为后天。先天之理，五行万物相生相制，以生发为主。后天之理，五行万物相克相制，以灭亡为主。河图之理，土在中间合生万物，左旋动而相生，故先天之理，左行螺旋而生也。又，河图之理为方为静，故河图主静也。

河图之象、之数、之理、至简至易，又深邃无穷。仅简易记述。

## 著述流传情况

河图最早记录在《尚书》之中，洛书最早见于《易·系辞上》之中。在汉代谶纬中，河图洛书可以是玉石、龟甲、贝壳等东西上的纹路，又或是一般人不能理解的鸟虫文。西汉时，孔安国解释"河图"是伏羲的八卦，"洛书"则是《洪范》所列的"九畴"。东汉时，亦有传说河图洛书绘画于丝帛上，绘画了天文地理，如天体星宿、河海山川，并记载了历代圣王名号及历朝盛衰。郑玄《六艺论》："河图、洛书，皆天神之言语，所以教告王者也。"陈抟首创"龙图易"融合了汉朝至唐朝的九宫学说以及五行生成数的理论，提出图像名之为龙图。北宋的刘牧又将陈抟的龙图区分为"河图""洛书"两种图式：将九宫图称为"河图"，五行生成图称为"洛书"。南宋时蔡元定则将它改变过来，反将九宫图称之为"洛书"，而五行生成图称之为"河图"。南宋朱震于《周易挂图》中载其图。南宋大学者朱熹则支持蔡元定的学说，并于《周易本义》首载其图，确立了"图九书十""书九图十"之分歧，"图十书九"成为南宋以来之通用理论。南宋薛季宣以九数河图、十数洛书为周王朝的地图、地理志图籍。

## 主要参考文献

1. 蔡运章. 河图洛书与古都洛阳 ［J］. 河南科技大学学报（社会科学版），2007，25（6）：75.

2. 黄梦萦. "河图洛书"与图书起源 ［J］. 管理学家，2010（9）：386.

3. 刘俊男. "河图洛书"本义及原生地考论 ［J］. 湖南社会科学，2012（1）：217－222.

4. 祖晨华. 从"河图洛书"看黄河文明的起源 ［J］. 文教资料，2010（1）：68－69.

5. 余英时．論天人之際：中國古代思想起源試探［M］．台北：联经出版事业股份有限公司，2014.

6. 谢世维．天界之文：魏晋南北朝灵宝经典研究［M］．台北：台湾商务印书馆股份有限公司，2010.

# 神农本草经

## 生平

神农，又称神农氏。姓名：伊耆，姓姜，别名：神农氏，烈山氏，炎帝。距今 5500 年至 6000 年，生于姜水之岸（今宝鸡市境内），被世人尊称为"药王""五谷王""五谷先帝""神农大帝""地皇"等。《帝王世纪》云："神农氏在位百二十年，凡八世：帝承、帝临、帝明、帝直、帝来、帝哀、帝榆罔。"炎帝神农氏应是新石器时期的一个存在时间很长的氏族部落。《山海经·中次六经》："炎帝族因居于岳山，有时又被称作大岳……炎帝族以岳山周围为中心，披荆斩棘，开发山林河谷，努力发展原始农业生产。"对于此山，郑杰祥先生考察认为："岳顶山今称岳山，位于宜阳县西南（据《大清一统志》云：'岳顶山，在宜阳县东南，峻极，不可攀跻，由龙屋至山顶六十里，又西为花果山'）。"王大有《三皇五帝时代》："自秦、汉以来，文献所记有蛴氏螪（螪）游华阳感神龙首于常羊生炎帝之说，学者均不知所指为何地，今伊川大莘常元羊家坡之石神龙，于此证实。故有炎帝本起烈山（厘山）之说。"河洛文化研究院院长杨作龙先生著有《炎帝文化发端伊洛论》，通过对八代炎帝多种史料的综合疏理考证，得出"炎帝文化发端于伊洛"的结论。

## 主要学术思想及贡献

现在流行的《神农本草经》版本虽不是神农氏所作，但也不是后人突然之间就完成的，必定是对先人本草、医术等认识的基础上不断完善和继承发展而成，神农氏功不可没。作为我国古代第一部药物学专著，据《史记》所载，乃是师徒相承，由长桑君传授给扁鹊，再由扁鹊留传下来的《药论》。到战国时的道家学说，认为是"黄帝扁鹊之禁方书"，于战国末年，传授给公乘阳庆。公乘阳庆于吕后八年（公元前180年）传授给淳于意（即仓公）。淳于意于汉文帝（公元前179年～公元前157年）时，又传授给王禹、唐安、高期、冯信等，从而使古代的药物学及其他医学著作广泛地流传起来。

### 一、制耒耜，种五谷，奠定了农业医药基础

神农氏是农业和医药的发明者。远古人过着采集和渔猎的生活，他发明制作木耒、木耜，教会人们农业生产。耒耜的使用和五谷的种植，很大程度上解决了民以食为天的大事，促进了农业生产的发展，为人类由原始游牧生活向农耕文明转化创造了条件。

### 二、神农氏的另一伟大功绩就是开创了中国医药和医术

《纲鉴易知录》记载："民有疾，未知药石，炎帝始草木

之滋，察其寒、温、平、热之性，辨其君、臣、佐、使之义，尝一口而遇七十毒，神而化之，遂作文书以疗民疾而医道自此始矣。"实际上初步明确了药物、食物的"五味""五性"等。

### 三、初步奠定了文明礼仪

神农氏以麻为布，民着衣裳。原始人本无衣裳，仅以树叶、兽皮遮身，神农教民麻桑为布帛后，人们才有了衣裳，这是人类由蒙昧社会向文明社会迈出的重大一步。神农氏还是我国教育的始祖。他教民使用工具；教民播种五谷；教民医药；教民制陶、绘画；教民弓箭、狩猎、健身；教民制琴；教民音乐、舞蹈，还教民智德。

### 四、作五弦琴，以乐百姓

据《世本·下篇》中载，神农发明了乐器，他削桐为琴，结丝为弦，这种琴后来叫神农琴。神农琴"长三尺六寸六分，上有五弦：曰宫、商、角、徵、羽"。这种琴发出的声音，能道天地之德，能表神农之和，能使人们娱乐。

### 五、定制历法，教民众趋利避害

为了帮助人们有规律地生活，按季节栽培农作物，炎帝神农还立历日，立星辰，分昼夜，定日月，月为三十日，十一月为冬至。

## 著述流传情况

自从西晋皇甫谧《针灸甲乙经》第一次提到《神农本草经》的书名之后，张华在《博物志》中将其简言之为《神农经》，南朝齐梁陶弘景的《本草经集注》区分了两种不同版本的内容；《隋书·经籍志》虽然转引了梁国阮孝绪《七录》中的5种《神农本草经》和9种《本草经》书名，但却无法知晓这14种古本草文献的具体内容；唐初苏敬等人在陶弘景《本草经集注》的基础上，补充了隋唐时期的药物，于公元659年编写完成了世界上第一部由政府颁行的药典——《新修本草》，又称为《唐本草》，共54卷，另编著我国第一部药物图谱《本草图经》；作为独立传本的《神农本草经》在《唐书·艺文志》中仍著录有3卷本和署名"雷公集注"的4卷本两种；北宋初期，经刘翰等人，取《新修本草》《蜀本草》校订，又参以《本草拾遗》内容，于公元973年修编成《开元本草》。次年李昉予以重新修订，名曰《重订开元本草》，其当时已有《名医别录》载《本草》内容；此书遗佚，但其内容被收录于唐慎微的《经史证类备急本草》中；《神农本草经》在北宋初年尚存于世，但《崇文总目》及《嘉祐补注本草》记载说明，于北宋中期，此书已经亡佚；《经史证类备急本草》后来经过三次大修，更名为《重修政和经史证类备急本草》（人民卫生出版社，1955年影印本），简称《证类本草》，这也是当今人们能阅读到的《证类本草》。明代的卢复、清代的孙星衍和冯翼、黄奭、王闿运、姜国伊以及日本的狩谷望之和森立之等人所辑录的《神农本草经》本，皆以《证类本草》为主整理而成。

## 主要参考文献

1. 王家葵.《神农本草经》成书年代新证［J］. 中医药学报，1990，18（3）：48－51.

2. 何高民.《本草》起源——兼评《神农本草经》是总结汉代医学成就［J］. 河北中医，1982，4（3）：52－58.

# 黄帝内经

## 生平

黄帝大约在公元前 2717 年～公元前 2599 年，是传说中的古代帝王，他既是具体的个人，又是部落的领袖，而且还是族团世代沿袭的领袖称号。黄帝活动的主要区域在嵩山东延的具茨山（具茨山，古称始祖山，位于新郑市区西南 15 公里处的辛店镇境内），他曾问道、修炼于具茨山，至今，具茨山仍保留有大量黄帝的活动遗迹。在黄帝主导下完成的著作有《黄帝四经》《黄帝内经》《黄帝外经》《阴符经》等，其中最具影响力的当数《黄帝内经》（后文简称《内经》）。多数学者认为《黄帝内经》只是托名黄帝，实际产生于西汉，非一人一时之作，仍须商榷。我们认为《黄帝内经》的理论体系在"黄帝时代"已经形成，并于后代不断丰富和发展，我们现在看到的《黄帝内经》可能是汉代最终形成的。

## 主要学术思想及贡献

### 一、奠定了中医学的理论体系

在世界医学史上，曾经有过多种传统医学，如希腊医学、罗马医学、印度医学、埃及医学、阿拉伯医学等。但是经过漫长的历史，除中国的传统医学得到了延续外，几乎全部沦为民间医学，或者出现了断层现象。而中国的传统医学，虽然经历磨难，却一枝独秀，不仅得以延续，而且日益受到世界人民的青睐。这在世界医学史上是令人深思的。其中原因除了中医学具有显著的疗效外，就是因为它拥有一整套独特的、较为完整的理论体系，《黄帝内经》是中医理论体系的奠基之作。

《内经》中吸收了当时比较先进的哲学思想，作为理论的支柱，并与医疗实践进行有机地结合，形成了脏象学说、病因病机学说、诊法学说及疾病防治学说，为中医学奠定了较为完整的理论体系，为中医学的发展提供了理论依据和指导方法。这也是中医学发展历经千年而不衰，而且在世界传统医学独树一帜的根本原因。

自《内经》之后，中医学虽然大有发展、流派纷呈，医学著作汗牛充栋，然而追溯这些学说、流派、著作的根源，无一不是源于《内经》。

### 二、确立了"天地人三才"医学模式

《内经》认为人是自然界的产物，生命现象是自然现象的

一部分，强调人与自然是一个不可分割的整体，它们遵循着同一自然规律。

《内经》："天地合气，命之曰人。"自然界充满气，气又可分为阴气和阳气，阴气（即地气）与阳气（即天气）的结合和交互作用形成了人体。《内经》以"气"为中介将人与天地联系起来，并提出"人与天地相应"的观点，自然环境的变化与人体生理病理的变化有着千丝万缕的联系。于是，将人体放在自然环境和社会环境这些大背景下来考察生命的运动规律。所谓"天地人三才"是一个统一的整体，彼此不可分割。因此，《内经》要求每一个医者应该做到"上知天文，下知地理，中知人事"。"天文""地理"，概指自然环境种种影响因素；"人事"，泛指社会人际之事，大而至于社会政治、经济、文化、民风习俗等，小而至于病人的政治、经济地位、家境及个人的经历等，这些内容均与人体心身健康有着密切的关系。"天地人三才"医学模式贯穿于整个中医学理论体系之中，指导人们认识人体生理病理及诊治疾病和预防保健等医疗实践活动。

### 三、是一部治病的法书

一般学者认为，《内经》是一部阐述中医学理论的著作。但金元时代张子和曾认为，《内经》是一部治病的法书。

《内经》所阐述的中医学理论体系是分析人体生理病理，指导疾病的诊断、治疗和预防的重要武器，至今仍然具有重要的实践价值，这是中医理论的生命力之所在。

首先，以阴阳为例，阴阳学说源于中国古代哲学，自被引用于中医学领域后，使阴阳的概念不仅具有哲学的涵义，用以阐释事物相互对立而又统一的两个方面，而且赋予阴阳以医学的内容，例如"阴虚""阳虚"二词，作为病理名词，具有医学的涵义，这里不再作为两个哲学概念来理解。阴阳的这种双重涵义，使中医学的理论具备了思辨的色彩，同时可直接作为诊治疾病的指导。

再以脏象理论为例，《内经》开脏象学说之先河，以五脏为中心，把六腑、五气、五神、五志、五体、五时、五味、五色、五音、五声等构建成五脏系统，形成一个表里相合、内外相关的整体。在这个整体系统中，经络是沟通表里、联络脏腑的渠道，精、气、神是维护和主宰这个关系的支柱。脏象理论比较科学地阐释了人体的生理机能和整个人体的生命状态，从而奠定了脏腑辨证的雏形。

另外，《内经》记载了多种病证，尤其对热病、疟病、咳嗽、风病、痹病、痿病、厥病等病证的病因病机、临床表现和治疗方法作了专题讨论，许多内容和观点至今仍是临床实践所必须遵循的原则。例如，关于"五脏六腑皆令人咳，非独肺也""治痿独取阳明""今夫热病者，皆伤寒之类也"的观点，均是《内经》首次提出并沿用至今。

在治疗原则方面，《内经》提出了因人、因时、因地制宜及因势利导、治病求本、同病异治、异病同治、标本缓急、补虚泻实、寒热温凉、预防与早治疗等原则。在治疗方法方面，除了针灸和药物治疗以外，还广及精神疗法、按摩、药熨、浸浴、术数等方法。

## 四、树立了多学科研究医学的典范

通览《内经》，其内容远不止涉及医学一门学科，它还广泛吸收了中国古代人民对天文学、历法学、气象学、生物学、地理学、心理学以及哲学等多学科的研究成果。

例如，《内经》记录了古代气象学成就，《素问·六节脏象论》说："五日谓之候，三候谓之气，六气谓之时，四时谓之岁。"对四时、八节、二十四气有了较早的应用，对气象变化与人体健康和疾病的关系有比较深刻的认识，创立了古代医疗气象学——运气学说。在《素问·异法方宜论》中叙述了东、南、西、北、中五方地域的地理环境、气候变化、民风习俗、饮食习惯、体质特点、多发疾病及治疗特点，这是医学地理学的雏形。

《内经》多学科内容还有很多，不再尽述。《内经》时代这种多学科综合研究的形式，一方面固然反映了古代科学尚未精确分化的特点，但另外一方面却说明了医学与其他自然科学以及哲学之间互相联系、互相渗透。这种学科之间的联系、渗透、融合正是产生新学说、新理论的重要途径，也是学科发展的重要规律。

### 主要参考文献

1. 李学勤，张岂之. 炎黄汇典：第三卷［M］. 吉林：吉林文史出版社，2002.

2. 王庆其. 内经选读［M］. 北京：中国中医药出版

社, 2007.

3. 张雯. 《黄帝内经》著录版本源流考 [J]. 中医学报, 2012, 27 (12): 1562 – 1564.

# 伊 尹

## 生平

伊尹（生卒具体年份不详，据后人考证生于公元前1648年，卒于公元前1549年，终年100岁），名伊，一说名挚，夏末商初人。其出生地有河南杞县、嵩县和山东曹县等多种说法。他创立的"五味调和说"与"火候论"，不仅是中国烹饪的不变之规，而且极大地丰富并完善了中医的基本理论体系。同时也是我国历史上著名的医家。

## 原著辑录

### 汤液经法

**《汤液经法》五味补泻用药图**

| | 旋覆花<br>大黄 泽泻 厚朴<br>硝石 | |
|---|---|---|
| 蜀椒<br>桂枝 姜 细辛<br>附子 | 大枣<br>甘草 人参 麦冬<br>茯苓 | 豉<br>枳实 芍药 五味子<br>薯蓣 |
| | 黄连<br>黄芩 白术 竹叶<br>地黄 | |

## 图释

味辛皆属木，桂［枝］为之主，椒为火，姜为土，细辛为金，附子为水。

味咸皆属火，旋覆［花］为之主，大黄为木，泽泻为土，厚朴为金，硝石为水。

味甘皆属土，人参为之主，甘草为木，大枣为火，麦冬为金，茯苓为水。

味酸皆属金，五味［子］为之主，枳实为木，豉为火，芍药为土，薯蓣为水。

味苦皆属水，地黄为之主，黄芩为木，黄连为火，白术为土，竹叶为金。

此二十五味，为诸药之精，多疗诸五脏六腑内损诸病，学者当深契焉。

经云："主于补泻者为君，数量同于君而非主故为臣，从于佐监者为佐使。"

陶隐居曰："此图乃《汤液经法》精要之妙，学者能谙于此，医道毕矣。"

## 经释

肝德在散。以辛补之，酸泻之；肝苦急，急食甘以缓之，适其性而衰之也。

心德在软。以咸补之，苦泻之；心苦缓，急食酸以收之。

脾德在缓。以甘补之，辛泻之；脾苦湿，急食苦以燥之。

肺德在收。以酸补之，咸泻之；肺苦气上逆，急食辛以散之，开腠理以通气也。

肾德在坚。以苦补之，甘泻之；肾甘燥，急食咸以润之，至津液生也。

## 主要学术思想及贡献

《汤液经法》三十二卷，伊尹撰，成书年代未详。内容主要是以方剂为主。有学者考据，《伤寒论》中许多方剂都源于此书。《脉经》《辅行诀》及《千金翼方》中也引用了本书许多条文，可惜此书在唐代之后失传。与《神农本草经》一样，本书不是一朝、一代、一个人所完成，托名伊尹只是标志时代背景而已，马王堆汉墓出土的帛书也有伊尹篇。

《汤液经法》出自东汉时期，依《神农本草经》药物三品体系而设置的"上品上药为服食补益方者百二十首"，可见服食补益，养生延年，是《汤液经法》的重要医学宗旨。此书重视五行学说和五脏辨证，以五行格局经纬五脏用药，独具一格。众多方证皆以八纲为理论，病位分表里，病性分阴阳。

《汤液经法》是我国最早的一部方剂学著作。其中涉及方药、剂型等多项内容。同时也是由单方发展至复方，并形成方证积累的著作。它的问世有效地改变了商以前单味生药治病的剂型。汤液的发明提高了医药的疗效，成为中医药学最主要的特色之一。汤液剂型的发展促进了中医药的大发展，这种给药途径的发明扩大了中医药的临床适应范围，使中医的发展更切合临床的需要，为后世丰富多样的临床给药途径以及剂型的改革提供了有益的参考。

《汤液经法》开创了"药食同源"的先河。根据食物、药物对治疗疾病的协同作用，从"药食同源"的角度，总结了民间依靠膳食治疗疾病的方法，依照《神农本草经》药物之四气五味、升降浮沉、归属经络等法则，创造了汤液疗法。

## 著述流传情况

《汤液经法》原书已佚，现由两方面的考证可洞观其内容，一是见于马继兴等所著的《敦煌古医籍考释·辅行诀脏腑用药法要》，记载60个方证，在《伤寒论》中可找到相类方证；二是参见杨绍伊的考证之作《伊尹汤液经》。两者皆力主《伤寒论》是张仲景基于《汤液经法》而来。杨绍伊认为《伤寒论》的原文大部分出自《汤液经法》，他以"张仲景论广汤液为十数卷"为据，认为《汤液经法》出自殷商，原文在东汉岿然独存，张仲景据此论证，故原文一字无遗存在于《伤寒论》中。

民国三十七年（公元1948年），杨绍伊先生以王叔和《脉经》和孙思邈《千金翼方》为本，校勘考订重建出《汤液经法》一书。

另据《＜辅行诀脏腑用药法要＞校注讲疏》，张唯静曾得陶弘景《辅行诀脏腑用药法要》，毁于文化大革命期间，凭追忆复述此本，献于国家。王雪苔《＜辅行诀脏腑用药法要＞校注考证》完整收录了张大昌追忆本全文。

# 褚 澄

## 生平

褚澄（公元420～589年），字彦道，阳翟（今河南省禹州市）人，一说卒于南朝萧齐永明元年（公元483年）。褚家世居高官，联姻宗室。其祖父褚秀之、父亲褚湛之及其本人均系高官。其父为南齐尚书左仆射，其生母为宋武帝刘裕第五女吴郡公主。褚澄娶宋文帝刘义隆女庐江公主，拜驸马都尉。于南齐建元（公元479～480年）中拜为吴郡（今江苏省苏州市）太守，后官至左户（民）尚书，再后任侍中、领右军将军。历官清廉，以勤谨见知。其女为东昏皇后。褚澄死后追赠金紫光禄大夫。据《南齐书·褚澄传》载："褚澄医术高明，善诊病，博好医方，精岐黄术。有人赞誉他"望色辨证，投剂如神，与卢扁、华佗比肩。"凡病者均不分贵贱，皆先审其荣悴、乡壤、风俗、精神苦乐、方土所宜、气血强弱等，然后命药，故治病多效。"褚澄著有《杂药方七录》二十卷及《褚氏遗书》（以下简称《遗书》），前者散佚，《遗书》也久未刊行。后经唐代人整理而成，并于宋嘉泰年间刊行。该书收有医论十篇，对后世医家有较大影响，如陈自明、张景岳、王肯堂、李时珍、薛己等于著述中颇多赞誉引论。

## 原著辑录

### 《褚氏遗书》原序

黄巢造变，从乱群盗，发人冢墓，掘取金宝。遇大穴焉，方丈余，中环石，十有八片，形制如椁，其盖六石，题曰："有齐褚澄所归。"启盖棺，骨已蛇蚁，所穴环石内向，文本晓然。盗疑兵书，移置穴外，视之弃去。先人遇见，读彻。嘱邻慎护。明年具舟载归，欲送官以广其传，遭时兵革不息，先人亦不幸。遗命异物终当化去，神书理难久藏，其以褚石为吾棺椁之实隐，则骸骨全，褚石或兴吾名，亦显渊。募能者调墨，治刻百本散之。余遵遗戒。先人讳广，字叔常。

清泰二年五月十九日古扬萧渊序

靖康初，金人犯顺，群盗乘间，在处有之。去扬城北三十五里陈源桥，有萧家世居其间，盖贫不能自振矣，守一冢甚勤，曰："吾十二世祖葬父于此，吾家冢凡数百世，世唯守此耳。"盗疑其起家者，富而浓葬。日夕窥之二家，因语人曰："吾十二世祖葬其父明经广叔常，用石刻秘经为椁，从治遗命也，已而不忍其枢有将发之兆，遂敕子孙世守之耳。"窥者仍故二家，因会乡人启视之，漆棺如新刻，石十有九片。其一盖萧渊序也，乃移枢葬居侧，而举石于门外。有告萧得埋宝者，遂纳石于今。予持钵将为南狱之游，过萧门结葬缘，适见其事，谩录诸策，以埃能者。二年结制前五日，卫国释义堪书。

# 序

齐褚澄彦通遗书已佚，才二千六百二十言，发挥人身中造化之秘，明白要约，殆无余蕴。盖沉酣于《内经》《素问》《灵枢》之旨者也，其司马季主、扁鹊、仓公之流乎。彦通在当时，连姻宗室，贵富鲜俪，而能造诣如此，则超出尘表之姿，又可想见之也。方虚谷选诗，谓孙思邈《千金方》三十六卷。每卷藏一千方，在人自求之耳。予观此书，亦寓思邈之意渊乎微哉，叙其出处，显晦甚详，奚俟予之置啄邪，但若临席啖脔，使人自不忍下咽，遂僭参量语于篇首，亦珍爱之癖云

正德丙寅清明日舒城秦民悦邦约书

## 受形

男女之合，二情交畅，阴血先至，阳精后冲，血开裹精，精入为骨，而男形成矣；阳精先入，阴血后参，精开裹血，血入居本，而女形成矣。阳气聚面，故男子面重，溺死者必伏；阴气聚背，故女子背重，溺死者必仰。走兽溺死者，伏仰皆然，阴阳均至，非男非女之身，精血散分骈胎、品胎之兆，父少母老，产女必羸；母壮父衰，生男必弱。古之良工，首察乎此，补羸女则养血壮脾；补弱男则壮脾节色；羸女宜及时而嫁，弱男宜待壮而婚，此疾外所务之本，不可不察也。

## 本气

天地之气，周于一年，人身之气，周于一日。人身阳气以

子中自左足而上，循左股、左手指、左肩、左脑，横过右脑、右肩、右臂手指、胁、足，则又子中矣；阴气以午中自右手心通右臂、右肩，横过左肩、左臂、左胁、左足外肾、右足、右胁，则又午中矣，阳气所历，充满周流，阴气上不过脑，下遗指趾，二气之行，昼夜不息，中外必偏，一为痰积壅塞，则痰疾生焉，疾证医候，统纪浩繁，详其本源。痰积虚耳，或痰聚上，或积恶中，遏气之流，艰于流转，则上气逆上，下气郁下，脏腑失常，形骸受害。嗟乎！气本衰弱，运转艰迟，或有不周，血亦偏滞，风湿寒暑乘间袭之，所生痰疾，与痰积同。凡人之主，热而汗，产而易，二便顺利，则气之通也。阳虚不能运阴气，无阴气以清其阳，则易独治，而为热；阴虚不能运阳气，无阳气以和其阴，则阴独治，而为厥。脾以养气，肺以通气，肾以泄气，心以役气，凡脏有五，肝独不与，在时为春，在常为仁，不养不通，不泄不役，而气常生，心虚则气入而为荡，肺虚则气入而为喘，肝虚则气入而目昏，肾虚则气入而腰疼，四虚气入，脾独不与，受食不化，气将日微，安能有余以入其虚，呜乎？兹谓气之名理。

### 平脉

脉分两手，手分三部，隔寸尺者，命之曰关，去肘度尺曰尺，关前一寸为寸，左手之寸极上，右手之尺极下，男子阳顺，自下生上，故极下之地，右手之尺为受，命之根本。如天地未分，元气浑沌也。既受命矣，万物从土而出，唯脾为先，故尺上之关为脾，脾土生金，故关上之寸为肺，肺金生水，故自右手之寸，越左手之尺为肾，肾水生木，故左手尺上之关为肝，肝木生火，故关上之寸为心。女子阴逆自上生下，故极上之地，左手之寸为受命之根本，既受命矣，万物土上而出，唯脾为先，故左手寸下之关为脾，脾土生金，故关下之尺为肺，肺金生水，故左手之尺越右手之寸为肾，肾水生木，故右手寸下之关为肝，肝木生火，故关下之尺为心。男子右手尺脉常弱，初生微眇之气也；女子尺脉常强，心大之位也；非男非女之身，感以妇人，则男脉应胗，动以男子则女脉顺指，不察乎此，难与言医。同化五谷，故胃为脾府，而脉从脾；同气通泄，故大肠为肺府，而脉从肺；同主精血，故膀胱为肾府，而脉从肾；同感交合，故小肠为心府，而脉从心；同以脉为窍，故胆为肝府。而脉从肝澄生当后世传其言而已，尔初决其秘，发悟后人矣，非至神乎。体修长者脉疏，形侏儒者脉密，肥人如沉，而正沉者愈沉，瘦人如浮，而正浮者愈浮，未烛斯理，遏愈众疾，表里多名，呼吸定至，抑皆未也。世俗并传，兹得略云尔。

## 津润

天地定位，而水位乎中，天地通气，而水气蒸达，土润膏滋，云兴雨降，而百物生化。人肖天地，亦有水焉，在上为痰，伏皮为血，左下为精，从毛窍出为汗，从腹肠出为泻，从疮口出为水，痰尽死，精尽死，汗枯死，泻极死。水从疮口出不止，干即死，至于血充目则见明，充耳则听聪，充四肢则举动强，充肌肤则身色白，渍则黑，去则黄，外热则赤，内热则上蒸喉，或下蒸大肠，为小窍，喉有窍，则咳血，杀人，肠有窍则便血，杀人，便血犹可止，咳血不易医，喉不停物，毫发必咳，血渗入喉，愈渗愈咳，愈咳愈渗，饮溲溺则百不一死，服寒凉则百不一生，血虽阴类，运之者，其和阳乎。

## 分体

耳目鼻口阴尻窍也，臂股指趾肢也，双乳卧肾关也，齿发爪甲余也，肢脂旁趾附也，养耳力者常饱，养目力者常暝，养臂指者常屈伸，养股趾者常步履。夏脏宜冷，冬脏宜温，阴肢末虽夏宜温，胸包心火虽冬难热，热肿而窍塞，血不行而肢废，余有消长无疾，附有疾，痛无生死者疣瘤而已。

## 精血

余食五味养髓骨肉血肌肤毛发。男子为阳中必有阴，阳之中数八，故一八而阳精升，二八而阳精溢。女子为阴，阴中必有阳，阳之中数七，故一七而阴血升，二七而阴血溢。阳精阴血皆饮食五味之实秀也。方其升也，智虑开明，齿牙更始，发黄者黑，筋弱者强，即其溢也。凡充身肢体手足耳目之余，虽针芥之沥无有不下，凡子形肖父母者，以其精血尝于父母之身无所不历也。是以父一肢废则子一肢不肖其父，母一目亏则一目不肖其母，然雌鸟牝兽无天癸而成胎者何也？鸟兽精血往来尾间也，精未通而御女以通其精，则五体有不满之处，异日有难状之疾，阴已痿而思色以降其精，则精不出，内败小便道涩，而为淋精已耗而复竭之，则大小便道牵疼，愈疼则愈欲大小便，愈便则愈疼。女人天癸既至，逾十年无男子合则不调，未逾十年思男子合亦不调，不调则旧血不出，新血误行，或溃而入骨，或变而之肿，或虽合而难子。合男子多则涩枯虚人，

029

产乳众则血枯杀人，观其精血思过半矣。

## 除疾

除疾之道，极其候证，询其嗜好，察致疾之由来，观时人之所患，则穷其病之始终矣。穷其病矣，外病疗内，上病救下，辨病藏之虚实，通病藏之母子，相其老壮，酌其浅深，以制其剂，而十全上功至焉。制剂独味，为上二味次之，多品为下。酸通骨，甘解毒，苦去热，咸导下，辛发滞。当验之药，未验切戒亟投，大势既去，余势不宜再药，修而肥者，饮剂丰，羸而弱者，受药减。用药如用兵，用医如用将，善用兵者，徒有车之功；善用药者，姜有桂之效，知其才智，以军付之，用将之道也。知其方，伎以生付之用，医之道也。世无难治之疾，有不善治之医，药无难代之品，有不善代之人，民中绝命，断可识矣。

## 审微

疾有误凉而得冷，证有似是而实非，差之毫厘，损其寿命，《浮栗经·二气篇》曰："诸泻皆为热，诸冷皆为节，热则先凉藏，冷则先温血。"《腹疾篇》曰："干痛有时当为虫，产余刺痛皆变肿。"《伤寒篇》曰："伤风时疫湿暑宿痰，作疟作疹，俱类伤寒，时人多疟，宜防为疟。时人多疹，宜防作疹。春瘟夏疫，内证先出中湿、中暑，诚以苓术投之。发散剂吐汗下俱至此证，号宿痰失导，必肢废。嗟乎，病有微而杀人，势有重而易治，精微区别天下之良工哉。

## 辨书

尹彦成问曰:"五运六气是邪非邪?"曰:"大挠作甲子隶首,作数志岁月日时远近耳,故以当年为甲子岁,冬至为甲子月,朔为甲子日,夜半为甲子时,使岁月日时积一十百千万亦有条而不紊也。配以五行,位以五方,皆人所为也。岁月日时,甲子乙丑,次第而及天地五行,寒暑风雨,仓促而变,人婴所气,疾作于身。气难预期,故疾难预定;气非人为,故疾难人测。推验多舛,拯救易误,俞扁弗议,淳华未稽,吾未见其是也。"曰:《素问》之书,成于黄岐,运气之宗,起于《素问》。将古圣哲妄邪曰:"尼父删经,三坟犹废,扁鹊卢出,虚医遂多,尚有黄岐之医籍乎,后书之托,名于圣哲也"。曰:"然则诸书不足信邪。"曰:"由汉而上有说无方,由汉而下有方无说,说不乖理,方不违义,虽出后学,亦是良师。固知君子之言不求贫朽,然于武成之策,亦取二三。"曰:"居今之世,为古之工,亦有道乎。"曰:"师友良医,因言而识变,观省旧典,假筌以求鱼博,涉知病多,诊识胍屦用达药,则何愧于古人。"

## 问子

建平王妃姬等皆丽而无子,择良家未笄女人御又无子。问曰:"求男有道乎?"澄对之曰:"合男女必当其年,男虽十六而精通,必三十而娶;女虽十四而天癸至,必二十而嫁,皆欲阴阳气完实而后交合,则交而孕,孕而育,育而为子,坚壮强寿。今未笄之女,天癸始至,已近男色,阴气早泄,未完而伤，未实而动，是以交而不孕，孕而不育，育而子脆不寿。此王之所以无子也。然妇人有所产皆女者，有所产皆男者，大王诚能访求多男妇人谋置宫府，有男之道也。"王曰："善。未再期生六男，夫老阳遇少阴，老阴遇少阳，亦有子之道也。"

## 跋

上《褚澄遗书》一卷，初得萧氏父子护其石而其书始全，继得僧义堪笔之纸而其书始存，今得则继先锓之木而其书始传，亦可谓多幸矣。澄字彦道，河南阳翟人，宋武帝之甥，尚书左仆射湛之之子，庐江公主之夫，齐太宰侍中录尚书公渊之弟，仁宋自驸马都尉，遍历清显，仕齐至侍中顾右军将军，永明元年卒（《南史》云永元元年卒，误也）。东昏侯立其女为皇后，追赠金紫光禄大夫，实永元元年，去其卒时已七十年矣。《遗书》题其赠官，岂萧广得其椁石，考之史传而附题于前乎？叩齐高帝爱子豫章王嶷，自江陵赴都得疾日臻，帝忧形于色，乃大赦天下，闻澄传杨淳秘方，召澄治立愈，帝喜甚，擢澄左氏尚书以宠之，其守吴郡也。民有李道念，以公事至郡，澄遥见谓曰："汝有奇疾。"道念曰："某得冷疾五年矣。"澄诊其脉，曰："非冷也，由多食鸡子所致，可煮苏一斗服之，即吐物如升许，涎裹之动，抉涎出视，乃一鸡雏，翅距已具而能走。"澄曰："未也，盍服其余药从之，凡吐十三枚，疾乃瘳，其妙皆此类也。"是书幽眇简切，多前人所未发而岂徒哉。问子篇称建平王，当是澄之妻之侄景素，其生六子，即延龄延年辈。

云嘉泰元年日南至甘泉寄士丁介跋

032

## 主要学术思想及贡献

《遗书》是继《黄帝内经》（以下简称《内经》）《难经》之后较早的一部中医基础理论著作，也是我国最早的石刻医学论著，该书始著录于《宋史·艺文志》。根据后唐清泰二年（公元935年）萧渊序中所记载，《遗书》是在唐末黄巢起义时发现的石刻碑文。此书共十篇，分述受形、本气、平脉、津润、分体、精血、除疾、审微、辨书、问子，总计两千六百二十字。内容丰富，具有真知灼见。其要旨阐发人身气血阴阳的奥义。后世有疑此书为宋人托名者，如《四库全书总目提要》疑是"宋时精医理者所著，而伪托澄以传"，评论说"其书于《灵枢》《素问》之理颇有发明"，在许多方面"发前人所未发""尤千古之龟鉴"。此书内容被后世医家常加以采用。

### 一、对《内经》《难经》多有发挥

汉代以后中医的论著，都是在《内经》《难经》基础上发展而来的，《遗书》也不例外。《遗书》的内容和观点对《内经》《难经》多有发挥，颇有独到之处。如《内经》《难经》中对阴阳二气的起止部位及运行途径叙述得很笼统，而《遗书》中讲得很具体。《遗书》详细论述了阴阳之气的发生时间、部位和循行路线。如《本气》篇说："天地之气，周于一年；人身之气，周于一日。"并且用一日中不同时辰来说明阴阳之气的循行情况："人身阳气，以子中自左足而上，循左股、左手指、左臂、左脑，横过右脑、右肩、右臂手指、胁、足，则又子中矣；阴气以午中自右手心通右臂、右肩，横过左肩、左臂、左胁、左足、外肾、右足、右胁，则又午中矣。"《灵枢·营卫生会》篇有依太阳运行周天度数把营卫之气分为昼夜各行阴阳二十五度的论述，但尚没有明确阴阳之气的发生时间、部位、循行路线，历代医籍也未见记载。

《内经》《难经》对于脉诊已有全面论述，尤其是《难经》"独取寸口"的主张，是我国脉学的一大进步。不过，两手寸、关、尺的脏腑定位，以五行生克为顺序，乃《遗书》所首倡。如《平脉》篇云："男子阳顺，自下生上，故极下之地。右手之尺为受命之根本。如天地未分，元气浑沌也。既受命矣，万物从土而出，唯脾为先，故尺上之关为脾；脾土生金，故关上之寸为肺；肺金生水，故自右手之寸，越左手之尺为肾；肾水生木，故左手尺上关为肝；肝木生火，故关上之寸为心。女子阴逆，自上生下，故极上之地。左手之寸为受命之根本。既受命矣，万物从土而出，唯脾为先，故左手寸下之关为脾；脾土生金，故关下之尺为肺；肺金生水，故左手之尺，越右手之寸为肾；肾水生木，故右手寸下之关为肝；肝木生火，故关下之尺为心。"意思是，男子属阳，脉顺生，从下而上脉随五行相生。因此，右手的尺脉是最下部的脉。是诊候命门的部位，就像天地没有形成之前，大气是一派模糊的景象一样。生命形成以后，各种物质从土生出，脾属土，发生在前，因此，右手尺部上面的关脉应脾。脾土生金，因此关上的寸脉应肺。肺金生水，因此右手的寸脉和左手的尺脉相联系，左手的尺脉应肾。肾水生木，因此左手尺上的关脉应肝。肝木生火，因此关上的寸脉应心。女子属阴，脉逆生，从上而下脉随五行相生。因此，即左手的寸脉是最上方的部位，是诊候命门的部位。生命形成以后，各种物质从土生出。脾属土，生发在前，因此左手寸下的关脉应脾。脾土生金，因此关下的尺脉应肺。肺金生水，因此左手的尺脉和右手的寸脉相联系，右手的寸脉应肾。肾水生木，因此右手寸下的关脉应肝。肝木生火，因此关下的尺脉应心。

这种"男子阳顺，自下生上""女子阴逆，自上生下"的观点，承袭《内经》《难经》中"脉有逆顺，男女有恒"的理论，并参合男女、左右、上下、升降等相互对立的明阳概念。但是，褚澄说的"逆""顺"概念又不同于《内经》《难经》。《内经》《难经》是以男女脉象的不同方面相比较而论逆顺的，如"男子尺脉恒弱，女子尺脉恒盛为顺，反之"男得女脉，女得男脉"为逆。而褚澄所言逆顺，是指男女寸口脉位的划分不同，即男子阳顺，脉位自下而上依次为尺脉、关脉、寸脉；女子阴逆，脉位自上而下，依次为寸脉、关脉、尺脉。这种观点既不同于《内经》《难经》，也未见载于其他医籍，有待进一步深入研究。

## 二、尊古而不泥古

褚澄对《内经》等前人的著述有一个辨证的认识，主张一方面学习古代的医学理论，并用以指导临证实践；另一方面又不泥于古人之说，可通过努力，积累经验，胜过古人。认为医学著作不论早晚，只要"说不乖理，方不违议，虽出后学，亦是良医"。

褚澄对"五运六气"之说曾明确提出了质疑。并没有因为运气学说源自黄帝之书就盲目崇拜，而是通过对运气学说的产生、历代医家观点的考证，结合临证实践，提出自己的看法——"吾未见其是也"。在《辨书》篇中说："天地五行，寒暑风雨，仓促而变，人婴所气，疾作于身。气难预期，故疾难预定；气非人为，故疾难人测。推验多舛，拯救易误。"认为天地之气，五行运化，寒暑风雨等六气，有了突然变化，成为六淫邪气。人们感受了这种不正之气，就会发生疾病。这种非常之气的变化是难以预料的，因此疾病也难以预先测定。非常之气的变化，不是人为的，因此而发生的疾病，也不是人所能够测知的。推测验证五运六气理论，有不少错误的东西，按这种理论去治疗病人，也容易出现差错。这一观点颇有见地，值得今人借鉴。

### 三、辨证用药，审慎周详

《遗书》篇幅虽短，然而言简意赅，有关"辨证用药"的部分，论述得十分周详。《除疾》篇中强调"除疾之道"，要"极其候证，询其嗜好，察致疾之由来，观时人之所患，则穷其病之始终矣"。对于"有症误凉而得冷症，有似是而实非"的复杂情况，更应审之慎微，不然，会"差之毫厘，损其寿命"。简而言之，辨证要力求准确。

对于用药，书中描述到"用药如用兵，用医如用将。善用兵者，徒有车之功；善用药者，姜有桂之效。知其才智，以军付之，用将之道也；知其方技，以生付之，用医之道也。世无难治之疾，有不善治之人；药无难代之品，有不善代之人。民中绝命，断可识矣！"这一观点，更多被后世引用，已经成了比喻中医治病用药的警句。

## 四、内容丰富，多有创见

《遗书》是《内经》《难经》之后，巢氏《诸病源候论》以前的一部基础理论著作，内容比较丰富。其中《受形》篇主要讨论了胎儿的形成与生长发育；《本气》篇叙述了人体与阴阳二气的关系。《平脉》篇介绍了两手寸、关、尺三部诊脉的方法。《津润》篇阐述了津液对维护人体健康的重要作用。《分体》篇着重讲了五官与四肢的保养。《精血》篇讨论了男女两性各自的生理特点；《除疾》篇叙述了用药治病的方法，并有"用药如用兵，用医如用将"的论述。《辨书》篇强调医生既要认真读书，又要勇于实践，进而指出："博涉知病，多诊识脉，屡用达药"。《审微》篇说明如何区别互相疑似的病证。《问子》篇着重指出早婚多欲不利于子嗣，因而主张晚婚节欲。

在祖国医学史上，该书最早提出了关于男女胚胎形成的理论。《受形》篇："男女之合，二情交畅，阴血先至，阳精后冲，血开裹精，精入为骨，而男形成矣；阳精先入，阴血后参，精开裹血，血入居本，而女形成矣。"这种理论虽然源于《易经》而见诸医籍者，当首推此。本篇中还提出了由于"阴阳均至"形成"非男非女之身"的理论，这不仅在祖国医学史上是最早的，而且在世界医学史上也是最早的。该篇还指出："阳气聚面，故男子面重，溺死者必伏；阴气聚背，故女子背重，溺死者必仰。走兽溺死者，伏仰皆然。"对此，后世多有引用，而溺死尸体男伏女仰，历来被列为普遍性的尸体现象。

《津润》篇还说："咳血……饮溲溺（即小便）则百不一死。"这是医籍中用小便治疗肺结核咯血的最早记载。现代《中国动物药》一书也肯定了小便有"治肺结核咯血"的作用。其他如辨证施治，提倡晚婚，对人类有遗传现象的认识，预防传染病的论述及提出不同于一般理论的寸、关、尺三部划分五脏的方法都是十分精湛的，对后世医家产生了很大的影响。

## 五、指导后人治学

纵览《遗书》十篇，不难看出，褚氏之博学多知且临床疗效精准。不仅在医学方面，而且在生物、心理、易学、历法等方面也有着深入研究。与褚澄几乎是同时代的医药学家陶弘景（公元 456～563 年）就非常钦佩褚氏的医术，在其著作《本草经集注》中曾赞扬褚氏"治病十愈其九"。褚氏这种高明的医术与他"博涉""多诊"和注重临证实践是分不开的。

## 六、《遗书》影响深远，为后世医家所重

《遗书》有很高的学术价值，为历代医家所重视，如《千金方》《女科百问》《伤寒九十论》《养身纂要》《妇人良方》《丹溪心法》《续医说》《证治准绳》《景岳全书》《本草纲目》《万氏妇人科》《广嗣纪要》《慎柔五书》《折肱漫录》《友渔斋医话》《医宗金鉴》等书都有引述。我们不妨引录几段：

在论述生男生女之理时，李时珍引证说："齐褚澄言：血先至裹精则生男，精先至裹血则生女。阴阳均至，非男非女之身；精血散分，骈胎品胎之兆。《道藏经》言：月水止后一三

五日成男，二四六日成女。东垣李杲言：血海始净一二日成男，三四五日成女。《圣济经》言：因气而左动，阳资之则成男；因气而右动，阴资之则成女。丹溪朱震亨乃非褚氏而是东垣，主《圣济》左右之说而立论，归于子宫左右之系。诸说可谓悉矣。时珍窃谓褚氏未可非也，东垣未尽是也。盖褚氏以精血之先后言，《道藏》以日数之奇偶言，东垣以女血之盈亏言，《圣济》、丹溪以子宫之左右言，各执一见，会而观之，理自得矣。"（明·李时珍《本草纲目·人部》）

在论述溲尿可以治病时，黄凯钧引述《津润》篇的相关内容说："真痨病之吐血，南齐·褚澄曰：'饮溲尿百不一死。'夫溲溺能清脏腑虚热，兼降浮火。痨病吐血，实由于此最为切要，然有法焉。俗谓之"还元汤"，乃服自便之溺，宜不食腥秽之物食，味略淡，晚餐白粥。如是几日后，五更或清晨解时去头末，取中一碗服之。更能散心远色戒性，虽沉疴宿疾，不数日可痊。"（清·黄凯钧《友渔斋医话·吐血》）

《遗书》在日本亦颇有影响。日本延宝元年（公元1673年），《褚氏遗书》（明·胡文焕校本）已传到日本。当时，吉田四郎进行了翻刻，并收入《内阁文库图书》中。时隔六年，又被重印收录入《杏雨书屋图书》及《续中国医学书目》中，并且还有手抄本。《遗书》也同样受到了日本朴学家、医学家们的重视，冈西为人的《宋以前医籍考》和丹波元胤的《中国医籍考》都作了收录。

## 著作流传情况

目前能见到的《褚氏遗书》的版本有多种。因该书时代久远，流传曲折，据《中医古籍总目》载，现存的单行本版本有10种，以明万历（公元 1573～1619 年）复刻正德本最早，还有清顺治三年丙戌（公元 1646 年）李氏宛委山堂刻本，日本延宝一年癸丑（公元 1673 年）京都吉田四郎右门卫刻本，清乾隆五十一年丙午（公元 1786 年）刻本（与《十药神书》合定），清嘉庆二年丁巳（公元 1797 年）汀州张氏励志斋校刻本，清光绪十一年乙酉（公元 1885 年）邗上石林书屋刻本，清代修敬堂刻本（附元和纪用经），1914 年新昌胡恩敬活字本、抄本、日本抄本等，并收载于《说郛（一百二十卷）》本、《说郛（一百卷）》本，《居家必备》《四库存全书（文渊阁)》《六醴斋医书》《程刻秘传医书四种》《五朝小说大观》《广百川学海》等丛书中。各种丛书又有众多版本。

## 主要参考文献

1. 李时珍. 本草纲目：人部 [M]. 刻本. 合肥：张绍堂味古斋，1885（清光绪十一年）.

2. 王肯堂. 六科证治准绳 [M]. 铅印本. 上海：上海图书馆集成印书局，1892（清光绪十八年）.

3. 万全. 万氏妇人科：调经章 [M]. 刻本. 北京：友谊堂，1833（清道光十三年）.

4. 黄凯钧. 友渔斋医话：吐血 [M]. 铅印本. 上海：上海大东书局，1937.

5. 薛清录. 中国中医古籍总目 [M]. 上海：上海辞书出版社，2007.

# 达　摩

## 生平

　　达摩（公元？~535 年），又称菩提达摩，本名菩提多罗，南北朝时期南天竺（印度）人，为佛教中国禅宗初代祖师，其被尊称为"东土第一代祖师""达摩祖师"。与宝志禅师、傅大士合称梁代三大士。相传达摩是《易筋经》的撰写者、少林七十二绝技的创造者、将佛教禅宗带入中国的布道者，是一位拥有诸多神奇传说的人物。著作有《达摩四行观》《达摩悟性论》《达摩血脉论》《达摩破相论》等，大都系后人所托。

041

## 原著辑录

### 达摩易筋经

#### 上卷

#### 膜论

　　夫一人之身，内而五脏六腑，外而四肢百骸，内而精气与神，外而筋骨与肉，共成其一身也。如脏腑之外，筋骨主之；

筋骨之外，肌肉主之；肌肉之内，血脉主之。周身上下，动摇活泼者，此又主之于气也。是故修炼之功，全在培养气血者，为大要也。

即如天之生物，亦［莫］不随阴阳之所至，而百物生焉，况于人生乎？又况于修炼乎？且夫精、气、神虽无形之物也，筋、骨、肉乃有形之身也。此法必先炼有形者，为无形之佐，培无形者，为有形之辅，是一而二、二而一者也。若专培无形而弃有形，则不可。专炼有形而弃无形，则更不可。所以有形之身，必得无形之气，相倚而不相违，乃成不坏之体。设相违而不相倚，则有形者亦化而无形矣。

是故炼筋，必须炼膜，炼膜必须炼气。然而炼筋易，而炼膜难；炼膜难，而炼气更难也。先从极难、极乱处立定脚跟，后向不动不搞处认斯真法。务培其元气，守其中气，保其正气，护其肾气，养其肝气，调其肺气，理其脾气，升其清气，降其浊气，闭其邪恶不正之气，勿伤于气，勿逆于气，勿忧思悲怒，以预其气，使气清而平、平而和，和而畅达，能行于筋，串于膜，以至通身灵动，无处不行，无处不到。气至则膜起，气行则膜张，能起能张，则膜与筋齐坚齐固矣。

如炼筋不炼膜，而膜无所主；炼膜不炼筋，而膜无所依；炼筋、炼膜而不炼气，而筋膜泥而不起；炼气而不炼筋膜，而气痿，而不能宣达、流串于经络，气不能流串，则筋不能坚固。此所谓参互共用，错综其道也。

俟炼至筋起之后，必宜倍加功力，务使周身之膜，皆能腾起，与筋齐坚，始为子当。否则筋坚无助，譬如植物，无土培养，岂曰全功也哉？

042

## 内壮论

内与外对，壮与衰对，壮与衰较，壮可久也。内与外较，外勿略也。内壮言坚，外壮言勇。坚而能勇是真勇也。勇而能坚是真坚也。坚坚勇勇，勇勇坚坚，乃成万劫不化之身，方是金刚之体矣。

凡炼内壮，其则有三，一曰守此中道。守中者，专于积气也。积气者，专于眼、耳、鼻、舌、身、意也。其下手之要，妙于用揉，其法详后。凡揉之时，宜解襟仰卧，手掌着处，其一掌下胸腹之间，即名曰中。唯此中乃存气之地，应须守之。守之之法，在乎含其眼光，凝其耳韵，匀其鼻息，缄其口气，逸其身劳，锁其意弛，四肢不动，一念冥心，先存想其中道，后绝其诸妄念，渐至如一不动，是名曰守。斯为合式。盖揉在于是，则一身之精气神俱注于是。久久积之，自成庚方一片矣。设如杂念纷纭，弛想世务，神气随之而不凝，则虚其揉矣，何益之有。

二曰勿他想。人身之中，精神气血不能自主，悉听于意，意行则行，意止则止。手中之时，意随掌下，是为合式。若或弛意于各肢，其所凝积精气与神，随即走散于各肢，即成外壮，而非内壮矣。揉而不积，又虚其揉矣，有何益哉。

三曰待其充周。凡揉与守，所以积气。气既积矣，精神血脉悉皆附之守之不驰，揉之且久，气唯中蕴而不旁溢。气积而力自积，气充而力自周。此气即孟子所谓至大至刚，塞乎天地之间者，是吾浩然之气也。设未及充周，驰意外走，散于四肢，不唯外壮不全，而内壮亦属不坚，则两无是处矣。

般刺密谛曰，人之初生，本来原善。若为情欲杂念分文，则本来面目一切抹倒，又为眼、耳、鼻、舌、身、意分损灵犀、蔽其慧性，以致不能悟道，所以达摩大师面壁少林九载者，是不纵耳目之欲也。耳目不为欲纵，猿马自被其锁绊矣。故达摩大师得斯真法，始能只履西归，而登正果也。此篇乃达摩佛祖心印先基，真法在守中一句。其用在含其眼光，七句。若能如法行之，则虽愚必明，虽柔必强，极乐世界，可立而登矣。

## 揉法

夫揉之为用，意在磨砺其筋骨也。磨砺者，即揉之谓也。其法有三段，每段百日。

一曰揉有节候。如春月起功，功行之时，恐有春寒，难以裸体，只可解开襟。次行于二月中旬，取天道渐和，方能现身下功，渐暖乃为通便，任意可行也。

二曰揉有定式。人之一身，右气左血。凡揉之法，宜从身右推向于左，是取推气入于血分，令其通融；又取胃居于右，揉令胃宽，能多纳气；又取揉者右掌有力，用而不劳。

三曰揉宜轻浅。凡揉之法，虽曰人功，宜法天义。天地生物，渐次不骤，气至自生，候至物成。揉若法之，但取推荡，徐徐来往，勿重勿深，久久自得，是为合式。设令太重，必伤皮肤，恐生痧虏；深则伤于肌肉筋膜，恐生热肿，不可不慎。

## 采精华法

太阳之精，太阴之华，二气交融，化生万物。古人善采咽者，久久皆仙。其法秘密，世人莫知。即有知音，苦无坚志，且无恒心，是为虚负，居诸而成之者少也。

凡行内炼者，自初功始，至于成功，以至终身，勿论闲忙，勿及外事。若采咽之功，苟无间断，则仙道不难于成。其所以采咽者，盖取阴阳精华，益我神智，俾凝滞渐消，清灵自长，万病不生，良有大益。

其法：日取于朔，谓与月初之交，其气方新，堪取日精。月取于望，谓金水盈满，其气正旺，堪取月华。设朔望日遇有阴雨或值不暇，则取初二、初三、十六、十七，犹可凝神补取。若过此六日，则日咽月亏，虚而不足取也。朔取日精，宜寅卯时，高处默对，调匀鼻息，细吸光华，合满一口，闭息凝神，细细咽下，以意送之，至于中宫，是为一咽。如此七咽，静守片时，然后起行，任从酬应，毫无妨碍。望取月华，亦准前法，于戌亥时，采吞七咽。此乃天地自然之利，唯有恒心者，乃能享用之；亦唯有信心者，乃能取用之。此为法中之一部大功，切勿忽误也。

## 主要学术思想及贡献

元明两代是三教合流的重要时期，成书于明代末期的《易筋经》在这一文化背景下，对各家养生经验加以广泛吸收，儒、释、道、医各家理论在本书中都有明确体现。中医学理论是本书的核心内容，所占比重亦最大。《易筋经》从筋入手，全面引入了中医基础理论，第一次尝试用中医范畴总结导引锻炼经验，摸索导引实践的基本规律，尽管其篇幅简要，且有些观点值得商榷，但其理论的开拓意义应值得重视。初步构建了中医特色的导引学术体系丰富和发展了中医经筋理论，对中医学的理论建设具有积极的价值。

## 一、锻炼目的

《易筋经》中关于"筋"的论述，与中医传统观点相比，可以发现本书的理论成就不仅与《内经》一脉相承，而且还在实践基础上有所发展，主要表现为第一次应用中医理论论述了导引体系。尽管《总论》开篇也引入"正果"等佛家概念，但通篇却是围绕"筋"的概念来论述锻炼的目的。在中医学体系中，只有"筋"连属关节，主司运动，《素问·痿论》说"宗筋主束骨而利关节也"，因此，《易筋经》以"筋"核心，把中医基础理论和导引实践自然接合起来。把锻炼目的严格置于中医理论指导之下，避免了此前附会于玄学的种种表述。

046

## 二、锻炼内容

围绕"筋"的概念，该书把脏腑经络、气血津液等几乎所有中医理论都吸纳进来，并把锻炼对象加以分类，包括二分法和三分法两种。在二分法中，锻炼对象分为有形与无形两类。脏腑、四肢百骸等可见形体为"有形"，而周身上下又主之于气，气为"无形"。有形的身体尽管包罗万象，但《易筋经》只选取了"筋"与"膜"两个范畴，进一步提出锻炼对象的三分法，即有形以"筋""膜"为代表，无形以"气"为代表，在二分法"有无"结合锻炼的基础上，又提出了三者并重锻炼的关系，在这种思路指导下，《易筋经》建立了从内壮到外壮的锻炼体系。

### 三、锻炼方法评价

由于本书对中医理论的全面引入，使本书具有了从生命整体水平上对锻炼规律进行探索的思辨能力，并对各种锻炼方法进行评价，这在中医导引发展史上是一个重要的理论突破。

### 四、作用和功效

易筋经功法因其具有较为独特的作用和功效，正在被广泛地应用，以易筋经为基础整理创编的功法也相继出现，现已日渐形成一大流派，如苏州许志鹏的"气功易筋经"等，在全国各地的体育院校和中医学院推拿系得到广泛应用。据报道，通过锻炼易筋经能帮助运动员恢复健康，治疗慢性疾病，增强耐受力，进而提高运动成绩。上海中医药大学推拿系很早就把易筋经作为推拿的基础锻炼功法。并把它编入《推拿学》教材和《中国医学百科全书·推拿学》。

### 著述流传情况

1. 西谛本《易筋经义》，抄本，共 72 页，分上、下卷，今藏于国家图书馆古籍部。

2. 述古堂本《易筋经》，抄本，共 45 页，分上、下卷，今藏于台湾图书馆。

3. 《易筋经》，一卷，见录于乾嘉时凌廷堪的《校礼堂文集》。

4. 《易筋经义》，两卷，抄本，见录于清嘉庆时周中孚的《郑堂读书记》。

5. 祝文澜辑本，该本书名不详，见于唐豪的民国年间的《少林武当考》和 20 世纪 50 年代《旧中国体育史上附会的达摩》两文。

6. 傅金铨辑本，该本书名不详，见录于唐豪的《旧中国体育史上附会的达摩》一文。

7. 来章氏辑本《易筋经》，分上、下卷，清道光年间出版。

8. 《卫生要术》，该本由清江苏吴县人潘蔚于咸丰八年（1858）刊印。

9. 《卫生易筋经》，该本见录于唐豪的《旧中国体育史上附会的达摩》一文。

10. 《内功图说》，该本由清人王祖源于光绪七年（公元 1881 年）刊印，后被收入《天壤阁丛书》及《丛书集成初编》中，1956 年人民体育出版社曾有影印版。

11. 《易筋经义服气图说》，藏于浙江省图书馆古籍部，为清光绪十年（公元 1884 年）春月重刻。

12. 《增演易筋洗髓内功图说》，十七卷，为清光绪二十一年（公元 1895 年）由重庆人周述官编辑，1930 年刊印，扉页印有"少林真本"四字，1988 年学术期刊出版社曾予出版。

13. 《内外功图说辑要》，该书分上、下集，由近代江苏吴县人席裕康在《内功图说》《遵生八笺》和《万寿仙书》基础上增补编绘，于 1920 年出版，今有上海古籍出版社 1990 年的影印版。

14. 《真本易筋经·秘本洗髓经》，该书由萧天石编辑，台湾自由出版社 1968 年出版。

## 主要参考文献

1. 周伟良.《易筋经》的作者、主要版本及其内容流变 [J]. 首都体育学院学报，2009，21（2）：138－150.

2. 王愿，刘理想. 试论《易筋经》对中医学的理论贡献 [J]. 中国中医基础医学杂志，2010，16（2）：111－113.

3. 董爱戎."易筋经"一月成效录 [J]. 气功与科学杂志，1987（4）：39.

4. 周信文，徐俊，顾菊康，等. 易筋经锻炼对心功能和心血管功能影响初探 [J]. 医用生物力学杂志，1994，9（1）：60－62.

# 张文仲

## 生平

张文仲（公元 620～700 年），唐代医学家。曾任侍御医、尚药奉御等职。洛州洛阳（今河南洛阳）人。武则天执政期间，奉命与当时名医共同撰写治疗风气诸疾的医书，由王方庆监修。在张文仲的主持下，撰有《疗风气诸方》《四时常服及轻重大小诸方》十八首（一说《四时轻重术》，一说《轻重大小诸方》），又撰《随身备急方》三卷、《法象论》《小儿五疳二十四候论》《张文仲灸经》一卷等。强调风疾病因大体相同，但病人的体质有很大差异，季节气候的变化也有密切的关系。唐代医家推崇张文仲、李虔纵、韦慈藏为当时三大名医。他的医著虽然早已散佚，但在其后成书的《外台秘要》引用了一百多条，可供参考。

## 原著辑录

《外台秘要》卷一："张文仲方一十首"

张文仲：葛氏疗伤寒及温病，头痛、壮热、脉盛，始得一二日方。

破鸡子一枚，着冷水半升中，搅令相得，别煮一升水令沸，以鸡子水投其汤中急搅，调适寒温，顿服，覆取汗。

又疗伤寒二三日以上，至七八日不解者，可服小柴胡汤方。

柴胡半斤　人参　甘草炙　黄芩　生姜各三两　半夏五合，洗　大枣十二枚，擘

上七味，切，以水一斗二升，煮取三升，分三服，微覆取汗，半日便瘥，不瘥更服一剂。忌羊肉、饧、海藻、菘菜。《备急》、范汪同。与前《千金翼》方重。

又疗伤寒温病等三日以上，胸中满。陶氏云：若伤寒温病已三四日，胸中恶，欲令吐者，服酒胆方。

苦酒半升　猪胆一枚

上二味，尽和服之，吐则愈，神验。支云：去毒气妙。胡洽、《集验》《备急》《千金》同。

又疗伤寒近效方，凡胸中恶、痰饮、伤寒、热病、瘴疟，须吐者方。

盐末一大匙

上一味，以生熟汤调下，须臾则吐，吐不快，明旦更服，甚良。《备急》同。

又瓜蒂散，主伤寒胸中痞塞，宜吐之方。

瓜蒂　赤小豆各一两

上二味，捣散，白汤服一钱匕，取得吐去病瘥止。《备急》《经心录》、范汪同。

又疗伤寒已四五日，头痛体痛，内热如火，病入肠胃，宜

利泻之方。

生麦冬一升，去心　生地黄切，一升　知母二两　生姜五两半　芒硝二两半

上五味，以水八升，煮取二升半，纳芒硝，煎五沸，分五服，取利为度。忌芜荑。《备急》同。

又疗伤寒五日以上，宜取下利，陶氏云：若汗出大便坚而谵语方。

大黄四两　厚朴二两，炙　枳实四枚，炙

上三味，以水四升，煮取一升二合，分两服，通者一服止。此是仲景方。《备急》、范汪同。此与前《千金》、崔氏方重。

又疗伤寒八九日不瘥，名为败伤寒，诸药不能消者方。

鳖甲炙　蜀升麻　前胡　乌梅　枳实炙　犀角屑　黄芩各二两　甘草一两，炙　生地黄八合

上九味，切，以水七升，煮取二升半，分五服，日三服，夜二服。出《支太医方》。忌海藻、菘菜、苋菜、芜荑。《备急方》同。

又若十余日不大便者，服承气丸方。

大黄　杏仁去皮尖，破，熬，各二两　枳实一两，炙　芒硝一合

上四味，捣下筛，蜜和丸如弹子，以生姜汤六七合，研一丸服之，须臾即通，不通更服一丸，取通为度。《备急》同。

又疗晚发伤寒，三月至年末为晚发方。

生地黄一斤，打碎　栀子二十枚，擘　升麻三两　柴胡石膏各五两

上五味，切，以水八升，煮取三升，分五服，频频服，若不解更服。若头面赤，去石膏，用干葛四两。无地黄，用豉一升。煮取三升，分三服。忌芜荑。《备急》同。并出第二卷中。

《外台秘要》卷三十七："张文仲论服石法要当违人常性五乖七急八不可兼备不虞药并论二十三条。"

五乖：

重衣更寒一乖。凡人寒，重衣即暖，服石人宜薄衣，着重衣更寒。经云：热极生寒。故云一乖。

饥则生臭二乖。平人饮食不消，作生食气。服石人忍饥失食，即有生食气，与常人不同，故云二乖。

极即自劳三乖。平人有所疲极，即须消息恬养。服石人久坐久卧疲极，唯须自劳适散石气，即得畅。故云三乖。

温则泄利四乖。平人因冷乃利，得暖便愈。服石人温则泄，冷即瘥。故云四乖。

饮食欲寒五乖。平人食温暖则五内调和，服石人食饮欲寒乃得安稳，故云五乖。《千金翼》名六反，云肿疮水洗六反也，余同。此但有五条，名五乖。

七急：

当洗勿失时一急。若觉身体暖疼，关节强直，翕翕发热，愦愦心闷，即须洗浴。若初寒，先用冷水，后用生熟汤；若初热，先用暖水，后用冷水。浴讫可以二三升冷水淋头，故云一急。

当食勿饥二急。须食即食，不得忍饥，故云二急。

酒必淳清令温三急。无问冬夏，常须饮，多少任性，热饮尤佳。故云三急。

衣温便脱四急。

食必极冷五急。

卧必榻薄六急。

食不厌多七急。

八不可：

冬寒欲火，一不可。

饮食欲热，二不可。

当疹自疑，三不可。凡服石，常须消息节度，觉小不安，将息须依法。不得自生狐疑。

畏避风湿，四不可。若觉头风热闷，愦愦心烦，则宜当枕头以水洗手面，即好，不比寻常风湿，依此尤佳。

极不欲行，五不可。若久坐久卧有所疲极，必须行役自劳。

饮食畏多，六不可。

居贪厚席，七不可。

所欲从意，八不可。不用从意，所达石性将息节度为妙。

凡药石发，宜浴，浴便得解。浴讫，不瘥者，乃可余疗。若浴不瘥，即得依后服葱白麻黄等汤。诸随身备急药目新附。

紫雪　金石凌　甘草　葳蕤　黄芩　大黄　狗白粪　芒硝
朴硝二加　芦根　麦冬　香豉　露蜂房　白鸭通　大麦奴
石膏　犀角　胡豆

以上诸药，皆乳石所要，仲嗣今与名医择之，常用随身备急。

寒食诸法，服之须明节度。明节度则愈疾，失节度则生疾。愚者不可强，强必失身。智者详而服之，审而理之，晓然若秋月而入碧潭，豁然若春韶而泮冰，积实谓美矣。凡将理解折法，具在中卷，参而行之。

## 主要学术思想及贡献

张文仲医书已佚，但通过《外台秘要》等著作保留的部分内容，大致推测其学术思想及贡献主要在"风"和"气"方面。

张文仲认为风有一百二十四种，气有八十种，若不能区分，会延误病机而致死亡。治疗气病与风疾，医药虽然大抵相同，然而体质各异。脚气、头风、上气，常须服药不断，其余则随病情发动，临时治之。患风气之人，春末夏初及秋暮时节，要得通泄，即可不患重症。

据《新唐书·后纪》记载，仪凤三年（公元678年），唐高宗突然病重，"头眩不能视"，情况十分危急。一御医奉命应诊，很快查出病因，建议立即针刺头部，使之出血，即可病除。而权倾朝野的武则天却指戳这名御医故意戏弄唐高宗，要处死他。高宗说道："侍医议疾，何罪之有？更何况我病得很厉害，还是让他医治吧！"这位御医赶紧实施了针刺治疗，唐高宗的症状果然消失，头眩祛除，眼也能视。这位高明的御医，就是唐代著名医学家张文仲。

张文仲针灸学方面的主要思想在《针灸四书》中摘录《张文仲灸经》佚文四条，以彰张氏灸法之精妙。如"悬钟二穴，疗病猝心痛不可忍，吐冷酸绿水及元脏气，灸足大趾、次趾内横纹中，各一壮，炷如小麦大，下火立愈"；"张文仲救妇人横产，先手出，诸般符药不捷，灸右脚小趾尖头三壮，炷如小麦大，下火立产"；"筑宾二穴，疗风眼猝生翳膜，两目疼痛不可忍，灸手中指本节间尖上，三壮，炷如小麦大，患左灸右，患右灸左"。

## 主要参考文献

1. 陈梦赉．中国历代名医传［M］．北京：科学普及出版社，1987.

2. 王宏才，白兴华．中国针灸交流通鉴历史卷（上）［M］．西安：西安交通大学出版社，2012.

3. 王翰昶．尚药奉御张文仲［J］．开卷有益（求医问药），2014（1）：61－62.

# 孟诜

## 生平

孟诜（公元 621～713 年），唐代汝州梁县新丰乡子平里（今汝州市陵头乡孟庄村）人，著名学者、医学家、饮食家。孟诜自幼喜好医药方术，曾于公元674年拜孙思邈为师。孟诜进士及第，先后担任凤阁舍人、台州司马、春官侍郎、侍读、同州刺史、银青光禄大夫等职。辞官后回伊阳老家乡居，主要从事医药治疗和食物补益方面的研究。

## 原著辑录

### 牛

（一）牛者稼穑之资，不多屠杀。自死者，血脉已绝，骨髓已竭，不堪食。黄牛发药动病，黑牛尤不可食。黑牛尿及屎，只入药。〔嘉〕

（二）又，头、蹄：下热风，患冷人不可食。〔嘉〕

（三）肝：治痢。〔证〕

又，肝醋煮食之，治瘦。〔嘉〕

（四）肚：主消渴，风眩，补五脏，以醋煮食之。〔证〕

（五）肾：主补肾。〔证〕

（六）髓：安五脏，平三焦，温中。久服增年。以酒送之。〔证〕

黑牛髓，和地黄汁、白蜜等分。作煎服之，治瘦病。恐是牛脂也。〔嘉·证〕

（七）粪：主霍乱，煮饮之。〔证〕

乌牛粪为上。又小儿夜啼，取干牛粪如手大，安卧席下，勿令母知，子、母俱吉。〔嘉〕

（八）又，妇人无乳汁，取牛鼻作羹，空心食之。不过三两日，有汁下无限。若中年壮盛者，食之良。〔证〕

（九）又，宰之尚不堪食，非论自死者。其牛肉取三斤，烂切。将唼解槽咬人恶马，只两唼后，颇甚驯良。若三五顿后，其马狞不堪骑。十二月勿食，伤神。〔证〕

**牛乳**〈寒〉

（一）患热风人宜服之。患冷气人不宜服之。〔嘉·证〕

（二）乌牛乳酪：寒。主热毒，止渴，除胸中热。〔证〕

**羊**

（一）角：主惊邪，明目，辟鬼，安心益气。烧角作灰，治鬼气并漏下恶血。〔嘉·证〕

（二）羊肉：温。主风眩瘦病，小儿惊痫，丈夫五劳七伤，脏气虚寒。河西羊最佳，河东羊亦好。纵驱至南方，筋力自劳损，安能补益人？〔嘉〕

（三）羊肉：妊娠人勿多食。〔证〕

患天行及疟人食，令发热困重致死。〔嘉〕

（四）头肉：平。主缓中，汗出虚劳，安心止惊。宿有冷病患勿多食。主热风眩，疫疾，小儿痫，兼补胃虚损及丈夫五劳骨热。热病后宜食羊头肉。〔证〕

（五）肚：主补胃病虚损，小便数，止虚汗。以肥肚作羹食，三五度瘥。〔嘉·证〕

（六）肝：性冷。治肝风虚热，目赤暗痛，热病后失明者，以青羊肝或子肝薄切，水浸敷之，极效。生子肝吞之尤妙。〔证〕

主目失明，取羊肝一斤，去脂膜薄切，以未着水新瓦盆一口，揩令净，铺肝于盆中，置于炭火上，令脂汁尽。候极干，取决明子半升，蓼子一合，炒令香为末，和肝杵之为末。以白蜜浆下方寸匕。食后服之，日三，加至三匕止，不过二剂，目极明。一年服之妙，夜见文本并诸物。〔证〕

（七）其羊，即骨历羊是也。常患眼痛涩，不能视物，及看日光并灯火光不得者，取熟羊头眼睛中白珠子二枚，于细石上和枣汁研之，取如小麻子大，安眼睛上，仰卧。日二夜二，不过三四度瘥。〔证〕

（八）羊心：补心肺，从三月至五月，其中有虫如马尾毛，长二三寸已来。须割去之，不去令人痢。〔证〕

（九）羊毛：醋煮裹脚，治转筋。〔嘉〕

（十）又，取皮去毛煮羹，补虚劳。煮作食之，去一切风，治脚中虚风。〔证〕

（十一）羊骨：热。主治虚劳，患宿热人勿食。〔证〕

（十二）髓：酒服之，补血。主女人风血虚闷。〔证〕

（十三）头中髓：发风。若和酒服，则迷人心，便成中风也。〔证〕

（十四）羊屎：黑人毛发。主箭镞不出。粪和雁膏敷毛发落，三宿生。〔证〕

（十五）白羊黑头者，勿食之。令人患肠痈。一角羊不可食。六月勿食羊，伤神。〔证〕

（十六）谨按：南方羊都不与盐食之，多在山中吃野草，或食毒草。若北羊，一二年间亦不可食，食必病生尔。为其来南地食毒草故也。若南地人食之，即不忧也。今将北羊于南地养三年之后，犹亦不中食，何况于南羊能堪食乎？盖土地各然也。〔证〕

## 羊乳

（一）补肺肾气，和小肠。亦主消渴，治虚劳，益精气。合脂作羹食，补肾虚。〔证〕

（二）羊乳治猝心痛，可温服之。〔嘉〕

（三）亦主女子与男子中风。蚰蜒入耳，以羊乳灌耳中即成水。〔证〕

（四）又，主小儿口中烂疮，取羊生乳，含五六日瘥。〔证〕

## 酥〈寒〉

（一）除胸中热，补五脏，利肠胃。〔嘉·证〕

（二）水牛酥功同，寒，与羊酪同功。羊酥真者胜牛酥。

〔证〕

## 酪〈寒〉

主热毒，止渴，除胃中热。患冷人勿食羊乳酪。〔证〕

## 醍醐〈平〉

主风邪，通润骨髓。性冷利，乃酥之本精液也。〔证〕

## 乳腐

微寒。润五脏，利大小便，益十二经脉。微动气。细切如豆，面拌，醋浆水煮二十余沸，治赤白痢。小儿患，服之弥佳。〔嘉补〕

## 马

（一）白马黑头，食令人癫。白马自死，食之害人。〔证〕

（二）肉：冷，有小毒。主肠中热，除下气，长筋骨。〔嘉·证〕

（三）不与仓米同食，必卒得恶，十有九死。不与姜同食，生气嗽。其肉多着浸洗方煮，得烂熟兼去血尽，始可煮食。肥者亦然，不尔毒不出。〔嘉〕

（四）又，食诸马肉心闷，饮清酒即解，浊酒即加。〔证〕

（五）赤马蹄：主辟温疟。〔嘉·证〕

（六）悬蹄：主惊痫。〔嘉〕

（七）又，恶刺疮，取黑（驳）马尿热渍，当（虫出）愈。数数洗之。〔嘉·证〕

（八）白秃疮，以驳马不乏者尿，数数暖洗之十遍，瘥。〔证〕

（九）患丁肿，中风疼痛者，炒驴马粪，熨疮满五十遍，极效。〔嘉〕

患杖疮并打损疮，中风疼痛者，炒马驴湿粪，分取半，替换热熨之。冷则易之，日五十遍，极效。〔证〕

（十）男子患，未可及，新差后，合阴阳，垂至死。取白马粪五升，绞取汁，好器中盛停一宿，一服三合，日夜二服。〔嘉〕

（十一）又，小儿患头疮，烧马骨作灰，和醋敷。亦治身上疮。〔证〕

（十二）又，白马脂五两，封疮上。稍稍封之，白秃者发即生。〔证〕

（十三）又，马汗入人疮，毒瓦斯攻作脓，心懑欲绝者，烧粟杆草作灰，浓淋作浓灰汁，热煮，蘸疮于灰汁中，须臾白沫出尽即瘥。白沫者，是毒瓦斯也。此方岭南新有人曾得力。〔证〕

（十四）凡生马血入人肉中，多只三两日便肿，连心则死。有人剥马，被骨伤手指，血入肉中，一夜致死。〔证〕

（十五）又，臆，次胪也。蹄无夜眼者勿食。又黑脊而斑不可食。患疮疥人切不得食，加增难瘥。〔证〕

（十六）赤马皮临产铺之，令产母坐上催生。〔证〕

（十七）白马茎：益丈夫阴气，阴干者末，和苁蓉蜜丸，空腹酒下四十丸，日再，百日见效。〔嘉〕

（十八）（马心）：患痢人不得食。〔嘉〕

# 鹿

（一）鹿茸：主益气。不可以鼻嗅其茸，中有小白虫，视之不见，入人鼻必为虫颡，药不及也。〔嘉〕

（二）鹿头肉：主消渴，多梦梦见物。〔心·嘉〕

（三）又，蹄肉：主脚膝骨髓中疼痛。〔心·嘉〕

（四）肉：主补中益气力。〔嘉〕

（五）又，生肉：主中风口偏不正。以生椒同捣敷之。专看正，即速除之。〔心·嘉〕

（六）谨按：肉：九月后、正月前食之，则补虚羸瘦弱、利五脏，调血脉。自外皆不食，发冷病。〔嘉·证〕

（七）角：主痈疽疮肿，除恶血。若腰脊痛、折伤，多取鹿角并截取尖，锉为屑，以白蜜（五升）淹浸之，微火熬令小变色，曝干，（更）捣筛令细，以酒服之。（令人）轻身益力，强骨髓，补阳道（绝伤）。〔嘉·证〕

063

（八）角：烧飞为丹，服之至妙。但于瓷器中或瓦器中，寸截，用泥裹，大火烧之一日，如玉粉。亦可炙令黄，末，细罗，酒服之益人。若欲作胶者，细破寸截，以水浸七日，令软方煮也。〔证〕

（九）又，妇人梦与鬼交者，鹿角末三指一撮，和清酒服，即出鬼精。〔嘉〕

（十）又，女子胞中余血不尽、欲死者，以清酒和鹿角灰服方寸匕，日三夜一，甚效。〔嘉〕

（十一）又，小儿以煮小豆汁和鹿角灰，安重舌下，日三度。〔嘉〕

（十二）骨：温。主安胎，下气，杀鬼精，可用浸酒。凡是鹿白臆者，不可食。〔证〕

## 黄明胶（白胶）

（一）敷肿四边，中心留一孔子，其肿即头自开也。〔证〕

（二）治咳嗽不瘥者，黄明胶炙令半焦为末，每服一钱匕。人参末二钱匕，用薄豉汤一钱八分，葱少许，入铫子煎一两沸后，倾入盏，遇咳嗽时呷三五口后，依前温暖，却准前咳嗽时吃之也。〔证〕

（三）又，止吐血，咯血，黄明胶一两，切作小片子，炙令黄；新绵一两，烧作灰细研，每服一钱匕，新米饮调下，不计年岁深远并宜，食后卧时服。〔证〕

## 犀角

（一）此只是山犀牛，未曾见人得水犀取其角。此两种者，功亦同也。其生角，寒。可烧成灰，治赤痢，研为末，和水服之。〔证〕

（二）又，主卒中恶心痛，诸饮食中毒及药毒、热毒，筋骨中风，心风烦闷，皆瘥。〔证〕

（三）又，以水磨取汁，与小儿服，治惊热。鼻上角尤佳。〔证〕

（四）肉：微温，味甘，无毒。主瘴气、百毒、蛊疰邪鬼，食之入山林，不迷失其路。除客热头痛及五痔、诸血痢。若食过多，令人烦，即取麝香少许，和水服之，即散也。〔证〕

## 犬（狗）

（一）牡狗阴茎：补髓。〔证〕

（二）犬肉：益阳事，补血脉，浓肠胃，实下焦，填精髓。不可炙食，恐成消渴。但和五味煮，空腹食之。不与蒜同食，必顿损人。若去血则力少，不益人。瘦者多是病，不堪食。〔嘉〕

比来去血食之，却不益人也。肥者血亦香美，即何要去血？去血之后，都无效矣。〔证〕

（三）肉：温。主五脏，补七伤五劳，填骨髓，大补益气力。空腹食之。黄色牡者上，白、黑色者次。女人妊娠勿食。〔证〕

（四）胆：去肠中脓水。〔嘉〕

（五）又，上伏日采胆，以酒调服之。明目，去眼中脓水。〔证〕

（六）又，白犬胆和通草、桂为丸服，令人隐形。青犬尤妙。〔嘉〕

（七）又，主恶疮瘙痒，以胆汁敷之止。胆敷恶疮，能破血。有中伤因损者，热酒调半个服，瘀血尽下。〔证〕

（八）又，犬伤人，杵生杏仁封之瘥。〔证〕

（九）犬自死，舌不出者，食之害人。九月勿食犬肉，伤神。〔证〕

## （羚）羊

（一）北人多食。南人食之，免为蛇虫所伤。和五味炒之，

投酒中经宿。饮之，治筋骨急强中风。〔嘉〕

（二）又，角：主中风筋挛，附骨疼痛，生摩和水涂肿上及恶疮，良。〔嘉〕

（三）又，卒热闷，屑作末，研和少蜜服，亦治热毒痢及血痢。〔嘉〕

（四）伤寒热毒下血，末服之即瘥。又疗疝气。〔证〕

## 虎

（一）肉：食之入山，虎见有畏，辟三十六种精魅。〔嘉〕

（二）又，眼睛：主疟病，辟恶，小儿热、惊悸。〔嘉〕

（三）胆：主小儿疳痢，惊神不安，研水服之。〔嘉〕

（四）骨：煮汤浴，去骨节风毒。〔嘉〕

（五）又，主腰膝急疼，煮作汤浴之。或和醋浸亦良。主筋骨风急痛，胫骨尤妙。〔证〕

（六）又，小儿初生，取骨煎汤浴，其孩子长大无病。〔证〕

（七）又，和通草煮汁，空腹服半升。覆盖卧少时，汗即出。治筋骨节急痛。切忌热食，损齿。小儿齿生未足，不可与食，恐齿不生。〔证〕

（八）又，正月勿食虎肉。〔证〕

（九）膏：内下部，治五痔下血。〔嘉〕

## 兔

（一）肝：主明目，和决明子作丸服之。〔嘉〕

（二）又，主丹石人上冲眼暗不见物，可生食之，一如服

羊子肝法。〔嘉〕

（三）兔头骨并同肉：味酸。〔证〕

（四）谨按：八月至十月，其肉酒炙吃，与丹石人甚相宜。注：以性冷故也。大都绝人血脉，损房事，令人痿黄。〔嘉·证〕

（五）肉：不宜与姜、橘同食之，令人患猝心痛，不可治也。〔证〕

（六）又，兔死而眼合者，食之杀人。二月食之伤神。〔证〕

（七）又，兔与生姜同食，成霍乱。〔证〕

## 猪（豚）

（一）肉：味苦，微寒。压丹石，疗热闭血脉。虚人动风，不可久食。令人少子精，发宿疹。主疗人肾虚。肉发痰，若患疟疾人切忌食，必再发。〔证〕

（二）肾：主人肾虚，不可久食。〔嘉〕

（三）江猪：平。肉酸。多食令人体重。今捕人作脯，多皆不识。但食，少有腥气。〔证〕

（四）又，舌：和五味煮取汁饮，能健脾，补不足之气，令人能食。〔证〕

（五）大猪头：主补虚，乏气力，去惊痫、五痔，下丹石。〔嘉〕

（六）又，肠：主虚渴，小便数，补下焦虚竭。〔嘉〕

（七）东行母猪粪一升，宿浸，去滓顿服，治毒黄热病。〔嘉〕

（八）肚：主暴痢虚弱。〔嘉〕

……

## 主要学术思想及贡献

孟诜是唐代著名的医学家、养生家，他在长期从事养生和食疗的实践活动中积累了丰富的经验，并在继承和总结前人食疗成就的基础上编著了《食疗本草》。孟氏擅于药物研究，受孙思邈食疗治病和养生思想的影响，倡导将食疗用于养生保健和治病防病。

孟氏《食疗本草》以日常生活中食用的米谷、菜蔬、瓜果、动物为主要药用来源，阐述其药理作用、食用方法、炮制过程、治疗效果、服食禁忌、烹饪加工及储存方法，该书的理论和实用价值，对整个中国食疗史的发展产生了深远的影响。它的问世标志着中国传统食疗学的形成，是世界上现存最早的饮食疗法专著。《食疗本草》收入了大量医食并用的食品，其中不少是唐初本草文献未载之食药，如鳜鱼、鲈鱼、石首鱼、蕹菜、菠薐菜、白苣、荞麦等。又记述了动物脏器疗法和藻菌类植物的食疗作用以及南、北方不同的饮食习惯和妊产妇、小儿饮食宜忌等，均有较高的研究价值。孟诜对食物药品的服用方法、炮制过程、辅料添加、贮藏方法，某些食物的食用禁忌及多食、久食可能产生的副作用均有论述，并且注意到食疗的地域性差异，对不同地区所出产的食用药物均广收博采，对同一药物因产地不同而出现的不同疗效也予以注明，还对同一药品细分出其不同部位的不同疗效，以便充分发挥每一药物的食疗作用。

## 著述流传情况

孟诜著有《食疗本草》《必效方》《补养方》各三卷，其中《补养方》三卷，经张鼎增补，改名《食疗本草》三卷。又撰有《必效方》三卷，今佚，在《外台秘要》《证类本草》等书中多有引录。另著《家祭礼》一卷、《丧服正要》一卷、《锦带书》等，均佚。《旧唐书》《新唐书》均有传。《食疗本草》现存敦煌残卷，藏于英国伦敦博物馆；另有1925年东方学会铅印敦煌石室碎金本；通行本为1984年人民卫生出版社重辑铅印本。

## 主要参考文献

1. 于峥，杨威. 孟诜对食疗方术的贡献 [J]. 时珍国医国药，2010，21（7）：1773 - 1774.

2. 付笑萍. 孟诜与《食疗本草》[J]. 河南中医学院学报，2004，19（1）：75 - 76.

3. 刘霖. 孟诜及其《食疗本草》[J]. 中医研究，2002，15（2）：56 - 57.

# 司马承祯

## 生平

司马承祯（公元 647～735 年），字子微，法号道隐，自号白云子，唐代洛州温（今河南温县）人，生于官宦世族，晋宣帝司马懿之弟司马馗之后，但其独弃功名，薄于为吏而崇尚道法，幼好学，多才艺，师从嵩山潘师正，得受上清经法及符箓、导引、服饵诸术，道教上清派茅山宗第十二代宗师。后来遍游天下名山，隐居在天台山玉霄峰，自号"天台白云子"。与陈子昂、卢藏用、宋之问、王适、毕构、李白、孟浩然、王维、贺知章为"仙宗十友"。曾先后被武则天、唐睿宗、唐玄宗征召入宫，宣讲道法。他善书篆、隶，自为一体，号"金剪刀书"。玄宗命他以三种字体书写《老子道德经》，刊正文匍，刻为石经。羽化后，追赠银青光禄大夫，谥称"贞一先生"。

司马承祯的主要著作：《坐忘论》一卷；《天隐子》八篇；《修真秘旨》十二篇；《修身养气诀》一卷；《服气精义论》一卷；《修真精义杂论》一卷；《修真秘旨事目历》一卷；《上清天地宫府图经》二卷；《上清含象剑鉴图》一卷；《灵宝五岳名山朝仪经》一卷；《采服松叶等法》一卷；《登真系》；《茅山贞

白先生碑阴记》;《素琴传》一卷;《上清侍帝晨桐柏真人真图赞》一卷;《太上升玄经注》《太上升玄消灾护命妙经颂》一卷。

## 原著辑录

# 附天隐子序

神仙之道,以长生为本;长生之要,以养气为根。夫气受之于天地,和之于阴阳。阴阳神灵,谓之心主;昼夜寤寐,谓之魂魄。是故人之身,大率不远乎神仙之道矣。

天隐子,吾不知其何许人,著书八篇,包括秘妙,殆非人间所能力学者也。观夫修炼形气,养和心灵,归根契于伯阳,遗照齐于庄叟,长生久视,无出是书。承祯服习道风,惜乎世人,夭促真寿,思欲传之同志,使简易而行信哉。自伯阳以来,唯天隐子而已矣。

唐司马承祯谨序

## 神仙

人生时,禀得灵气,精明通悟学无滞塞,则谓之神宅。神于内,遗照于外,自然异于俗人,则谓之神仙。故神仙亦人也。在于修我灵气,勿为世俗所沦污,遂我自然,勿为邪见所凝滞,则成功矣。喜、怒、哀、乐、爱、恶、欲七者,情之邪也。风、寒、暑、湿、饥、饱、劳、逸八者,气之邪也。去此则仙道近矣!

## 易简

易曰天地之道，易简者，何也？天隐子曰：天地在我首之上，足之下，开目尽见，无假繁巧而言，故曰易简。易简者，神仙之谓也。经曰：至道不繁，至人无为。然则以何道求之？曰：无求不能知，无道不能成。凡学神仙，先知易简。苟言涉奇诡，适足使人执迷，无所归本，此非吾学也。世人学仙，反为仙所迷者，有矣！学气！反为气所病者，有矣！

## 渐门

易有渐卦，道有渐门。人之修真达性，不能顿悟，必须渐而进之，安而行之，故设渐门。观我所入，则道可见矣！渐有五门，一曰斋戒，二曰安处，三曰存想，四曰坐忘，五曰神解。何谓斋戒？曰澡身虚心。何谓安处？曰深居静室。何谓存想？曰收心复性。何谓坐忘？曰遗形忘我。何谓神解？曰万法通神。是故习此五渐之门者，了一则渐次至二，了二则渐次至三，了三则渐次至四，了四则渐次至五，神仙成矣。

## 斋戒

斋戒者，非蔬茹饮食而已，澡身者，非汤浴去垢而已。盖其法在乎节食、调中、磨擦、畅外者也。夫人禀五行之气，而食五行之物，实自胞胎有形矣，呼吸精血，岂可去食而求长生。但世人不知休粮服气是道家之权，宜非永绝食粒之谓也。故食之有斋戒者，斋乃洁净之务，戒乃节约之称。有饥即食，食勿令饱，此所谓调中也。百味未成熟勿食，五味太多勿食，腐败闭气之物勿食，此皆宜戒也。手常磨擦皮肤温热，熨去冷气，此所谓畅外也。久坐、久立、久劳、久役皆宜戒也。此是调理形骸之法。形坚则气全，是以斋戒为渐门之首矣。

## 安处

何谓安处？曰：非华堂邃宇、重茵广榻之谓也。在乎南向而坐，东首而寝，阴阳适中，明暗相半。屋无高，高则阳盛而明多。屋无卑，卑则阴盛而暗多。故明多则伤魄，暗多则伤魂，人之魂阳，而魄阴，苟伤明暗则疾病生焉。此所谓居处之室，尚使之然。况天地之气有亢阳之攻肌，淫阴之侵体，岂可不防慎哉。修养之渐倘不法此，非安处之道。术曰：吾所居室，四边皆窗户，遇风即阖，风息即开。吾所居座，前帘后屏，太明即下帘，以和其内暗，太暗则卷帘，以通其外耀。内以安心，外以安目，心目皆安，则身安矣。明暗尚然，况太多事虑、太多情欲，岂能安其内外哉。故学道以安处为次。

## 存想

存谓存我之神，想谓想我之身。闭目即见自己之目，收心即见自己之心。心与目皆不离我身，不伤我神，则存想之渐也。凡人目终日视他人，故心亦逐外走，终日接他事，故目亦逐外瞻。营营浮光未尝复照，奈何不病且夭耶？是以归根曰静，静曰复命、成性，存存众妙之门。此存想之渐，学道之功半矣。

## 坐忘

坐忘者，因存想而得，因存想而忘也。行道而不见其行，非坐之义乎？有见而不行其见，非忘之义乎？何谓不行？曰心不动故。何谓不见？曰形都泯故。或问曰：何由得心不动？天隐子默而不答。又问何由得形都泯？天隐子瞑而不视。或者悟道而退曰：道果在我矣！我果何人哉？天隐子果何人哉？于是彼我两忘，了无所照。

## 神解

斋戒谓之信解，言无信心，则不能解。安处谓之闲解。言无闲心，则不能解。存想谓之慧解。言无慧心，则不能解。坐忘谓之定解。言无定心，则不能解。信、定、闲、慧四门通神，谓之神解。故神之为义，不行而至，不疾而速，阴阳变通，天地长久，兼三才而言，谓之易。《系辞》曰："易穷则变，变则通，通则久。齐万物而言，谓之道德。老子《道经》《德经》是也。"本一性而言，谓之真如，入于真如，归于无为。故天隐子生乎易中，死乎易中，动因万物，静因万物，邪由一性。真由一性，是以生死、动静、邪真，皆以神而解之，在人谓之人仙。在天曰天仙，在地曰地仙，在水曰水仙，能通变之曰神仙。故神仙之道有五，其渐学之门则一焉。谓五渐终同归于仙矣。

## 主要学术思想及贡献

司马承祯对促进唐代及后世的道教医学思想形成与发展做

出了特殊贡献，在道教医学发展史上具有重要地位。其道教医学思想特点在于运用中医学基本原理来阐释服气的基本生理机制，主要表现为以下几个方面：创建了一套以三戒、五渐、七阶为核心的养生理论；确立了存思五脏之气贯通脏腑、经脉之要旨；初创逆修任督二脉作为道教内炼之大纲，确立了内炼与服药结合的祛病修身机制；深入阐发了道教医学关于病因病机的观点。其意义在于首先把存思、服食辟谷、服药、治疗融为一体。

司马承祯被后世称之为道教养生鼻祖、茅山宗师，其著作精取老庄，合以禅理，为内丹仙学的兴起作了理论上的准备，亦奠定了司马承祯在中国道教史上的重要地位。其代表作《天隐子》，又名《天隐子养生书》，共八篇，行于世，文辞简洁，内容丰富，对于现代人追求养生之道具有重要的指导意义。全书分为神仙第一、易简第二、渐门第三、斋戒第四、安处第五、存想第六、坐忘第七、神解第八；讲述神仙之道以长生为本，长生之要以养气为先；气受之于天地，和之于阴阳；阴阳神虚谓之心，心主昼夜谓之魂魄；人通过刻苦修炼可获仙道，收入《正统道藏》太玄部。

司马承祯是唐代当之无愧的道教医家。其一，司马承祯具有极其深厚的祖国传统医学修养，《服气精义论》九篇表明他不但熟悉经典医学理论，也精于组方用药。其二，在《服气精义论》中表现出了他的医学创新思想，对道教医学的相关思想的形成与发展作出了十分重要的贡献，这些成就是与他对秦汉以来生命观与疾病预防治疗观的继承是分不开的。如司马承祯的医学思想上承东汉晋代以来道教医家关于存思服气术的相关认识，运用《内经》相关脏象经络理论发展了道教服气、导引理论，特别还对道教医学分支内丹医学的八脉思想的形成与发展具有重要的开创意义。概括了"纳气"之术的医学生理机制在于"养精源于五脏，导荣卫于百关"，这样才能达到"既祛疾以安形，复延和而享"的目的。

## 著述流传情况

1.《天隐子》八篇，清崇文书局精刊本。

2.《天隐子》八篇，明代《正统道藏·太玄部》中收录。

3.《坐忘论》，一卷，唐道士司马承祯撰，《通志》所录《坐忘论》为三卷，另有吴筠所撰一卷；《续仙传》《历世真仙体道通鉴》《天坛王屋山圣迹记》则不着卷数；《新唐书·艺文志》《茅山志》《文献通考》《道藏目录详注》皆为一卷；《正统道藏》太玄部亦为一卷。

## 主要参考文献

1. 卢国龙. 论司马承祯的道教思想 [J]. 中国道教，1988（3）：26-33.

2. 盖建民，何振中. 王屋山高道司马承祯道教医学思想及其影响 [J]. 济源职业技术学院学报，2011，10（3）：20-24.

3. 刘霖. 司马承祯生平及其养生思想探析 [J]. 中医研究，2001，20（1）：53-55.

# 和　凝

## 生平

　　和凝（公元898～955年），字成绩，开封浚仪人，后梁时进士，历仕梁、唐、晋、汉、周五代各朝，职中书侍郎，同平章事。少时好作曲，流传汴、洛，作品浮艳，诗有《宫词》百首，多为粉饰太平之作。法医学著作为公元936～957年间同其子和㠓合编的《疑狱集》。故和凝为五代词人兼法医学家。

## 原著辑录

### 疑狱集序

　　"《易》曰先王以明罚敕法，君子以折狱致刑。《书》曰钦哉！钦哉！唯刑之恤哉！两造具备，师听五辞。是知古之圣贤，慎兹狱讼，念一成而不变，审五听以求情，悉其聪明，致其忠爱，伸无枉滥，以召和平，在上者既能尽心，居下者得以措手，其来尚矣，可略言焉。先相国鲁公，尝采自古以来有争讼难究精察得清者，著《疑狱集》二卷，留于箧笥。小子㠓得遗编而读，志先训之叮咛，盖将以用悟后人，流传永世，足使愚夫增智，听讼而不敢因循，酷吏敛威，决狱而皆思平允，助国家之政理，为卿士之指南，仁人之言，其利甚溥，况当圣世，讵可忽毡。嵘伏自天阙，策名宦涂结绶，三任亲民于剧邑，二年作吏于秋曹，每穷斗讼之源，益慕精详之理，因敢讨寻载籍，附续家编，期满百条，勤成四轴，上二卷先相国编撰，下二卷小子附续父作子述，诚有愧于下才，刑清狱平，冀少禅于大化。"

《疑狱集》十卷。卷一，御史奏状。王璇听密、李崇还儿等二十三则；卷二，丙吉辨影、黄邑戮乱、高柔察色等二十四则；卷三，严遵壁听、赵和籍产、行成叱盗等十九则；卷四若水留狱。敏中密访、张咏勘僧等十三则；卷五，汉武明经、袁安别击、杨牧笞巫等二十八则；卷六，唐肃白冤、安礼神明、赵祷娄猿等十九则；卷七，宪司释下、计获伪帅、赵察淫奔等十四则；卷八，彭刺二形、高校幅尺、唯济辨伤等二十八则；卷九程辨旧钱、孙甫春粟、刘取邻证等二十一则；卷十，德甫声冤、王某解卜、光祖诘蛙的十八则；"附录"为咸丰元年金凤清校刊时补入的内容。

仅举数则如下：

卷四，范公疑毒："丞相范纯仁知齐州时，录事参军宋儋年中毒暴卒。公得罪人置于法。初，宋君因会客罢，是夜门下人遽以疾告公，家人子弟视其丧事，宋君小殓，口鼻出血，漫污螟帛。公疑其死，不以理，果为宠妾与小吏为奸，付有司按治具伏。因会客，置毒鳖肉中。"公曰：'肉在第几巡，岂有中毒而能终席邪?'命再劝之。宋君果不食鳖肉，同坐客亦然。及客散醉归，置毒酒杯中而杀之。承置毒鳖肉者，觊他日狱变，为逃死之计也。人以公发奸，擿伏如神明，若非遇公，则宋君之冤，无以申于地下矣。"

卷六，蔡高验尸："蔡高调福州长溪尉县，媪二子渔于而亡。媪指某为仇，告县捕贼，吏皆难之，曰海有风波，安知不水死乎？虽果为仇所杀，若不得尸，则于法不可理。高独谓媪色有冤，不可不为理也，乃阴察之，因得其迹，与媪约曰：'十日不得尸，则为媪受捕贼之责。'凡宿海上七日潮浮二尸，至验之，皆杀也，乃捕仇家伏法。"

卷八，李公验桦："尚书李南公知长沙县，曰有斗者，甲强乙弱，各有青赤痕。南公以指掐之曰：'乙真甲伪。'讯之，果然。盖南方有桦柳，以叶涂肌，则青赤如殴伤者，剥其皮横置肤上，以火熨之，则如棒伤，水洗不下，但殴伤者，血聚则硬，伪者不硬耳。"

卷九，释诬获真："邓文原金浙西廉访司事吴兴，民夜归，巡逻者执之，系亭下，其人遁去。有追及之者，刺其胁仆地。明旦，家人得之以归，比死，其兄问：'杀汝者何人？'曰：'白帽、青衣、长身者也。'其兄朔心于官。有司问直初更者，曰张福儿执之，使服焉，械系三年。文原录之曰：'福儿身不满六尺，未见其长也，刃伤右胁，而福儿素用右手，伤宜在左，何右伤也？'鞫之，果得真杀人者，遂释福儿。"

## 学术思想及贡献

《疑狱集》对古代有关司法鉴定、侦查破案、辨诬释冤方面的经验作了广泛的搜集、整理和总结。颇可供折狱者参考借鉴，长期以来为世所重。

《疑狱集》是一部内容丰富的法医学著作。该书在平反冤狱、抉摘奸慝中发挥了历史作用。正如杜序指出的："治狱者，苟能家得是书，则疑二难明之狱尽在目中矣。"同时，又为以后法医学的进一步发展创造了条件。和凝父子的折狱之苦心，不泯于万世！

## 著述流传情况

现在流传的《疑狱集》是经过后人篡改的。

1. 宋人均作三卷。

2. 元人至元时序未及卷数，说明尚无问题，何况成于元代的《宋史·艺文志》以及马端临的《文献通考》均作三卷，并无异说。

3. 明以后始改作四卷，而且至晚在明代嘉靖十四年（公元1535年）张景《续疑狱集》六卷出并与《疑狱集》合为十卷本刊行于世（岭南徐氏刊本所附嘉靖乙未秋李篙年序可证）。

《疑狱集》流行的刊本，除收有原来的和氏四卷外，还收有明代张景所著《补疑狱集》六卷。前四卷仅存79例，后六卷为128例，共十卷207例。清代咸丰元年（公元1851年）金凤清重刻本书时，又从其他书籍中收录疑难案例30则，附在十卷之后，书名仍是《疑狱集》。1988年杨奉琨出版了《疑狱集·折狱龟鉴校释》。

## 主要参考文献

1. 古代案狱文献校注译析课题组.《疑狱集》校注译析选

篇［J］．江苏公安专科学校学报，1995（3）：76－80.

2. 杨奉琨．《疑狱集》折狱龟鉴校释［M］．上海：复旦大学出版社，1998.

# 王 贶

## 生平

王贶（一作王况，生卒年不详），字子亨，北宋考城（即今河南兰考县）人。曾拜南京（今河南商丘）名医宋道方学医，尽得其传。其技艺甚精，尤长于针刺治疗奇疾。宣和年间（公元 1119～1125 年）以医进官至朝请大夫，人称"王朝奉"。著《全生指迷论》（世称《全生指迷方》）四卷，原方早佚，现有多种版本，系从《永乐大典》辑出者。

## 原著辑录

### 原序

余昔任左史，遇疾濒死，考城王贶子亨，为察众工之用药而余以生，因以其所著《全生方》一编遗予，藏之未暇读也。继掌外制，一日得异疾，谋诸医未决，子亨笑曰："毋恐，此我书所有也，视某章，病当某药。"如方，信宿而疾良已，于是奇之。归居淮南，去王城国偶有病，只讯于书。谪三巴，迁百粤，去医益远，又本以归余。余以为之表其端曰：此直而邃，曲而通，部居彪列，而脉络潜流，形色昭彰，而对治要妙。知方者读之，智思横不知者，犹可按图而愈疾。真卫生之奇宝，济物之良术也。至理不烦，至语不费。余非者，而于此乎取之。子亨当官不苟，遇世变，尝慨然再请，出疆万里。其论著此书，用世利物，不特此矣。

吴敏　序

## 自序

德弥大者，常存乎好生之心；志弥广者，每切于立言为教。在上世则有伊尹，逮后汉乃见张机；祖述神农之经，发明黄帝之道。虽然术至通神之妙，在乎知虑以为先；药至起生之功，必因精而能后效。天无弃物，非人莫知所能；人有常心，非道莫知所适。凝神自悟，触理皆分，故能赞益天机，悉体阴阳之变，深穷造化，博极生死之源，候色验形，自契一时之理，刳肠剖臆，难传后代之精。至于汤液除，砭石起死，必当研穷性味，斟酌浅深。治理在于君臣，协攻资乎佐使。方书之行，其来尚矣。有人犹不能刻意研求，专心致志，撄邪抱病，则束手无能，制疗处方，则委身纰缪，余窃悲之。于是采古人之绪余，分病证之门类，别其疑似，定其指归，阴阳既明，虚实可考。若能按图求治，足以解惑指迷，虽未起死回生庶几扶危拯困，故号曰"全生指迷"，以崇大伦之道焉。

考城王贶　子亨序

## 卷一

### 脉论

论曰：人以天地之气生，四时之法成，是以有五脏六腑，四肢十二经，三百六十五穴，以象五运六气，四时十二月周天之度。阴阳变化，与天地同流。乖其气，逆其理，则阴阳交错，腑脏偏毗，脉行迟速，荣卫失度，百病从生。非脉无以探赜索隐。所谓脉者，乃天真之元气，有生之精神。精神去干，脉理乃绝。故上古圣人，体性鉴形，剖别脏腑，详辨经络，会通内外，各着其情，气穴所发，各有名。善诊脉者，静意视义，观其变于冥冥之中，以神合神，悠然独悟，口弗能言。先别阴阳，审清浊，而知分部。视喘息，听音声，而知病所生。所谓阴阳者，至者为阳，谓随呼而出也；去者为阴，谓随吸而入也。动者为阳，鼓击躁急也；静者为阴，来去沉沉默默也。数者为阳，谓一呼一吸六至也；迟者为阴，谓往来不满三至也。于三部九候之内，察其脉形，有独异者，谓独大独小，独疾独迟，独不应四时者，乃受病之所也。

## 辨五脏六腑部位脉法

左手寸口脉，浮取之属小肠为腑，沉取之属心为脏，其经则手太阳、少阴。左手关上脉，浮取之属胆为腑，沉取之属肝为脏，其经则足少阳、厥阴。左手尺中脉，浮取之属膀胱为腑，沉取之属肾为脏，其经则足太阳、少阴。右手寸口脉，浮取之属大肠为腑，沉取之属肺为脏，其经则手太阴、阳明。右手关上脉，浮取之属胃为腑，沉取之属脾为脏，其经则足太阴、阳明。右手尺中脉，浮取之属三焦为腑，沉取之属心包络，又属右肾，其经则手少阳、厥阴。

## 辨人迎三部跗阳九候五脏六腑脉法

论曰：诊脉之法，其要有三：一曰人迎，在结喉两傍，取之应指而动，此部法天也。二曰三部，谓寸关尺也。于腕上侧有骨稍高，曰高骨。先以中指按骨，谓之关，前指为寸部，后指为尺部。尺寸以分阴阳，阳降阴升，通度由关以出入，故谓之关，此部法人。三曰跗阳在足面系鞋之所，按之应指而动者是也，此部法地。三者皆气之出入要会，所以能决吉凶生。凡三处大小迟速相应齐等，则为无病之人。故曰：人迎、跗阳三部不参，动数发息，满五十，未知生死，以三者为决死生之要也。故人迎一盛病在太阳，谓阳极也。四盛以上隔阳，谓无阴以收也。寸口一盛病在少阴，二盛病在太阴，三盛病在厥阴，厥有尽也。四以上为关阴，谓无阳以系也。隔阳者，气上而不能下，则吐逆；关阴则闭塞，大小便不通皆死不治。九候者，谓三部之位，一位有三候。浮取之属阳，沉取之属阴，中得之为胃气故无胃气则死。五脏之脉，轻手于皮肤得之者肺也，至肌得之者心也，至肉得之者脾也，筋得之者肝也，至骨得之者肾也。五者轻重皆应，是谓五脏之气全也。又有推而外之在经推而内之在血脉。凡诊平人之脉，当以平旦，阴气未动，阳气未散，饮食未进，脉络调可以见有余不足之脉。一呼行三寸，一吸行三寸，呼吸行六寸而脉四至，呼吸之间又一此盛脉得天全者也。若过十息，脉应五十动，又须与气相应。往来缓急，得中润泽，如流行源源者，此寿脉无疾也。若不满五十动一止，此一脏之气绝，四岁死，三十动一止死，二十动以下一止，期以岁月死。若与形气不相应，往来短促枯燥无首尾，此不寿之多病。凡诊病脉，则不拘昼夜，审脉所以察其由，则寒热虚实见矣。

## 诊诸病证脉法

论曰：脉变于内，病形于外，相参以察其理。气热脉满，是谓重实。脉实以坚，谓之益甚。上下相失，不可数者死，谓至数也。脉口热而尺反缓，皮肤外证也，滑则从，涩则逆。寸口肤热而尺肤寒，是经气有余，络气不足也。尺肤热脉满，寸口肤寒脉涩，是经气不足，络气有余也。脉寸虚尺虚，是谓重虚，重虚者死。寸虚者，病情无常，神不守也。尺虚者，行走然，脉滑则生，涩则死。脉急大坚，尺涩而不应，谓之形满，手足温则生，寒则死。乳子中风热，喘鸣肩息，脉缓则生，急则死。下痢白沫，脉沉则生，浮则死。下痢脓血，脉悬绝则死，滑则生。浮涩之脉，身有热者死。癫疾之脉，博大而滑，久久自已，脉小坚急，死不治。病患口甘而渴，此数食甘美而多肥，五气之溢也，谓之脾瘅病。人口苦，此因数谋虑不决，胆虚气上溢，是谓胆瘅。凡消瘅之脉实大，病久可治。病患身热如炭，颈膺如格，人迎躁盛，喘息气逆，太阴脉微细如发者，死不治，谓气口与人迎不相应也。心脉满大，痫瘛筋变。肝脉小急，痫瘛筋挛。肝脉骛暴，有所惊骇。无故而喑，脉不至，不治自已，谓气暴厥也，气复则已。肾脉小急，肝脉小急，皆为瘕。肝脉并沉为石水，并浮为风水，并虚为死，并小弦为惊。肾脉大急沉，肝脉大急沉，皆为疝。肺沉博为肺疝。太阳急为瘕，膀胱气也。太阴急为脾疝。少阴急为痫厥，心病也。少阳急为惊，胆病也。脾脉沉鼓为肠澼，由饱食而筋脉横解，肠澼为痔。胃脉沉鼓涩，胃外鼓大。心脉小急，皆为偏枯。年不满二十者，三岁死。脉至而搏，血衄身热者死。心肝脉小沉涩，为肠澼。心脉至如喘，名曰暴厥，不知与人言。脉至如数，使人暴惊，三四日自已。肺脉有余，病皮痹，闭不通而生瘾疹，不足，病肺痹寒湿。脾脉有余，病肉痹，寒中，阴隔塞也。肝脉有余，病筋痹，胁满不利；不足，病肝痹。肾脉有余，病骨痹，身重；不足，病肾痹。凡阴病见阳脉者生，谓病患四肢厥，恶寒多汗，脉得洪大数实也。阳病见阴脉者死，谓病患身热狂躁谵言，欲饮水，脉得沉细微迟也。

## 辨脉形及变化所主病证法

浮脉之状，在皮肤轻手得之，重按则似有若无。旺于秋，主肺，主风，主虚乏短气。秋得之为顺，春得之为贼邪，冬得之为虚邪，夏得之为实邪，又为微邪，其病不治自愈。纯浮为感风，浮弦为虚劳，浮紧为风寒，浮芤为衄血，浮滑为风痰，浮洪为风气壅滞，浮微为气不足，浮缓为风虚，四肢不遂，浮涩为伤肺咯血、嗽血，浮迟为伤惫，浮弱为虚损，浮濡为气血俱不足。又看见于何部位，以脏腑经络推之，余皆仿此消息。

沉脉之状，取于肌肉之下得之。主脏病，沉滞伏匿。在寸为心肺郁伏，悲忧不乐。在关为肝脾不利，中满善噫胀。湿盛则肿满溏泄，食不化，支膈，胁满，善恐。在尺则为石水，腹肿硬，以指弹之壳壳然有声，小便涩。沉紧为肠间积寒痛，沉涩结为五气积聚成形，沉数或疾为骨蒸，沉滑为肾消、骨枯、善渴、小便数。纯沉为肿重，足膝不利，不得履地，得之于阴湿之气。沉而微，五脏气衰，骨痿不能起。

迟脉之状，往来极迟，一息三至。为阴盛阳虚之候，若手足厥不回者死。五脏气短，不能朝于气口，肺肾俱衰也。《太素脉诀》作"肺肾俱绝"。陈无择《三因方》云："迟者应动极缓与人迎相应，则湿寒凝滞，与气口相应，则虚冷沉积，为寒为痛。迟而涩为癥瘕。"

数脉之状，往来急数，一息六至。为阳盛阴微之候。寸脉见之为热，为躁，为烦。左关为目赤头痛烦满，右关为口臭胃烦呕逆。尺中见为小便黄赤，大便闭涩。与人迎相应为热，与气口相应或为疮。

洪脉之状，大而应指。若大而散漫，是谓气衰。大而浮，风客于卫，咳出青黄脓如弹丸大，若不出则伤肺。下利得脉大，利益甚。霍乱得之吉。又其脉主夏，属心。

虚脉之状，浮大无力，迟而且柔，又如蜘蛛丝。此阳气衰少，阴气独居，为多汗亡阳，形气萧索，其人不寿。

散脉之状，浮而无力，至数不齐，涣漫不收，更甚于虚，或来多去少，按之如无。此气血俱虚，根本脱离之候。左寸软散，为阳虚不敛。右寸见之，为气耗汗出。肝脉软散，色泽者，当病溢饮。脾脉得之，色不泽，当病足肿。尺脉见散，为精气衰耗。又产妇得之生，孕妇得之死。

芤脉之状，如浮而大，于指面之下，其形中断，又如流水不相续，或如泻漆之形，断而倒收，又似弦而软。主吐血，呕血，衄血，男子失精，妇人胞漏，半产，血崩。又曰其状弦大，弦则为减，大则为芤，弦芤相搏，此名为革，金刑木而伤肝也。芤而滑，呕吐，甚则亡血。芤而数，阳陷阴中，血妄行。芤而急，风冷濡脉之状，极软弱，如以指按水中绵，如有如无。为阴阳俱不足，湿冷雾露之气所伤。为病，头重如以湿热之物裹首；大筋软短，小筋弛长，为痿弱骨不能立；又为亡津液，精神不收；血脉痹微脉之状，极微，或似有似无。为气血不足，为虚惫，亡血，亡汗，小便数或白浊。若微数为阴虚，客阳内热，谷气少也。若在尺部，肾脂枯，髓不满骨。若在左关则肝虚血不足目视，筋缓弱。若在右关则虚滑泄注，谷不化，肠鸣及浆粥不入胃。若在右寸，则为损背寒，口中如含霜雪，咳嗽肌疏，不可以风，短气。若在左寸，为心虚恍惚，忧思不乐多恐，如人将捕之。若六部俱微，则阳不及四肢，足胫冷，手足厥，常欲汤火暖之。陈无择《三因方》云："微者，极细而软，似有若无。与人迎相应，则风暑自汗。与气口相应，则阳脱泄。入里，病脉微，为虚，为弱，为衄，为呕，为泄，为亡汗，为拘急。微弱为少气，为中寒。"

革脉之状，浑浑革至如涌泉，谓出而不返也。为阴气隔阳，又为溢脉。盖自尺而出，上于鱼际，亦谓之离经，无根本也。又覆脉之状，自寸口下退，过而入尺，皆必死之脉也。伏脉之状，重于沉，指下寻之方得，盖时见时隐也。此阴阳之气相伏也，或阴中伏阳，阳中伏阴。脉疾为伏阳内热，身虽寒而脉实者有伏气在内，涩者有动气，在左则左病，在右则右病，在脐则居脐上下，居脐上为逆居脐下为从。

牢脉之状，如弦而实，寻之则散。为五劳六极七伤之实脉之状，举按有力，重按隐指然。气不利，亦主伏阳在内，蒸热劳倦，胃气壅塞为内痈。实数为三焦闭热，大便秘实。滑为癖饮癥瘕留聚之病。实大为气盛闭塞。实大作实洪。实沉为脏腑气不通，带短为宿谷不化。

……

089

## 卷二

### 寒证

论曰：若其人洒淅恶寒，但欲浓衣近光，隐隐头重时痛，鼻窒塞，浊涕如脓，咳嗽，动辄汗出或无汗，甚则战栗，此由寒中于外，或由饮冷伤肺胃，内外合邪，留而不去，谓之感寒。寒从外至者，两手寸口脉俱紧，或但见于右寸。寒从内起者，其脉迟小。无汗者，小青龙汤主之。小汗者，温肺汤主之。

#### 小青龙汤

五味子　细辛（去苗）　干姜　半夏（汤洗七遍）　甘草（炙，各一两）

上为散。每服五钱，水二大盏，姜三片，枣一枚，擘破，同煎至八分，去滓温服。

#### 温肺汤（方缺）

若阴寒积冷，心腹大痛，呕逆恶心，手足厥冷，心胸不快，腰背疼痛，良姜汤主之。

#### 良姜汤

高良姜（一两，锉碎，炒）　官桂（一两，去皮）　当归（去芦，一两，锉炒）　白茯苓（一两）　附子（半两，炮）

上为散。每服二大钱，水一盏半，入生姜五片，煎至七分，去滓，空心服。

若但寒头重，动眩晕，肌肉痛，牵急不得转侧，汗出，恶寒，小便难，大便反快，短气，足寒，或时咽痛，微热，此由寒湿客搏经脉，不得发泄，其脉迟缓而小弦，附子汤主之，除湿汤亦主之。

### 附子汤

附子（一个，炮，去皮脐）　白术（一两，炒）　茯苓　白芍（各三两）　人参（二两）

上为散。每服二大钱，水一盏半，入生姜三片，煎至七分，去滓，空心服。

### 除湿汤（方缺）

## 热证

论曰：阴不足则阳偏，阳偏则发热。若热从背起，自手足渐渐周身，口舌干燥，欲饮水而不能，此由阴气亏少，少水不能制盛火。诸阳起于四末，循行于背，阴不能敛阳，阳气独行，所以发热，或昼发而夜宁，或夜发而至旦即消。其脉虚疾而小，芍药黄芪汤主之。

### 芍药黄芪汤

芍药（三钱）　黄芪　甘草（炙）　青蒿（阴干，各一两）

上为散。每服五钱，水二大盏，煎至一盏，去滓，食后温服。

若热从腹起，上循胸腋，绕颈额，初微而渐至大热，发无时，遇饥则剧，中脘不利，善食而瘦，其色苍黄，肌肉不泽，口唇干燥。由脾气素弱，曾因他病，误服热药，入于脾，脾热则消谷引饮，善消肌肉，其脉濡弱而疾，参橘丸主之。若嗽者，用加减法，及灸脾百壮。

### 参橘丸

橘皮（三两，洗）　麦冬（去心）　人参（去芦，各一两）

上为末，炼蜜为丸，如梧桐子大。食前米饮下三十丸。若嗽，加五味子一两。

若热从腹中或从背起，渐渐蒸热，日间剧，夜渐退，或寐而汗出，小便或赤或白而浊，甚则频数尿精，夜梦鬼交，日渐羸瘦，由思虑太过，心气耗弱，阳气流散，精神不藏，阴无所使，治属虚劳，大建中汤主之。

### 大建中汤

芍药（六两）　黄芪　远志（去心）　当归（洗）　泽泻（各三两）　龙骨　人参　甘草（炙，各二两）

上为散。每服五钱，水二盏，枣二个，擘，姜五片，同煎至一盏，去滓，食后温服。腹中急，加糖如枣大。

若自腰以上发热，热极则汗出，出而凉，移时如故，复加昏晕，腹中膨，其气上攻，时时咳嗽，嗽引胁下牵痛，睡则惊悸，其脉弦急疾，由外寒客搏，内冷相合，寒则气收，水液聚内化成饮。医以热药攻寒，寒闭于内，热增于上，阳气不下行，故散越于上，发而热，散而为汗。汗多亡阳，心气内虚，故令惊惕。治属饮家，以旋覆花丸主之。

### 风湿

论曰：若身体疼，心烦口燥，欲得水而不能饮，额上微汗，背强，欲得覆被向火，其脉浮虚，或日晡发热，或身重汗出，而脉但浮，或掣痛不得屈伸，近之则痛极短气，或身微肿或发热面黄而喘，鼻塞而烦，脉大自能饮食，此由汗出当风，或因冒湿冷，复遇风邪之气闭固腠理，病名风湿，麻黄加术汤主之。日晡发热者，薏苡仁汤主之。掣痛不得屈伸者，甘草附子汤主之。鼻窒塞气不通者，瓜蒂散主之。恶风身体重者，防己汤主之。

## 麻黄加术汤

麻黄（去根节，三两）　桂心（二两）　甘草（炙，一两）　杏仁（汤洗，去皮尖，半两）　白术（四两）

上为散。每服五钱，水二盏，煎至一盏，去滓温服。

## 薏苡仁汤

麻黄（去根节，三两）　杏仁（去皮尖，半两）　甘草（炙）　薏苡仁（各一两）

上为散。每服五钱，水二盏，煎至一盏，去滓温服。

## 甘草附子汤

甘草（炙，二两）　附子（炮，去皮脐，一两）

上为散。每服五钱，水二盏，煎至一盏，去滓温服。

## 瓜蒂散

瓜蒂　细辛（去苗）　藜芦（去苗，各等分）

上为细末。每用半字许，内鼻中，以气通为度。

## 防己汤

防己（四两）　麻黄（四两）　甘草（炙，二两）　苍术（去皮，三两）

上为散。每服五钱，水二盏，姜二片，枣一枚，擘，同煎至一盏，去滓温服。

## 主要学术思想及贡献

王贶为宋代名医，鉴于当时医道："有人犹不能刻意研求，专心致志，撄邪抱病，则束手无能，制疗处方，则委身纰缪，余窃悲之。于是采古人之绪余，分病证之门类，别其疑似，定其指归，阴阳既明，虚实可考。若能按图求治，足以解惑指迷，虽未起死回生，庶几扶危拯困，故号曰'全生指迷'，以崇大伦之道焉。"

本书卷一，首论脉理，次述五脏六腑、三部九候、诊诸病证之脉法，对诸脉形及其变化所主病证，阐述精详，论理精当；卷二至卷四，分述寒证、热证、风食、风湿、疟疾、痹证、劳伤、气病、血证、诸积、诸痛、眩晕、厥证、痰饮、消证、疸病、咳嗽、喘证、呕吐、小便、妇人科等二十一种病证。每证之前，言其病象，论其病源，以便辨证索方。每证之后，列脉证病源，遣方用药，别其疑似，定其指归，制药煎服，无不悉备。全书所载方剂共一百八十余首，摘自古方及当代名医著作。书中所载指迷茯苓丸，是中医治疗痰浊之名方，可治疗痰浊为患的多种疾病，至今仍在中医临床发挥疗效。吴敏称此书："直而邃，曲而通，部居彪列，而脉络潜流，形色昭彰，而对治要妙。知方者读之，智思横生，不知者，犹可按图而愈疾。真卫生之奇宝，济物之良术也。至理不烦，至语不费。"《四库全书提要》评曰："贶此书，于每证之前，非唯具其病状，且一一论述其病源，使读者有所依据，易于应用。其脉论及辨脉法诸条，皆明白晓畅，凡三部九候之形，病证变化之象，及脉与病相应不相应之故，无不辨其疑似，辨析微茫，亦可为诊家之枢要。"

## 著述流传情况

《全生指迷方》四卷，成书于宋宣和七年（公元 1125 年）。《宋史·艺文志》作三卷，原本久绝。清《四库全书》自《永乐大典》掇拾有关内容，厘为四卷。现存清嘉庆十三年（公元 1808 年）刻本、清咸丰四年（公元 1854 年）新昌庄氏过客轩刻长恩书室丛书本、清光绪二十二年（公元 1896 年）翰香楼陈氏刻求志居丛书本，1930 年上海中医书局石印本等，1949 年后有《宋人医方三种》排印本。

## 主要参考文献

中国医籍大辞典编纂委员会. 中国医籍大辞典［M］. 上海：上海科学技术出版社，2002.

# 张　锐

## 生平

张锐（生卒年月不详，活动于公元 1111～1162 年），字子刚，河南郑州人，宋代著名医家。著有《鸡峰普济方》30 卷（一说《鸡峰备急方》1 卷。成书于公元 1133 年）。

## 原著辑录

### 卷第一

#### 诸论

#### 诸风

刘子仪曰：经有急风候，又有卒中风候，又有风瘖候，夫急风与卒中理固无二，指风而言，谓之急风；指病而言，则谓之卒中；其风瘖，盖出于急风之候也，何者？经云：忽不知人，咽中塞窒，然舌强不能言，如此则是中急风而生其候也。发汗身软者生，汗不出身直者死；若痰涎壅盛者，当吐之，视其鼻，人中左右上白者，可治；一黑一赤、吐沫者，死。

## 风痱

风痱者，身无痛也，病在脏；四肢不收，智不乱，一旦臂不遂者，风痱也。能言，微有知则可治，不能言者，不可治。足如履霜，时如入汤，胫股淫铄眩闷，头痛时呕，短气汗出，久则悲喜不常，不出三年，死。凡欲治此病，依先后次第，不得妄投汤药，以失机宜。非但杀人，因兹遂为痼疾，当先服竹沥饮子。

……

## 卷第七

### 补虚

**走马茴香丸**　治肾虚夹寒小肠气痛。

附子　桂枝　胡芦巴　马兰花　青橘皮　川楝子　干姜　茴香　破故纸　巴戟各一两

上为细末，酒煮面糊和丸，如梧桐子大，每服二十丸，空心温酒下。

**薯蓣丸**　治健忘，安魂魄。

薯蓣　远志　熟地黄　天冬　茯神　龙齿　地骨皮　防风　茯苓　麦冬　人参　桂枝各六分　五味子　车前子各五分

上为细末，炼蜜和丸如梧桐子大，酒服二十丸，食后临卧。

**无名丹**　补气守神，涩精固阳道，男子服之有奇功。

茅山苍术一斤　川乌头一两　龙骨　破故纸各二两　川楝

子　茴香各三两

上为细末，酒煮面糊和丸，如梧桐子大，以朱砂为衣，多可百丸，少至三十丸，空心，食前，温酒或米饮盐汤下，欲得药力，冷酒下五十丸；妇人无子，至百日妊娠。

## 主要学术思想及贡献

张氏初为武官，官至团练使，但笃好医方医术，用心攻读医著并得精妙之处甚多，常为人遣方治病，效果甚佳，遂声名远扬。张锐学术思想集中体现在《鸡峰普济方》一书中。

### 一、重辨病因，强调审因施药

张氏在辨证施治过程中，注重辨别病证之病因，认为"人之脏腑，皆因触冒，以成疾病"，强调临证必首先剖析病源，找出病因才能有针对性地遣方用药。如卷一"喘疾"条在"论述喘而不得卧"时就列举了多种病因：若咳嗽而喘息有音不得卧者，是阳明经气逆也；若肺胀膨膨而喘者，皆当于春夏秋之交发作；若坐而不得卧，卧而气上冲者，是水气之客肺经也；若四肢厥冷，脉息沉细，或寸大尺小、脉促疾或心下胀满……"可见张氏不仅注重疾病的发病原因，而且注重疾病的发病机理。

在治疗上，张氏认为遣方用药"必求其所因以伏其所主"，只有针对不同的病因选择不同的治疗方法，才能做到有的放矢。如治积滞之证：肉食有伤，则非硇砂、阿魏等药不可治也；鱼蟹过伤，则须用橘皮、紫苏、生姜；果菜有伤，则须用丁香、桂心；水饮伤则须用牵牛、芫花，固不可以一概而论也。只有辨明病因病源，何物所伤，才能准确用药而收治愈之功。

## 二、辨人识证，因人因性制宜

张氏不仅重视辨明病因而审因施药，而且还注意根据不同体质、情绪、性格而因人施治。人之五脏有大小、高下、坚脆、端正、偏倾，六腑亦有长短、薄厚、缓急、禀赋不同，各如其面目，有疾恙至少者，有终生长抱一疾者。其饮食五味、禽鱼、虫菜、果实之属性，有偏嗜者……又有贵者后贱，富者乍贫。因人的性格、地位、处境的不同，则患病的特点亦不一样。正因为人之禀赋、性情、好恶等诸多差异，因此疾病的转归亦有千差万别。所以张氏在临证辨治和用药上强调辨人识证、因人制宜，"用药轻重则随患人气血以增之"。

## 三、明辨病位，注重病位施治

张氏十分重视明辨病位，强调"夫医方之用不可不精当，再审其脉气息数，辨其体候虚实，莫不以寒疗热，以热攻寒。圣贤治病此为绳墨，更在细详深浅"。只有辨明病邪在表在里，在经络在脏腑，才能投药准确，收到好的治疗效果。在伤寒表里的具体辨证基础上，张氏认为"若夫面赤气盛，则上热膈实，而青唇冷则寒痞心胸，腹泻肢凉乃寒湿中下焦之间，捧脐痛闷是热蓄痹于丹田……"

## 四、仔细审证，判断预后吉凶

张氏十分重视疾病转归及其预后吉凶，认为形气相得而易治，形气不相得而难治。指出：脉顺四时者……盖从和气而生也，如气反脉逆形气相失，名曰不可治，是形盛气虚，形虚气盛故不可治也。凡形气俱虚，安谷者过期而死，不安谷者不过期而死。

## 五、采扼方药，载方辑录详实

张氏认为，近世医者，用方治病多出新意，不用古方，不知古人方意，有今人所不逮，而有意外不测之功。他既重视古方，又重视时方。《鸡峰普济方》三十卷，载验方、效方、良方三千余首。每列一方，详述病状，方简而法备，不但采撷广博，而且用之效佳。所辑之方沿用至今而有卓效者比比，如参苓白术散、香苏散、常山饮等。在一些病症的处方后不但附有炮制方法及用药剂量，而且还附有病症验案，使之增加使用方药效验的可信程度。各种外用膏药以及各种丹药的炼制方法更是记载详尽而具体，其中许多内容是值得继承和发扬的。

### 著述流传情况

《鸡峰普济方》书稿被"校定""重校定"后，于高宗时期出版。本书世所罕传，故《四库全书》未收入。今存者为清代翻刻之宋本书，已缺二、三、六、八卷。

# 主要参考文献

1. 田文敬. 宋代医家张锐学术思想探析 [J]. 江苏中医药, 2006, 27 (8): 11 - 13.

2. 陈荣, 熊墨年, 何晓晖. 中国中医药学术语集成中医文献 (上册) [M]. 北京: 中医古籍出版社, 2007.

3. 叶定江, 原思通. 中药炮制学辞典 [M]. 上海: 上海科学技术出版社, 2005.

# 程　迥

## 生平

　　程迥（约公元1114~1189年），字可久，号沙随。北宋应天府宁陵（今属河南）人。年二十余岁，始知读书。隆兴元年，（公元1163年）第进士。历宰泰兴、德兴、进贤、上饶诸县，政宽令简，颇有异绩。官终朝奉郎。他曾受学于王葆闻人茂德、喻樗，学者称沙随先生。著有《古易考》《古易章句》《古占法》《易传外编》《春秋传显微例目》《论语传》《孟子章句》《文史评》《经史说著论辨》《太玄补赞》《户口田制贡赋书》《乾道振济录》《医经正本书》《条具乾道新书》《度量权三器图义》《四声韵》《淳熙杂志》《南斋小集》。

## 原著辑录

### 医经正本书

　　叙曰：古今方士言医道者多矣，宜折衷于《素问》《难经》《甲乙》张仲景、王叔和等书。如言治道者有五，经语孟皆可据依，不当别有异论。盖有采之道听途说，而不本乎此，是谓无稽之言，人命至重，奈何弗谨，至有举世谬误，伤风败俗，殒绝人命，而医家俯首和附，莫敢指其非者，如至亲危病，妄言传染，遂相牵绝古之人无有也，医经不道也。溲溺不援比诸豺狼，顾君子之为政化，亦置此事于度外，使下民日益聋瞽，冤魂塞于冥漠，余窃悼之，此《医经正本书》所由作也。医经者，黄帝岐伯之问答，方书之本也，本正则邪说异论不能摇也。是书也，脱或达于君子之前，察其稽考之久，见于试用之勤，开喻氓俗，务广传布，庶为风教之助云。

淳熙丙申十月庚寅序

## 有唐医政第一

太医令，掌诸生医疗之法，其属有四：医师、针师、按摩师、咒禁师，皆有博士以教之，其考试登用，如国子监之法丞二人（从八品下），医官四人（从八品下），医正四人（从九品下），诸生读脉诀者，即令递相诊候，使知四时浮沉滑涩之状；诸生读本草者，即令识药形状，知其药性，读明堂者，即令验其图识孔穴；诸生读素问、黄帝针经、甲乙、脉经，皆使精熟。博士一试，医令丞并季试也。药园师以时种莳，收采诸药（京师置药园一所，良田三顷，取庶人十六以上，二十以下，充药园生，业成，补药园师。凡药有阴阳配合，子母兄弟，根叶华实，草石骨肉之异，及有毒无毒，阴干曝干，采造时月，皆分别焉。凡药八百五十种（三百六十一，神农本草经，一百十五，新修本草，一百八十一，名医别录，一百九十三，有名无用，皆辩其所出州土），医博士一人（正八品），助教一人（从九品），掌以医术教授诸生，习本草、甲乙脉经、分为业焉，一体疗二疮肿，三少小四耳目口齿，五角法。诸生既读经诀，乃业教习，率二十人，以一十人学体疗，三人学疮肿，三人学少小，二人学耳目口齿，二人学角法。体疗七年成，疮肿少小五年成，耳目口齿四年成，角法三年成。针博士一人（从八品），助教一人（九品下），掌教针生以经脉孔穴，使知浮沉滑涩之候，又以九针为补泻之法，凡此针有九种，以法九州九野之分。凡针疾先察五脏有余不足，而补泻之（心藏神，肺藏气，肝藏血，脾藏肉，肾藏志，内连肾髓，外通津液，以成四肢、九窍、十六节、三百六十五部，必先知其所在也）。凡针生习业，教之如医生之法（针生习业：素问、黄帝针经、明堂脉诀，兼习流注偃侧等图，赤乌神针等经，业成者，试素问四条，黄帝针经、明堂脉诀各二条）。按摩博士二人（从九品下），掌按摩也（崔实正论云：熊经，延年之术，故华佗有六禽之戏。仙经云：户枢不蠹，流水不腐，谓欲使骨节调和，血脉适宜，即其事也）。禁博士，掌教禁咒，生，以禁咒，除邪魅之为厉者（有道禁出于山居方术之士，有禁咒出于释氏。以五法神之：一曰存思，二曰禹步，三曰营目，四曰掌诀，五曰手印）。

### 辨伤寒温病热病并传染之理第三

按《素问·热论》中曰："人之伤于寒也，则为病热，热虽甚，不死，其两感于寒而病者，必不免于死"；又曰："凡病伤寒而成温者，先夏至日者为病温，后夏至日者为病暑"；又曰："藏于精者，春不病温。"初无传染之说。张仲景曰："冬时严寒，万类深藏，君子固密，则不伤于寒，触冒之者，乃名伤寒耳。"四时之气皆能为病，以伤寒为毒者，以其最成杀厉之气也；中而病者，名曰伤寒，不即病者，寒毒藏于肌肤（孙真人作肌骨之中），至春变为温病，至夏变为暑病，热极重于温也，是以辛苦之人，春夏多为温热病，皆由冬时触寒所致。又十一月十二月寒冽已严，为病则重，迥考《素问》、仲景，及诸家之论，皆云冬时触冒寒毒所致，非是猝然传染也。

## 主要学术思想及贡献

《医经正本书》当为迥绪余之作，非涉临床方剂，而以考辨为主。清瞿镛《铁琴铜剑楼藏书目录》卷十四云："《医经正本书》一卷，旧抄本。宋程迥撰并序。又陈言跋。此书见《书录解题》，凡十四篇。专辨伤寒疫疾并无传染，以救薄俗骨肉相弃绝之敝，并及唐宋医政，与夫权量脉诊汤滚方论，赞其是而绌其否。谓之正本者，以本正则邪说不能摇也。"《医经正本书》对研究中国古代医政、图书、典章制度、医学伦理、方剂之度量衡等均有重要价值。下面仅举三事说之。

105

### 一、王粲"时年二十余"当作"时年二十"

今《甲乙经序》作"时年二十余"，"二十"下衍"余"字。考之王粲仲宣年卒，为仲景诊后二十年而死，若有"余"字，则与仲宣死期有差。程迥《记仲景事实》所载《甲乙经序》文无"余"字，对研究仲景诊断与判断，绝非小事，并不是可考可不考，而是具有较大意义，必当考之。《医经正本书》为考证"余"字为衍文提供了宝贵文献资料。

## 二、《伤寒论》为宋代必考内容

宋代太医局始分之九科，为：大方脉、小方脉、风科、眼科、疮肿折伤科、产科、口齿兼咽喉科、针灸科、金镞兼书禁科。"大方脉"科类似今成人内科，"小方脉"与今称之小儿科同。从事大方脉者考《伤寒论》一部，从事小方脉者不考《伤寒论》。清修"《四库全书》"时，从《永乐大典》里排纂出两宋太医局考试程文，名为《太医局程文》九卷，收《四库全书》中，《四库全书总目提要》中有该书提要。《医经正本书》记载大方脉科考试《伤寒论》全书，不但增加了医学史研究的史料，而且也使我们看到，《伤寒论》历传不衰，尤其在宋代取得飞速发展，这与朝庭关注医学与重视《伤寒论》的医疗价值密切相关。

## 三、发现《伤寒要旨药方》之序文

《医经正本书》保存《伤寒要旨药方序》，则可以将黄丕烈保存下来的孤本《伤寒要旨药方》补足矣。

### 著述流传情况

1. 明初刻本，国家图书馆藏。

2. 清咸丰三年癸丑（公元 1853 年）刻本，上海图书馆藏。

3. 光绪四年戊寅（公元 1878 年）金山钱氏刻《小万卷楼丛书》本及《十万卷楼丛书》本，中国中医科学院图书馆藏。

## 主要参考文献

1. 钱超尘.《医经正本书》与《伤寒论》文献研究的密切关系 [J].河南中医，2009（3）：214 -218.

2. 王云五.医经正本书附札记学医随笔内外伤辨 [M].北京：商务印书馆，1969.

# 张 永

## 生平

张永（生卒年月不详），宋代医家，洛阳（今河南洛阳）人。精于医术，为翰林医学，后随高宗赵构南渡，迁居余姚。精于小儿科，著有《卫生家宝》《小儿方》，均佚。与徐安国、朱瑞章合编了《卫生家宝方》《卫生家宝汤方》《卫生家宝产科方》《卫生家宝小儿方》等多部医书。

## 原著辑录

### 《卫生家宝》卷三

#### 咳嗽

【灵应散】治一切咳嗽，不问久新轻重。

钟乳粉　款冬花　枯白矾各一两　甘草半两炙　轻粉一钱　桂枝六钱

上为细末，入钟乳粉、轻粉同研令匀，每服半钱，用匙抄入喉中津，随用清茶呷下，每日临卧只一服。小儿或以糖少许和服。

【沉香阿胶散】治咳嗽。

沉香半两　阿胶半两，槌碎慢火炒　人参一两　桑白皮一两，碎锉

上为散，不以大人小儿妊妇，每服二钱，水八盏，入生姜二片，煎五七沸和滓食后服，小儿半钱。

【圣枣子】大人小儿诸般嗽疾，悉皆治之。

佛甘草　天南星　半夏　甘草　款冬花　钟乳粉各一两　桂枝半两，去粗皮　井泉石半两，研极细如粉

上为末，入南星、半夏，用生姜汁制成饼子炙黄，次入六味，用好皂角去黑皮炙槌碎，用挼汁浸一宿，按取汁煎成膏，和药捻枣核子，如服时用好枣一枚去核入药在内，湿纸裹文武火煨香为度，卧时用糯米饮嚼下。

## 主要学术思想及贡献

张永医书，整理保存了宋以前的治疗内、外、妇、五官各科验方，妇人产前、产后护理，小儿养育诸法及药物炮制方法等珍贵资料，其对研究方剂发展、临床应用以及妇儿科医疗保健经验，均有一定参考价值。

其在《卫生家宝》中论消渴："夫消渴者，日夜饮水百盏，尚恐不足，若饮酒则愈渴，三焦之疾，自风毒气酒色所伤于上焦，久则其病变为小便频数，其色如浓油，上有浮膜，味甘甜如蜜，淹浸之久，诸虫聚食，是恶候也，此名消渴。中焦得此病，谓之脾消，吃食倍常，往往加三两倍，只好饮冷，入口甚美，早夜小便频数，腰膝无力，小便如泔，日渐消瘦，此名中消也。下焦得此病，谓之肾消，肾宫日耗，饮水不多，吃

食渐少，腰脚细瘦，遗沥散尽，手足久如竹形，其疾已牢矣。如此不见痊期，疾久之，或变为水肿，或发背疮，或足膝发恶疮漏疮，至死不救。"

## 著述流传情况

《卫生家宝》归方书类，五卷。成书于南宋建炎元年（公元1127年）。是书原有汤方六卷，产科方八卷，小儿方二卷、汤方三卷；今缺第一卷、第六卷及汤方二卷，无妇人、小儿二科，故仅存五卷。卷一为汤方120首，如木香汤、六君子汤等；卷二至卷五凡32门，639方，涉及诸气疾、积聚、脾疼、反胃、泻痢、肠风下血、痔漏、伤寒、中暑、疟疾、中恶、咳嗽、诸痰、吐血、咯血、诸虚劳损、诸淋、眼疾、耳疾等32种病证的理、法、方、药。

丹波元胤认为："此书世甚流传，李濒湖修纲目搜罗荟萃殆尽矣，而以琼玉膏为出于臞仙，殊不知此书已具，其方盖濒湖之博犹所不觏，实罕世之秘笈，为古方书，学者不可不珍惜也。"

主要版本为日本天明八年己酉（公元1789年）日本抄本（仅存），藏于中国中医科学院图书馆。

## 主要参考文献

1. 陈荣，熊墨年，何晓晖. 中国中医药学术语集成中医文献（上册）[M]. 北京：中医古籍出版社，2007.

2. 吴童. 消渴病古代文献与证治方药规律研究 [M]. 黑

龙江：黑龙江人民出版社，2008.

　　3. 余瀛鳌，傅景华. 中医古籍珍本提要［M］. 北京：中医古籍出版社，1992.

# 宋云公

## 生平

宋云公（金代大定年间人，公元 1163 年前后，生卒年不详），金代医家，河南河内县（今河南沁阳）人。尝云得异人（常山医生张道人）传授《通玄类证》，并以此为据，撰成《伤寒类证》，现有刻本行世。

## 原著辑录

### 自序

窃闻天地师道以覆载，圣人立医以济物，道德医药，皆原于一。医不通道无以知造物之机，道不通医无以尽养生之理。然欲学此道者，必先立其志。志立则物格，物格则学专。学虽专也，必得师匠、则可入其门矣，更能敏惠爱物。公正无私，方合其道。夫掌命之职，其大矣哉，且圣智玄远，自有枢要。强欲穿凿，徒劳皓首。仆于常山医流张道人处，密受《通玄类证》，乃仲景之钤法也。彼得之异人，而世未有本。切念仲景之书，隐奥难见，虽有上士，所见博达，奈以一心，日应众病，万一差误，岂不忧哉。今则此书换其微言，宗为直说。使难见之文，明于掌上。故曰：举一纲而万目张，标一言而众理显。若得是书，以补废志。其济世也不亦深乎。故命工开版，庶传永久。

时大定癸未九月望日　河内宋云公述

## 主要学术思想及贡献

宋云公的主要学术思想在于其著作《伤寒类证》，本书撰于公元1163年，二卷（一作三卷）。全书以《伤寒论》三百九十七法，分为五十门，将太阳、阳明、少阳、太阴、少阴、厥阴六经，编为辰、卯、寅、丑、子、亥六个字号，某病属某字号，当用仲景某方。宋氏的编撰意图，可谓"举一纲而万目张，标一言而众理显"。该书格式新颖，别出新裁，在六经辨证的基础之上，以表格的形式列述了伤寒诸证的主证、兼证、脉象、治方。表格中前有主证，后列方药，如此可使《伤寒论》原本纷繁复杂之文，明于掌上，临床但见病证，即可于全书表格之中便捷地查找到相应的方药，乃执简驭繁之法，为后世医家临床应用伤寒六经辨证施治提供便捷之法，同时亦为后世《伤寒论》的研究开拓出一种新方法，颇具借鉴意义。在该书中同一病证，其病因病机各不相同，因而其主方治法各异，这便体现出中医"同病异治"的优势与特色。

## 著述流传情况

1.《伤寒类证》3卷，明万历二十七年乙亥（公元1599

年）海虞赵开美翻刻宋版影印本。

2.《伤寒类证》3 卷，收录于成无己《注解伤寒论》注解本。

3. 日宽文八年（公元 1668 年）上材次郎右卫门刻《仲景全书》本。

## 主要参考文献

林大勇，付海燕，曲道炜. 赵刻本《仲景全书·伤寒类证》研究［J］. 辽宁中医药大学学报，2011，13（6）：107－108.

# 倪维德

## 生平

倪维德（公元1303~1377年），字仲贤，号敕山老人，明初医家。祖籍原为河南开封，后迁居江苏吴县（今苏州）。家世以医闻名，少时学儒，后继承家业，认为"医为儒者之一事"，研读《内经》，以其为宗，治疾无不立效。倪氏在长期的医疗实践中，积累了丰富的临床经验，尤擅于眼科。为人治病，有请必赴，穷人求治，不仅送药而且送煮药瓦器。晚年在敕山建别墅居住，自号敕山老人。因见眼科书少而不全，著《原机启微》，为现存较早的眼科专书。

## 原著辑录

### 原机启微

#### 序

《原机启微》一书，敕山老人所著也。敕山吴人，生胜国时，卒于洪武初，少受书碧山汤公，得其疏通知远之旨，好积坟素，多至五千卷，为重屋栖之。恣其探讨，以才博闻，或劝之仕，则曰富贵有命，不可强也。时元季崩剥，意不欲仕乱世，故谩应云，晚置别墅于敕山，逍遥物外，自称敕山老人，人亦随称之。敕山尝读《黄帝内经》，慨然叹曰：穷而在下，可以济人利物者，其唯医乎。乃益发古今方书，研究而会通之。不数年，尽能攻其术。其治人，无问贵贱男女，内外大小，凡所治咸效，专以慈仁为意，未尝邀报谢，故施惠博而道益尊。浙河之西，其声然震也。是书载治眼一科，书凡二卷。上卷论病疾之原，下卷论方剂之宜，以及君臣佐使、从逆反正之义。其说甚明，使人可按疾而治。治罔不奇效者，敕山之用心如此，可谓仁矣。他所著方书，并行于世，不特专是科也。今之为医者，大抵守师说，如伤寒、内伤、带下、小儿，各专门自高，殊不能相通，此岂可与论玄命之奥哉。治眼绝无古传方，虽张仲景、李明之诸公，论医之详，庶几神妙，而于是犹略也。后之学人无所师，故目疾为最难治。夫医者，意也，非其心明乎天人之际，察乎古今之变，卓然有所见焉，乌可以易言哉。是书析理精明，法制具备，文词尔雅，成一家言，殆有超乎方术之外者，虽达之为政可也。敕山之学，其能以涯窥乎。予旧藏写本，顾多讹谬，不敢轻以试人。南京太医院院判薛公新甫见之曰：此书予求之久矣，今幸见之先生所，请梓焉以广其传，仍撰次己所见闻为一卷附于后。薛公亦吴人，以医显，生平著述甚富，藏之尚方，副在家集，能行其学人也。此书之传绝，且百余年，至新甫而复行，后之人日谋利焉，新甫可谓同敕山之用心矣。敕山姓倪氏，名维德，其行事具宋太史墓铭，予但序是书之

116

始末云。

嘉靖壬辰春南京礼部祠祭司主事长洲王庭书

# 卷之上

## 淫热反克之病

膏粱之变，滋味过也；气血俱盛，禀受浓也；亢阳上炎，阴不济也；邪入经络，内无御也。因生而化，因化而热，热为火，火性炎上。足厥阴肝为木，木生火，母妊子，子以淫胜，祸发反克，而肝开窍于目，故肝受克，而目亦受病也。其病眵多紧涩，赤脉贯睛，脏腑秘结者为重。重者，芍药清肝散主之，通气利中丸主之。眵多紧涩，赤脉贯睛，脏腑不秘结者为轻。轻者，减大黄、芒硝，黄连天花粉丸主之。火盛，服通气利中丸。目眶烂者，内服上药，外以黄连、炉甘石散收其烂处，兼以点眼春雪膏、龙脑黄连膏、鼻碧云散攻其淫热，此治淫热反克之法也。非膏粱之变，非气血俱盛，非亢阳上炎，非邪入经络，毋用此也。用此则寒凉伤胃，阳不上升，反为所害，病岂不治而已也。噫，审诸。

117

## 风热不制之病

风动而生于热，譬以烈火焰而必吹，此物类感召而不能违间者也。因热而召，是为外来，久热不散，感而自生，是为内发。内外为邪，唯病则一，淫热之祸，条已如前。益以风邪，害岂纤止，风加头痛，风加鼻塞，风加肿胀，风加涕泪，风加脑巅沉重，风加眉骨酸疼，有一于此，羌活胜风汤主之。风加痒，则以杏仁、龙胆草，泡散洗之。病者有此数证，或不服药，或误服药，翳必随之而生。翳如云雾，翳如丝缕，翳如秤星。翳如秤星者，或一点，或三四点，而至数十点。翳如螺盖者，为病久不去，治不如法，至极而至也，为服寒凉药过多，脾胃受伤，阳不能上升，渐而至也。然必要明经络，庶能应手。翳凡自内而出，为手太阳、足太阳受邪，治在小肠、膀胱经，加蔓荆子、苍术，羌活胜风汤主之。自客主人而入者，为足少阳、手少阳、手太阳受邪，治在胆与三焦、小肠经，加龙胆草、藁本，少加人参，羌活胜风汤主之。自目系而下者，为足厥阴、手少阴受邪，治在肝经、心经，加黄连，倍加柴胡，羌活胜风汤主之。自抵过而上者，为手太阳受邪，治在小肠经，加木通、五味子，羌活胜风汤主之。热甚者，兼用治淫热之药。羌活胜风汤俱治以上之证，大抵如开锅盖法，用之随效，然力少而锐，宜不时用之以聚其力。虽然始者易而久者难，渐复而复，渐复而又复可也。急于复者则不治。今世医用磨翳药者有之，用手法揭翳者有之。

噫！翳犹疮也，奚斯愈乎。庸者用此，非徒无益，增害犹甚。愚者受此，欣然而不悟，可叹也哉！故置风热不制之病治法。

……

## 附方

### 芍药清肝散方

治眵多，紧涩羞明，赤脉贯睛，脏腑秘结者。

白术　川芎　防风（各三分）　甘草（炙）　荆芥（各二分半）　桔梗　羌活（各三分）　芍药（二分半）　柴胡

（二分） 前胡 薄荷 黄芩（各二分半） 山栀 知母（各二分） 滑石 石膏（各三分） 大黄（四分） 芒硝（三分半）

共十八味，㕮咀。都作一服，水二盏，煎至一盏，食后热服。

上为方，治淫热反克而作也。风热不制之病，热甚大便硬者，从权用之。盖苦寒之药也，苦寒败胃，故先以白术之甘温，甘草之甘平，主胃气为君；次以川芎、防风、荆芥、桔梗、羌活之辛温，升散清利为臣；又以芍药、前胡、柴胡之微苦，薄荷、黄芩、山栀之微苦寒，且导且攻为佐；终以知母、滑石、石膏之苦寒，大黄、芒硝之大苦寒，驱逐淫热为使。大便不硬者，减大黄、芒硝，此逆则攻之治法也。大热服者，反治也。

### 通气利中丸

治证上同。

白术（一两） 白芷 羌活（各半两） 黄芩 滑石（取末另入，各一两半） 大黄（二两半） 牵牛（取末，一两半）

除滑石、牵牛，另研极细末外，余合为细末，入上药和匀，滴水为丸，如桐子大。每服三十丸，加至百丸，食后临睡，茶汤送下。

上方，以白术苦甘温，除胃中热为君；白芷辛温解利，羌活苦甘平微温，通利诸节为臣；黄芩微苦寒，疗热滋化，滑石甘寒，滑利小便，以厘清浊为佐；大黄苦寒，通大便，泄诸实热，牵牛苦寒，一说味辛，利大便，除风毒为使，逆攻之法也。风热不制之病，热甚而大便硬者，亦可兼用。然牵牛有毒，非神农药，今与大黄并用者，取其性猛烈而快也。大抵不宜久用，久用伤元气，盖从权之药也，量虚实加减。

### 黄连天花粉丸

治同前。

黄连（一两）　天花粉（四两）　菊花　川芎　薄荷（各一两）　连翘（二两）　黄芩　栀子（各四两）　黄柏（六两）

为细末，滴水为丸，如梧桐子大。每服五十丸，加至百丸，食后临睡茶汤下。

上方，为淫热反克，脏腑不秘结者作也。风热不制之病，稍热者亦可服。以黄连、天花粉之苦寒为君；菊花之苦甘平为臣；川芎之辛温，薄荷之辛苦为佐；连翘、黄芩之苦微寒，黄柏、栀子之苦寒为使。合之则除热清利，治目赤肿痛。

### 黄连炉甘石散

治眼眶破烂，畏日羞明。余治上同。

炉甘石（一斤）　黄连（四两）　龙脑（量入）

先以炉甘石置巨火中，通红为度，另以黄连用水一碗，瓷器盛贮，纳黄连于水内，却以通红炉甘石淬七次，就以所贮瓷器置日中晒干，然后同黄连研为细末。欲用时，以一二两再研极细，旋量入龙脑，每用少许，井花水调如稠糊，临睡以箸头蘸敷破烂处。不破烂者，点眼内锐尤佳。不宜使入眼内。

上方，以炉甘石收湿除烂为君；黄连苦寒为佐；龙脑去热毒为使。诸目病者俱可用。病宜者治病，不宜者无害也。奇经客邪之病，量加朴硝泡汤，滴眼于肉黄赤脂上。

## 龙脑黄连膏

治目中赤脉如火，溜热炙人。

黄连（半斤）　龙脑（一钱）

先锉黄连令碎，以水三大碗，贮瓷器内，入黄连于中，用文武火慢熬成大半碗，滤去滓，入薄瓷碗内，重汤炖成膏半盏许，龙脑以一钱为率，用则旋量入之，以箸头点入眼内，不拘时。上方，以黄连治目痛、解诸毒为君，龙脑去热毒为臣，乃君臣药也。诸目痛者，俱宜用。

## 蕤仁春雪膏

治红赤羞明，痒痛，沙涩。

蕤仁（去油，四钱）　龙脑（五分）

先以蕤仁研细，入龙脑和匀，用生好真蜜一钱二分，再研调匀，每用箸头点内锐。上方，以龙脑除热毒为君，生蜜解毒和百药为臣，蕤仁去暴热而治目痛为使，此药与黄连炉甘石散、龙脑黄连膏并用。

## 防风散结汤

治目上下睑隐起肉疣，用手法除病后服之。

防风　羌活　白芍药　归尾（各五分）　红花　苏木（各少许）　茯苓　苍术　独活　前胡　黄芩（各五分）　炙草　防己（各六分）

作一服，水二盏，煎至一盏，热服，渣再煎。

上方，以防风、羌活，升发阳气为君；白芍药、当归尾、红花、苏木，破凝行血为臣；茯苓泻邪气，苍术去上湿，前胡利五脏，独活除风邪，黄芩疗热滋化为佐；甘草和诸药，防己行十二经为使。病在上睑者，加黄连、柴胡，以其手少阴、足厥阴受邪也；病在下睫者，加本、蔓荆子，以其手太阳受邪也。

### 还阴救苦汤

治目久病，白睛微变青色，黑睛稍带白色，黑白之间，赤环如带，谓之抱轮红，视物不明，昏如雾露中，睛白高低不平，其色如死，甚不光泽，口干舌苦，眵多羞涩，上焦应有热邪。

升麻　苍术　甘草（炙）　柴胡　防风　羌活（各半两）　细辛（二钱）　藁本（四钱）　川芎（一两）　桔梗（半两）红花（一钱）　归尾（七钱）　黄连　黄芩　黄柏　知母　生地黄　连翘（各半两）　龙胆草（三钱）

每服七钱，水二盏，煎至一盏，去滓，热服。

上方，以升麻、苍术、甘草，诸主元气为君，为损者温之也；以防风、柴胡、羌活、细辛、藁本，诸升阳化滞为臣，为结者散之也；以川芎、桔梗、红花、当归尾，诸补行血脉为佐，为留者行之也；以黄连、黄芩、黄柏、知母、连翘、生地黄、龙胆草，诸去除热邪为使，为客者除之也。奇经客邪之病，强阳搏实阴之病，服此亦俱验。

……

## 主要学术思想及贡献

倪氏精于眼科，而在《原机启微》问世以前，各类医书中眼科专著甚少，有关眼病诊治方药也多为客观论述，不做深究，倪氏"唯叹其治眼一书独缺不全，虽杂见于诸书中，且备不精（《原机启微》·序）"有感于此，而作此书。倪氏立足于整体辨证法，将眼病辨证与五脏六腑及外界环境联系起来，形成了眼病的综合辨证思想，一反前人拘泥于局部辨证，开创了综合辨证之先河。倪氏所论述的病因病机极为深刻，不仅是眼科病证的辨证纲领，对临床各科辨证也起到了提纲挈领的作用，其学术思想有极高的研究价值，对后世影响深远。

《原机启微》二卷，成书于明洪武三年（公元1370年），原刊本未见，后由薛己据明嘉靖南京礼部祠祭司主事长洲王庭藏抄本校补刊印，流传至今。本书对十八类眼病的病因病机及辨证论治做了详细论述。上卷论眼病之源，从阴阳、气血、经络、七情、劳役、六淫等方面剖析眼病病因，并分为阳衰不能抗阴、阴弱不能配阳、气为怒伤散而不聚、血为邪胜凝而不行、奇经客邪、七情五贼、劳役饥饱、淫热反克、伤寒愈后等十八类眼病。下卷论眼病制方之宜，以君臣佐使为制方原则，逆从反正为治病之法。本书载眼病专方四十六首，其中内服方三十九首、外用方七首，对每方的组成、配伍特点、主治、禁忌等都做了详细的说明，并运用中医理论进行深入分析。本书对眼科手术，从适应证到手术过程，以及对预后的评估，均有完整论述。此外，本书尚有附录一卷，为薛己校订时据其阅历汇集前人经验和应用方剂增补而成。

倪氏首创病因分类法。以往眼科书籍多采用症状分类法，有分为七十二症者，更有分一百零八症之多者，种类繁杂，学者难以记忆，且各症之间多为孤立，未能揭示各病证之间的内在联系。倪氏按发病原因的不同将眼病分为十八类，实际上是眼科的十多种症候，概括了现代眼睑病、结膜病、巩膜病、角膜病、色素膜病、晶状体病、眼底病、眼外伤等近30种疾病。倪氏的这种分类方法，不拘泥于五轮八廓学说，对眼病的认识更加系统化和整体化。

倪氏将"十八病"内容概括为阴与阳、气与血、风与火等几对病机总纲，对病因病机的论述极为透彻，对眼科疾病的辨证起到了提纲挈领的作用，在临床各科辨证上亦有较大的实用价值。倪氏探讨病机多以阴阳立论，从阴阳之间的相互关系来探究病理，并着重讨论了阳衰、阴弱、强阳实阴的阴阳三大病机。气与血也是倪氏极为重视的一组生理病理因素，他以天、地、云、水作譬喻，阐述了气血调和对人体健康的重要意义，气随血行，通畅无碍，人体方能维持平秘之态。而在致病因素中，倪氏对风邪与火邪尤为重视，风性轻扬，火性炎上，两邪易相合而上犯目珠。此外，倪氏还十分注重疏通之法，不仅是气血的疏通，感邪之后，邪气的疏通亦十分重要，在清泄热邪的同时辅以疏散之法，对邪气的祛除有重要意义。

倪氏十分重视对《内经》理论的研究，宗《内经》之旨，十分重视经络学说。他强调分经辨证、按经遣药在眼病诊治上的重要性，在治疗眼病时亦根据病变眼部所属经络不同采用不同的药物。他博采众家之长，并不拘于一家，将自己的理论经验与前人理论结合起来，灵活地进行阐述。倪氏对眼科的辨证以邪正斗争为主，强调正气为本，正气不足是发病的决定性因素，邪的方面突出了火邪的致病作用，对后世影响颇深。倪氏受李东垣"脾胃学说"的影响，重视脾胃与眼的密切关系，多次强调脾胃受损是产生多种目病的主要原因，从脾胃论述眼科病证病机，宗东垣补中、升阳诸法论治眼病等。

倪氏对方剂学研究亦颇有造诣，《原机启微》下卷46方，每方之君臣佐使、逆从反正均描述精当。其中外治方剂7首，组方严谨、配伍精当、药物原材的选择尤其精准，较之以往眼科书籍中或仅有药名、方名而无药物剂量，或无组方原则，或无选制过程，或无用药禁忌等有很大提升。《原机启微》是眼科史上有划时代意义的专著，本书将理论与临床实践紧密结合起来，对指导后世眼科疾病的治疗有重要现实意义。

## 著述流传情况

### 《原机启微》

1. 明嘉靖十一年（公元1532年）刻本。

2. 明傅仁宇《审视瑶函》之卷二，全文载录本书。

3. 次赣县医王道覆刻嘉靖孙锐本。

4. 薛己据明嘉靖南京礼部祠祭司主事长洲王庭藏抄本校正增补，编入《薛氏医案》。

5. 明万历（公元1368~1644年）吴玄有刻本。

6. 清黄庭镜《目经大成》、顾养吾《银海指南》选录本书诸方，后书还完整引录倪氏方解。

7. 清乾隆二十二年（公元1757年）施氏明德堂刻本。

## 主要参考文献

1. 中国医籍大辞典编纂委员会. 中国医籍大辞典 [M]. 上海：上海科学技术出版社，2002.

2. 来雅庭，赵经梅. 倪伟德及其《原机启微》[J]. 浙江中医学院学报，1989，13（1）：36 – 37.

3. 周维梧.《原机启微》及其学术成就评析［J］. 中医文献杂志，1997（1）：3 – 5.

4. 彭清华.《原机启微》学术思想的探讨［J］. 河南中医，1988（4）：2 – 4.

5. 汪剑.《原机启微》病因病机学说阐微［J］. 中华中医药学刊，2007，25（12）：2495 – 2496.

# 滑　寿

## 生平

滑寿（约公元1304～1386年），字伯仁，一字伯休，晚号樱宁生。元末明初的著名中原医家，生卒年代学界存在分歧，有学者认为滑氏生于元大德八年（公元1304年），卒于明洪武十九年（公元1386年），享年82岁；有学者则认为滑氏生于元延祐元年（公元1314年），卒于洪武十九年（公元1386年），享年72岁。明朱右"樱宁生传"中提到滑氏"年七十余，容颜如童，行多轻捷，尚能豪饮"。考诸有关资料，未见有关滑氏生卒年代的确切记载。祖籍襄城（今河南许昌），出生在仪真（今江苏仪征县属），而大多数时间居余姚（今浙江），一生淡泊名利，以行医济世为乐。又相传滑寿本姓刘，元明之际，天下大乱，改易姓名，隐于医界。在淮南叫滑寿，在吴中（今江苏）叫伯仁氏，在鄞城（今浙江宁波）叫樱宁生。樱宁者，道家所追求的一种修养境界，谓心神宁静，不为外界事物所扰，可见他把这种境界作为自己的人生追求。另据《绍兴府志》云："寿盖刘文成基之兄，易姓名为医。文成既贵，尝劝之仕，不应而去。"《浙江通志》亦载："按《滑氏家谱》，则为刘基之兄弟也，基尝访之于余姚，留数月而去。"少年时期师从韩说先生习儒，能日诵千言，出口成章，以致诗文并茂。他对医学又有浓厚的兴趣，平时也留意医药书籍，后放弃仕途，立志从名家习医。先拜当时京口名医王居中为师，后又从东平高洞阳学针法，尽得其开合流注及方圆补泻之道。因此，滑寿既精于诊断和方药，又精于针法，在临床上针药并施，活人无数，不久便闻名于医界。其所到之处，病家皆争相迎接。滑寿对病人始终如一，无论贫、富、老、幼，有求必应，不计报酬。当时一些著名的文学家吕复、戴良、宋濂等均与滑寿交好，并对其医术给予高度评价。《绍兴府志》亦谓寿医能决生死，与朱丹溪齐名。

滑寿之学尚有继承者，据《余姚县志》称："康熙《志》弟子得其传者，骆则诚、吴温夫。"可知滑寿尚教授弟子。

## 原著辑录

# 读素问钞

## 序

予读滑伯仁氏所集《素问钞》，喜其删去繁芜，撮其枢要；且所编次，各以类从，秩然有序，非深于岐黄之学者不能也。但王氏所注多略不取，于经文最难晓处，仅附其一二焉。然自滑氏观之，固无待于注；后之学者，未必皆滑氏，句无注释，曷从而入首邪。爰复取王氏注参补其间，而以续字弁之于首简。间有窃附己意者，则以愚谓二字别之；滑氏元本所辑者，不复识别；滑氏自注者如旧，别以今按二字。如此，庶使原今所辑之注，各有分辨，或是或非，俾学者知所择焉。虽然，予之所辑，未必一一尽契经旨而无所误，或者因予之误，推而至于无误，未可知也。谚云抛砖引玉，亦或有补于万一云。

正德己卯三月朔旦祁门汪机省之序

## 石山先生自赞

睹兹厥像，藐焉寒微。其容和粹，其貌清癯。心存仁术，志好儒书。巅已垂白，手不停披。平居不敢于名而犯义，交际不敢口是而心违。事求免于流俗，礼合于先儒。谦约节俭，乐易疏愚。不求闻达，甘守穷庐。宁为礼屈，勿为势拘。不知我者谓我狂妄，其知我者谓我坦夷。噫，顾我所行，未必尽合乎道也；然造次克念，唯求无愧于心欤。

试问林翁，何名何氏，细认来都不似。好三分，似得石山居士。一种心苗，许多春意，却不逐杏花飞去。听傍人齐说，是这林翁，卢扁再生今世。

貌古心明，言和行固。学以为己是图，医以济人为务。居穷不失其自然，处变弗愆于常度。所以为一代之伟人，起四方之敬慕也。

休阳程文杰师周书于率溪书院

舜颜其齿，玉质丹唇。襟度吞云梦之泽，英迈盖苍梧之云。学足以沂河洛之趣，医足以逼岐黄之真。出入造化，弛张鬼神。楼情于烟霞泉石，却步于云路鹏程。激励之论，足以回狂澜于既倒；回天之术，曾以极夭札于同仁。庙算神谟，余盖得之万一；生死肉骨，待不知其几人。蓍蔡之德未艾，乔松之寿方臻。是盖卢扁之能契其妙，而岂摩诘之能状其亲也欤。

门生石墅陈桷 唯宜 拜题

先生姓汪氏，名机，字省之，别号石山。世居徽祁之朴墅。早岁习《春秋》，补邑庠弟子员。性至孝，因思事亲者不可不知医。复精于医，赖以存活者众，镜山李先生《别传》详矣。所著有《素问钞》《推求师意》《外科理例》《运气易览》《痘治理辨》《石山医案》《针灸问对》诸书若干卷，行于世。先生生于天顺癸未九月十六日酉时，殁嘉靖己亥十二月初四日戌时。

嘉靖辛丑五月朔旦桷续题

## 卷上之一

素问（续，素者，本也。问者，黄帝问岐伯也。按《乾凿度》云：夫有形者生于无形，故有太易、太初、太始、太素。太易者，未见气也；太初者，气之始也；太始者，形之始也；太素者，质之始也。气、形、质具，病由是生，故黄帝因而问之。《素问》之名义或由此。）

脏象（续，象，谓所见于外，可阅者也。）

五脏以位，六腑以配，五行攸属，职司攸分，具脏象钞。

帝曰：脏象何如？岐伯曰：心者，生之本，神之变也；（续，心藏神，故神之变动由之。）其华在面，（续，英华也。）其充在血脉，（愚谓，充，溢也。或云充，当也，主也。）为阳中之太阳，通于夏气。（续，心者，君主之官，神明出焉。万物系之以与亡，故曰生之本，神之变也。火气炎上，故华在面。心养血，其主脉，故充在血脉也。心主于夏气，合太阳，以太阳居夏火之中，故曰阳中之太阳，通于夏气也。）肺者，气之本，魄之处也；其华在毛，其充在皮，为阳中之太阴，通于秋气。（续，肺藏气，其神魄，其养皮毛，故曰气之本，魄之处，华在毛，充在皮也。肺脏为太阴之气，主旺于秋，昼日为阳气所行，位非阴处，以太阴居于阳分，故曰阳中之太阴。校正云：当作少阴。肺在十二经虽为太阴，然在阳分之中，当为少阴也。）肾者，主蛰，封藏之本，精之处也；（续，地户封闭，蛰虫深藏。肾又主水，受五脏六腑之精而藏之，故云然也。）其华在发，（肾者，水也，出高原，宜其华在发也。抑发者，血之余；血者，水之类；又其黑色，故云。）其充在骨，为阴中之少阴，通于冬气。（续，少阴当作太阴，肾在十二经虽属少阴，然在阴分之中，当为太阴。）肝者，罢极之本，（肝主筋，应乎木；又肝者，干也。人之运动，由乎筋力，象木之动也。动则多劳，又肝者，将军之官，谋虑出焉，故云。）魂之居也；其华在爪，其充在筋，（续，爪者，筋之余；筋者，肝之养，故华在爪，充在筋也。）为阳中之少阳，通于春气。脾、胃、大肠、小肠、三焦、膀胱者，仓廪之本，营之居也，（营，犹营垒之营。言物之所屯聚也。）能化糟粕，转味而出入者也；其华在唇四白，（唇四际之白色肉也。）其充在肌，此至阴之类，通于土气。凡十一脏，取决于胆也。（胆者，中正之官，而其经为少阳。少阳相火也，风寒在下，燥热在上，湿气居中，火独游行于其间，故曰取决于胆云。脾、胃、大肠云云，至通于土气，此处疑有错误，当云：脾者，仓廪之本，营之居也；其华在唇四白，其充在肌，此至阴之类，通于土气。

131

胃、大肠、小肠、三焦、膀胱，能化糟粕，转味而出入者也。
〔出六节脏象论〕）

帝曰：五脏应四时，各有收受乎？岐伯曰：东方青色，入通于肝，开窍于目，藏精于肝，其病发惊骇；（续，精，谓精气也。木精之气，其神魂，阳升之方，以目为用，故开窍于目。东方主病发惊骇，余方各缺，疑此为衍。）其味酸，其类草木，其畜鸡，（巽为鸡。）其谷麦，（五谷之长。）其应四时，上为岁星，（续，木之精气，上为岁星。十二年一周天。）是以春气在头也，（续，万物发荣于上，故春气在头。余方言故病在某，不言某气在某者，互文也。）其音角，（续，木音调而直也。）其数八，（续，《洪范》曰：三曰木。木生数三，成数八。）其臭臊，（续，凡气因木变则为臊。）是以知病之在筋也。其在声为呼，其变动为握，（续，握所以牵就也。握、忧、哕、咳、栗五者，改志而有名曰变动。）在志为怒。怒伤肝，（续，虽志为怒，甚则自伤。）悲胜怒；风伤筋，燥胜风；酸伤筋，辛胜酸。南方赤色，入通于心，开窍于耳，（手少阴之络会于耳。）藏精于心，其病在五脏；（以夏气在脏也。）其味苦，其类火，其畜羊，（未为羊，与土同旺。今按：未为季夏月建。）其谷黍，（黍赤色。）其应四时，上为荧惑星，（续，火之精气，上为荧惑星，七百四十日一周天。）是以知病之在脉也，其音徵，（续，火声和而美也。）其数七，（续，《洪范》曰：二曰火。火生数二，成数七。）其臭焦。（续，凡气因火变则为焦。）其在声为笑，在变动为忧，（续，在肺之志，忧为正也，而心主于忧，变而生忧也。）在志为喜。喜伤心，恐胜喜；热伤气，寒胜热；苦伤气，咸胜苦。中央黄色，入通于脾，开窍于口，（续，脾受水谷，口纳五味。）藏精于脾，（续，土精之气，其神意。）故病在舌本，（脾脉上连于舌本。）其味甘，其类土，其畜牛，（坤为牛，土旺于四季，故畜取丑牛。又以牛色黄也。）其谷稷，（色黄味甘。）其应四时，上为镇星，（续，二十八年一周天。）是以知病之在肉也，其音宫，（续，土音柔而和也，）其数五，（续，成数五。）其臭香，其在声为歌，在变动为哕，在志为思。思伤脾，怒胜思；湿伤肉，风胜湿；甘伤肉，酸胜甘。西方白色，入通于肺，开窍于鼻，藏精于肺，（续，金精之气，其神魄，肺藏气，鼻通息，故开窍于鼻。）故病在背，（肺在胸中，背为胸之府也。）其味辛，其类金，其畜马，（乾为马。）其谷稻，（色白。）其应四时，上为太白星，（续，三百六十五日一周天。）是以知病之在皮毛也。其音商，（续，金声轻而劲也。）其数九，（续，金，生数四，成数九。）其臭腥。（续，凡气因金变则为腥。）其在声为哭，在变动为咳，在志为忧。忧伤肺，喜胜忧；热伤皮毛，寒胜热；辛伤皮毛，苦胜辛。北方黑色，入通于肾，开窍于二阴，（续，肾藏精，阴泄注，故开窍二阴。）藏精于肾，故病在溪，（肉之小会为溪。今按：溪犹溪谷，言深处也。冬气居肉，故病在深处。）其味咸，其类水，其畜彘，（亥为豕。）其谷豆，（黑色。）其应四时，上为辰星，（续，三百六十五日一周天。）是以知病之在骨也。其音羽，（续，水音沉而深也。）其数六，（续，水生数一，成数六。）其臭腐，其在声为呻，在变动为栗，（续，栗谓战栗，甚寒大恐而悉有之。）在志为恐，恐伤肾，思胜恐；寒伤血，燥胜寒；咸伤血，（血：《太素》作骨。上同。）甘胜咸。（金匮真言论、阴阳应象论参并。）

133

帝曰：愿闻十二脏之相使，贵贱何如？（续，脏，脏也。言腹中之所藏者，非复有十二形神之所藏也。）岐伯曰：心者，君主之官也，神明出焉。肺者，相傅之官，（位高非君。）治节出焉。（主行营卫，故治节由之。）肝者，将军之官，谋虑出焉。（续，勇而能断，故曰将军；潜发未萌，故谋虑出焉。）胆者，中正之官，决断出焉。（续，刚正果决，故官为中正；直而不疑，故决断出焉。）膻中者，（膻中在胸中两乳间，为气之海。膻，徒早切，上声，浊字。说文云：肉膻也，音同祖裼之祖。云膻中者，岂以祖裼之祖而取义耶？）臣使之官，喜乐出焉。（续，膻中主气，以气布阴阳，气和志适，则喜乐由生；分布阴阳，故官为臣使。）脾胃者，仓廪之官，五味出焉。大肠者，传导之官，变化出焉。（续，传导不洁之道，变化物之形也。）小肠者，受盛之官，化物出焉。（承奉胃司，受盛糟粕，受已复化，传入大肠，故云。）肾者，作强之官，（强于作用。）伎巧出焉。（造化形容。续，在女则当其伎巧，在男则正曰作强。）三焦者，决渎之官，（引导阴阳，开通闭塞。）水道出焉。膀胱者，州都之官，（位当孤腑，故曰州都。）津液藏焉，气化则能出矣。（续，膀胱居下内空，故藏津液。若得气海之气施化，则溲便注泄，气海之气不及，则隐闭不通，故云。）凡此十二官者，不得相失也。（续，失，失职也。失则灾害至。）故主明则下安，以此养生则寿。没世不殆，以为天下则大昌。（主，即前之所谓君主也。心为君主，内明则能诠善恶、察安危，民不获罪于枉滥，身不失伤于非道矣。故施之天下，则天下获安，国祚昌盛矣。《素问》之书，设为轩岐问答，有君臣之义，故有为天下、为国之譬。《史》云：为政之法，似理身是也。）主不明则十二官危。使道闭塞而不通，形乃大伤，以此养生则殃，以为天下者，其宗大危。戒之！戒之！（续，使道谓神气行使之道。夫心不明则邪正一，损益不分，动之凶咎，陷身于羸脊矣，故形乃大伤，以此养生则殃矣。夫主不明则委于左右，权势妄行，吏不得奉法而民皆受枉屈矣。且人唯邦本，本不获安，宗社安得不倾危乎？《灵兰秘典论》）

......

## 卷上之二

### 经度

周乎身唯经度，营卫注焉，吉凶寓焉。其注、其寓，其审察之，具经度钞。

足太阳与少阴为表里，少阳与厥阴为表里，阳明与太阴为表里；是为足之阴阳也。手太阳与少阴为表里，少阳与心主为表里，阳明与太阴为表里；是为手之阴阳也。（《血气形志论》）帝曰：愿闻三阴三阳之离合也。岐伯曰：圣人南面而立，前曰广明，后曰太冲。（续，广，大也。南方丙丁火位主之，阳气盛明，故曰大明也。向明治物，故圣人南面而立。然在人身中，则心脏在南，故谓前曰广明。冲脉在北，故谓后曰太冲。然太冲者，肾脉与冲脉合而盛大，故曰太冲。）太冲之地，名曰少阴。少阴之上，名曰太阳。（续，此正明两脉相合而为表里，肾脏为阴，膀胱腑为阳，阴气在下，阳气在上，此为一合之经气。）太阳根起于至阴，（按：此太阳言根结，余经不言结，详见《灵枢·根结篇》。）结于命门，（续，至阴穴名命门者，藏精光照之所，则两目也。太阳之脉起于目，而下至于足，故根于趾端，而上结于目也。）名曰阴中之阳。（续，以太阳居少阴之地，故曰阴中之阳。）中身而上，名曰广明，广明之下，名曰太阴，（续，腰以上为天，腰以下为地，则中身之上属于广明，广明之下属太阴也。雪斋云：心脏下则太阴脾脏。）

……

## 主要学术思想及贡献

滑寿是一位勤于著述的医家，一生所著医书甚多，有记载的就有二十余部，如《读伤寒论钞》（又名《伤寒例钞》）二卷、《痔瘘篇》不分卷、《滑氏脉决》一卷、《本草发挥》四卷、《医韵》、《樱宁生五脏补泻心要》一卷、《医学蠹子书》五卷、《读素问钞》九卷、《（刻）黄帝素问抄》七卷、《读素问钞补遗》一卷、《难经本义》二卷、《扁鹊难经》二卷、《诊家枢要》一卷、《脉理存真》三卷、《十四经发挥》三卷、《十四经穴歌》不分卷、《明堂图》四幅、《假名读十四经发挥》二卷、《医学引彀》四卷（明·朱睦㮮《万卷堂书目》著录为一卷）、《麻疹全书》四卷等，其传世著作就有十三部：《樱宁生五脏补泻心要》一卷、《读素问钞》九卷、《（刻）黄帝素问抄》七卷、《难经本义》二卷、《脉理存真》三卷、《扁鹊难经》二卷、《诊家枢要》一卷、《十四经发挥》三卷、《十四经穴歌》不分卷、《明堂图》四幅、《假名读十四经发挥二卷》（收录于《假名读十四经》两种）、《医学引彀》四卷、《麻疹全书》四卷。其中《麻疹全书》为麻疹专著，四卷。又名《麻证新书》《麻证全书》。旧题元·滑寿撰，实系清人为借滑氏之名以彰显其书之重要性的托名之作。此书内容大部分辑自《麻科活人全书》，前二卷论病候及证治，后二卷为治疗方剂。书中对麻疹的发病及不同发展阶段的证候特点与变证均有论述和具体治法，现存清刻本。王大淳《滑寿〈麻疹全书〉系伪书考》已经证明其为伪托之作。现略述如下。

1. 《樱宁生五脏补泻心要》

《樱宁生五脏补泻心要》又称《五脏方》，一卷。是以脏腑为纲，以虚实补泄法为目，兼及五脏生克关系，罗列了相应的主治方剂。该书国内没有古籍保存，幸而 2008 年 8 月人民卫生出版社出版，由曹洪欣主编的珍版海外回归中医古籍丛书第六册收录。系据日本国立公文书馆内阁文库藏日本宝历七年（公元 1757 年）刻本影印本。底本一卷一册，四周单边，白口，上单黑鱼尾，上书口刻"五脏方"，半页框高 15.3 厘米、宽 9.7 厘米。每半页八行，每行二十一字。

因其书重在脏腑虚实补泻，故其书名《樱宁生五脏补泻心要》，中医脏腑辨证，源于《内经》，以后诸家各有所长，然多不完备。或有论无纲，或有纲有论而无方，或方论结合并不紧密，直至北宋钱乙介绍"五脏所主""五脏病"，并创立相应方剂使辨证与论治相结合。后金代张元素则倡以脏腑寒热补泻为纲来归类用药。

滑寿在前人的基础上，以脏腑寒热补泻，脏腑之间生克关系为纲，列举相应的组方，则将脏腑辨证落实到了立法处方。对后世学者的临床辨证处方用药有着一定的指导意义。

2. 《读素问钞》

《读素问钞》是分类整理、择要类编《素问》之作，选择《素问》中的重点内容，分门别类，重新编次而成，开起分类编《素问》之先河，比起隋代杨上善的《黄帝内经太素》、明代张介宾的《类经》更为简明，基本起到了钩玄提要的作用。为后世习医者学习经典开辟了有效门径，对研究《内经》的分类体例颇有启迪，故明代汪机赞曰："非深于岐黄之学不能也。"对后世研究《素问》产生了重要影响。张介宾的《类经》亦仿滑氏之分类方法而成。于文义难明之处又详加释义，使读者不惑，实为普及医学经典著作之功臣。《读素问钞》最早著录见于明代的《澹生堂藏书目》："滑氏《素问注钞》二册。三卷。滑氏注。"《明史·方伎传》载："（滑寿）请于师曰：《素问》详矣，多错简，愚将分脏象、经度等为十二类，类钞而读之。"是为《读素问钞》。《仪真县志》载"医祖黄帝岐伯，其言佚不传。世传者唯《素问》《难经》……寿受读终卷，乃请于王。分脏象、经度、脉候、病能、摄生、论治、色脉、针刺、阴阳、标本、运气、荟萃，凡十二类，钞而读之。"然千顷堂书目著录："滑氏《素问注钞》十二卷。"详今存本为三卷，每卷之中分为四个部分，如上卷分为卷上之一、卷上之二、卷上之三、卷上之四，卷中及卷下类此，故此十二卷当是将以上各部分各自为一卷所致。

3. 《难经本义》

滑寿鉴于《难经》原文有文字缺漏、编次错乱的情况，而历代医家注本又不够理想，遂参考元以前《难经》注本及有关医籍诠注《难经》，考证《难经》条文出处，详加点校，求其本义，使《难经》医理彰显于世。其注文则广参博引，择善而从，融会诸论。而于诸家注文不能尽显其义处，则附以己注，阐述己见，通解古书文义而成《难经本义》。此书博采诸家之长，择吕广、杨玄操、丁德用、虞庶等二十余家之善。广征博引，参以己意对《难经》进行了全面注释，成为注释《难经》的经典之作。《难经本义》一书首列《阙误总类》一篇，作了校勘，共校记错简衍文一十九条，多属理校，提出疑问及意见，但不加改动。次列《难经汇考》一篇，对《难经》的作者，名义及流传等问题，提出看法。又次列《难经图》篇，载图一十三幅。对较复杂的理论，用图表形式加以阐明。并有《（汇考）引用诸家姓名》和《（本义）引用诸家姓名》栏，自成系统。以上皆不列卷。卷中正文，先经文，次注释。博引元以前医家有关论述，先后计有二十余家，滑氏旁搜博引，融会贯通。凡荣卫部位、脏腑脉法和经络腧穴，以及彼此在病理、论断和治疗上的关系，都加以分析考证，疏其本义，以己见评断。其注文具有特色：一是说理透彻，简明精当；二是广参博引，择善而从；三是点明要点、重点，前后联系，并作归纳有助于初学者系统了解并掌握要点；四是事实求是，不因循敷演；五是引导读者"凡读书，要须融活，不可泥滞"。书中注释辞达理明，析其精微，探其隐赜，钩其玄要，辨疑正误，颇得《难经》之旨趣。因此，历代医家对此书评价很高，均视之为善本。

4.《扁鹊难经》

《扁鹊难经》二卷，分上、下两经。收载于《古今图书集成·医部》卷六十九至卷七十，1919年成都昌福公司据白氏丽瞩楼藏书铅印本刊行。上经三十难，下经五十一难。其中一难至二十二难皆言脉，二十二难至二十九难论经络流注始终、长短度数、奇经之行及病之吉凶。其间有云：脉者非谓尺寸之脉，乃经隧之脉也。三十难至四十三难言荣卫、三焦、脏腑、肠胃之详。四十四、四十五难言七冲门乃人身资生之用，八会为热病在内之气穴也。四十六、四十七难言老幼癃瘵以明气血之盛衰，言人面耐寒以见阴阳之走会。四十八难至六十一难，言诊候、病能、脏腑、积聚、泄痢、伤寒、杂病之别，而继之望、闻、问、切，医之能事毕矣。六十二难至八十一难言脏腑荣腧、用针补泻之法，又全体之学所不可无者。此以类相从始终之意备矣。

滑氏逐条加以注释，并详参前贤所论。对旧本浮冗，亥豕甚多，其十二经流注之图舛漏尤甚，以讹承讹，已非一日，是使轩岐之道欲彰而弥晦的《难经图绘》，正误补遗，亦以尽厥所知。对后世研习《难经》提供了又一较好参考书。

## 主要参考文献

1. 郭蔼春.中国分省医籍考［M］.天津：天津科学技术出版社，1984.

2. 张瑞麟.历代注释《难经》的概况（上）［J］.湖南中医学院学报1998，18（3）：60-61.

3. 中国医籍提要编写组.中国医籍提要［M］.长春：吉林人民出版社，1984：423.

4. 李玉清，齐冬梅.滑寿医学全书［M］.北京：中国中医药出版社，2006：225.

5. 王安邦. 中州古代医家评传［M］. 郑州：中州古籍出版社，1991：115.

6. 陈婷. 滑寿生平与著述考略［J］. 北京中医药杂志，2004，23（4）：242.

7. 丁光迪. 金元医家［M］. 南京：江苏科学技出版社，1987.

8. 刘景超，王单一. 滑寿学术思想管窥［J］. 河南中医，2003，23（1）：23.

9. 陈婷，李淑杰. 析滑寿注释《难经》的特色［J］. 天津中医，2006，23（6）：473.

10. 任应秋. 中医各家学说［M］. 上海：上海科学技术出版社，1964.

11. 烟建华. 奇经理论的建立与发挥［J］. 中国医药学报，1994，9（6）：20.

# 刘 宇

## 生平

刘宇（生卒年月不详），字志大。明代河南钧川人（今河南禹州市）。成化壬辰（1472）年进士，官至山西按察副使。

## 原著辑录

### 卷一

#### 饮食调治第一

主身者神，养气者精，益精者气，资气者食。故饮食进则谷气充，谷气充则气血盛，气血盛则筋力强。故脾胃者，五脏之宗也。五脏之气，皆禀于脾，故四时皆以胃气为本。《生气通天论》篇云："气味辛甘，发散为阳，酸苦漏泄为阴，是以一身之中，阴阳运用，五行相生，莫不由于饮食也。"若少年之人，真元气壮，根本强盛，未易为患；其高年之人，真气耗竭，五脏衰弱，全仰饮食以资气血。若生冷无节，饥饱失宜，调停无度，动成疾患。凡人疾病未有不因风寒暑湿饥饱劳逸八邪而感，为人子者，得不慎之，若有疾患，且先详食医之法，审其疾状，以食疗之，食疗未愈，然后命药，贵不伤其脏腑也。凡百饮食必在人子躬亲调治，无纵婢使慢其所食，老人之食，大抵宜其温热熟软，忌其黏硬生冷，每日晨朝宜以醇酒先进平补下元药一服，女人则平补血海药一服，无燥热者良，寻以猪羊肾、粟米粥一盂压之，五味葱薤鹑等粥皆可，至辰时服人参平胃散一服，然后次第以顺四时软热熟饮食进之，食后缓行一二百步，令运动消散，临卧时，进化痰利膈人参半夏丸一服。尊年之人，不可顿饱，但频频与食，使脾胃易化，谷气长存，若顿令饱食则多伤满，缘衰老人脾胃虚薄不能消纳，故成疾患。为人子者，深宜体悉，此养老人之大要也，日止可进前药三服，不可多饵，如无疾患，亦不须服药，但只调停饮食，自然无恙矣。

## 形证脉候第二

《上古天真论》曰："女子之数七，丈夫之数八，女子七七四十九，任脉虚，冲脉衰，天癸竭，地道不通；丈夫八八六十四，五脏皆衰，筋骨懈堕，天癸尽，脉弱形枯。女子过六十之期，丈夫逾七十之年，越天常数。"上寿之人，若衣食丰备，子孙勤养，承顺慈亲恭，行孝礼能调其饮食，适其寒温，上合神灵，下契人理，此顺天之道也。高年之人，形羸气弱，理自当然，其有丈夫女子年逾七十面色红润，形气康强，饮食不退，尚多秘热者，此理何哉？且年老之人，痿瘁为常，今反此者，非真阳，血海气壮也，但诊左右手脉，须大紧数，此老人延永之兆也。老人真气已衰，此得虚阳气盛，充于肌体，则两手脉大，饮食倍进，双脸常红，精神强健，此皆虚，阳气所助也，须时有烦渴膈热，大腑秘结，但随时以常平汤药微微消解，三五日间，自然平复，常得虚阳气存，自然饮食得进，此天假其寿也，切不可得为有小热烦，频用转泻之药通利，苦冷之药疏解。若虚阳气退，复归真体，则形气厄羸，脏腑衰弱，多生冷疾，无由补复。若是，从来无虚阳之气，一向惫乏之人，在斟量汤剂常加温补调停，食粥以为养治，此养老之先也。

### 医药扶持第三

常见世人治高年之人疾患将同年少，乱投汤药，妄行针灸以攻其疾，务欲速愈，殊不知，上寿之人，血气已衰，精神减耗，危若风烛，百疾易攻。至于视听不至聪明，手足举动不随其身体，劳倦头目昏眩，风气不顺，宿疾时发，或秘或泄或冷或热，此皆老人之常态也。不顺治之，紧用针药，务求痊瘥，往往因此别致危殆。且攻病之药，或吐或汗或解或利，缘衰老之人，不同年少，真气壮盛，虽汗吐转利，未至危困，其老弱之人，若汗之，则阳气泄，吐之，则胃气逆，泻之，则元气脱，立致不虞。此养老人之大忌也。大体老人药饵，止是扶持之法，只可用温平顺气，进食补虚中和之药治之，不可用市肆赎买他人惠送，不知方味及狼虎之药与之服饵，切宜审详。若身有宿疾，或时发动，则随其疾状用中和汤药调顺，三朝五日，自然无事，然后调停饮食，依食医之法，随食性变馔治之，此最为良也。

### 性气好嗜第四

眉寿之人，形气虽衰，心亦自壮，但不能随时人事遂其所欲，虽居温饱，亦常不足，故多背执，等闲喜怒，性气不定，止如小儿，全在承奉，频色随其所欲，严戒婢使子孙，不令违背。若愤怒一作，血气虚弱，中气不顺，因而饮食，便成疾患，深宜体悉，常令人随侍左右，不可令孤坐独寝。缘老人孤僻易于伤感，终觉孤寂，便生郁闷。养老之法，凡人平生为性，各有好嗜之事，见即喜之，有好书画者，有好琴棋者，有好赌博者，有好珍奇者，有好药饵者，有好禽鸟者，有好古物者，有好佛事者，有好丹灶者，人之僻好，不能备举，但以其平生偏嗜之物，时为寻求，择其精绝者，布于左右，使其喜爱玩悦不已。老人衰倦，无所用心，若只令守家，孤坐自成滞闷，令见所好之物，自然用心于物上，日或戏玩，自以为药，虽有劳倦，性气自然减可。

## 宴处起居第五

凡人衰晚之年，心力倦怠，精神耗短，百事懒于施为，盖气血筋力之使然也。全借子孙孝养，竭力持护，以免非横之虞。凡行住坐卧，宴处起居，皆须巧立制度，以助娱乐。栖息之室，必常洁雅，夏则虚敞，冬则温密，其寝寐床榻，不须高广，比常之制三分减一，低，则易于升降，狭，则不容漫风。裀褥厚藉务在软平三面设屏，以防风冷，其枕宜用夹熟色帛为之实，以菊花制在低，长低则寝无罅（狭）风，长则转不落枕，其所坐椅，宜作矮椅床样，坐可垂足履地，易于兴居左右置拦，面前设几，缘老人多困坐则成眠，有所拦围，免闪侧之伤。其衣服制度，不须宽长，长则多有蹂绊，宽则衣服不着身。缘老人骨肉疏冷风寒，易中若窄衣，贴身暖气着体，自然气血流利，四肢和畅，虽遇盛夏亦不可令袒露其头后连项，常用紫软夹帛，自头后巾帻中垂下，着凶入衣领中至背甲，间以护膝理。尊年之人，肌肉瘦怯，膝理开疏，若风伤膝中，便成大患，深宜慎之。

## 主要学术思想及贡献

《安老怀幼书》虽大部分是在前人的基础上编辑而成，但经过了刘宇的整理和校勘，所以刘宇主要学术思想体现在《安老怀幼书》一书中。

本书卷一为老人饮食调治、四时摄养、起居忌宜、药物扶持等，共二百一十五条；卷二、卷三为训子之道，列举《颜氏家训文公家礼》等教导子辈孝敬父母翁姑之礼，并载老莱子、黄香、陈太丘等数十位孝子奉敬老人之事，其中某些内容虽涉及封建伦理道德，但说明孝敬老人在老年养生防病中的重要作用，同时补充了《辨老奉亲书》之不足，备列许多延年益寿之方剂和数十种简便实用的食疗方。另外还对常用延年药和食物的采集时间、制作方法等均作了详尽的说明。书后对养生的其他方法，如导引、吐纳、按摩等均有所论述。卷四为怀幼书，是小儿调养专著。备列小儿诸病之方，其所列方剂，均为儿科习用之方剂。

## 著述流传情况

《安老怀幼书》四卷。宋·陈直、元·邹铉、明·娄子贞原撰，明·刘宇编。包括《安老书》三卷及《怀幼书》一卷，《安老书》原系陈直所撰，名《养老奉亲书》始刻于南宋咸淳年间。元·邹铉续编，继刻于元大德年间，改名《寿亲养老新书》。明弘治三年（公元1490年）再刻，改名《安老书》。弘治十一年（公元1498年）刘宇将其与娄子贞《怀幼书》同辑成《安老怀幼书》，并得以保存（残卷），现藏于上海市图书馆。

## 主要参考文献

1. 余瀛鳌，付景华. 中医古籍珍本提要 [M]. 北京：中国古籍出版社，1992.

2. 裘沛然. 中国医籍大辞典（下）[M]. 上海：上海科学技术出版社，2002.

3. 陈可冀，周文泉. 中国传统老年医学文献精华 [M]. 北京：科学技术文献出版社，1987.

# 曹 金

## 生平

曹金（明嘉靖间人，生卒年不详），字汝砺，号传川，又号少川，河南开封（明祥符、夷门）人。明嘉靖二十六年进士，曾官至"通奉大夫陕西等处承宣布政司右布政使"。自幼酷爱医方，为官时尽力搜集奇药、单方，在二十余年里收集医方上万个。隆庆元年（公元1577年），曹金在易州（今河北易县）任职，命当地医官郑鸾，将其所藏医方加以分类整理，并注明出处来源。两年后，又请泾阳（今属陕西）医士王玎检校、删正，分为八卷，命名为《传信尤易方》，刊刻传世。

## 原著辑录

### 传信尤易方

#### 卷之一

#### 诸风门

治中风不语，痰厥，猝然晕倒，不省人事，一时紧急药未得，便速取香油一盏灌入喉中，仍以鸡鹅翎探吐痰涎，立出神效。又方：取竹沥以匙滴灌喉中，痰涎或吐或下，即醒。又方：取荆沥以匙强灌入喉中，痰涎或出或下，即醒。又方：急捣盐汁，温热徐徐以匙灌之。《摄生众妙方》

治中风不能语，用豆豉、茱萸各一升，水五升，煎二升，稍稍饮之或灌之。《外台秘要》又方：独活一两锉，酒二升煎一升，大豆五合，炒有声，将药热投，盖良久温服三合，未瘥再服。《经验后方》又方：以苦酒煮芥子，颈一周，用帛裹之，一日一夕，乃瘥。《肘后方》又方：用煮黑豆汁如饴，含之良，饮亦佳。《肘后方》又方：锉谷枝叶，用酒煮热，皮中沫出，任多少，饮或灌之。《肘后方》又方：以酒五合和人乳汁半盅，分为二服。《千金方》

治中风不语，喉中如拽锯声，口吐涎沫，取黎芦末一分；天南星一个，去浮皮，脐上剜一坑，孔内入陈醋二匙平，坐灰火内，逼令黄色，捣研极细，以生面糊丸赤小豆大，每服三丸，温酒下。《经验后方》

治中风不语，舌根强硬，取三年陈酱五合，人乳五合，二件相合研，以生绢绞汁，不计时候，少少与服，良久当语。《千金方》

治中风舌强语涩，用雄黄（研）、荆芥穗，各等分为末，每服二钱，豆淋酒调下。《卫生宝鉴方》又方：用茯神炒一两，薄荷焙二两，蝎梢去毒二分，上为末，每服一二钱，温酒下。又方：用没药、琥珀研各二钱半，全蝎七枚，上为细末，每服三钱匕，梨汁半盏，皂角末一钱，浓煎汤一合，与梨汁相合调下，须臾吐出涎毒，便能语。《千金方》

149

食治：老人中风，言语謇涩，精神昏愦，手足不仁，缓弱不遂，用葛粉五两，荆芥一握，豆豉五合，上以搜葛粉如常作之，煎二味取汁煮之，下葱椒五味羃头，空心食之一二，将息为效。忌猪肉、荞麦。《安老方》

治中风面目相引偏瘫，牙关拘急，舌不得转，用桂心酒煮取汁成膏，蘸揭患上，正则止之，右歪揭左，左歪揭右，常用大效。《孙真人食忌》

治中风目瞑，牙噤无问下药，用此末，以中指点末搽齿即开，庶得下药，名开关散。用天南星、白龙脑二件，等分研末，用者一字或半钱。此药于五月五日午时合。忌鸡、犬、妇人。《救急方》

治中风口噤不开，捣附子末，入筒中，强开口，吹喉中，瘥。《千金翼》

治中风口噤，不知人事，白术四两，酒三升，煎一升，顿服。《千金方》

治中风通身冷，口噤不知人事，独活四两，好酒一升，煎取半升，分三服。《千金方》

食治：老人猝中风，口噤，身体反张，不语，取大黑豆二升，炒令声绝，即下酒二升投之，煮一二沸，去渣顿服。复卧得汗瘥。如口噤，仰灌之。《安老方》

治中风口噤不开，涎潮，用皂角一挺，去皮，涂猪脂，炙黄，为末，每服一钱匕，温酒调服。如气实脉盛，服二钱匕。若牙关不开，以白梅揩齿，口开即灌药下，吐出风涎即瘥。《千金方》

## 暑门

治伏暑引饮，脾胃不利，用半夏曲一斤，甘草、茯苓各半斤，为末，姜糊丸桐子大，每服五十丸，沸汤下。

治伏暑引饮，口燥咽干，或吐或泻，用白扁豆微炒，厚朴以姜汁炙，各一钱，香薷去土二钱，锉细，水一盏，入酒少许，煎七分待冷，不拘时服。

治中伏暑，邪入经络，体瘦肌热，推陈致新，用柴胡四两，甘草一两。上为细末，每服二钱，水一盏，煎八分，食后热服。《卫生宝鉴方》

治虚中伏暑，烦躁引饮，用草果一两半，附子炮一两，橘皮二钱，甘草五钱，㕮咀，每服五钱，姜十片，水煎冷服。《卫生易简方》

治伏暑发热，腹痛呕吐，恶心，用黄连去须一斤，好酒三升，以黄连酒煮干为末，面糊丸桐子大，每服三十丸，熟水吞下。

治中暑热作渴，用石膏五钱，知母二钱，甘草一钱，细锉，水一钟半，粳米一撮，煎一钟，不拘时温服。

## 湿门

治风湿相搏，手足挛痛不可屈伸，或身微肿，用羌活、附子炮去皮脐，白术、甘草等分，细锉，每服四钱，水一盏半，姜五片，煎七分，温服。《简要济众》

治风湿相搏，客在皮肤，四肢少力，关节疼痛，用防己、黄芪各一钱，甘草、白术各半钱，水一盏，姜枣同煎，七分热服。

治一切风湿痹，四肢拘挛疼痛，取苍耳，揣去刺为末，三两，水一盏半，煎七分，去渣呷服，不拘时。

治诸湿腰痛，四肢肿满及酒伤胸胁刺痛，口干目黄，用甘遂一两煮，当归、陈皮各半两，为末，每服三钱，食前酒调下。《千金方》

治风寒暑湿，下流遂成脚气，肿痛，臀至膝或膝至足跟不能忍者，用苍术盐炒五钱，黄柏酒炒五钱，水二盅，煎八分，空心温服。一方加防己。如肿，加威灵仙、木瓜甚效。《千金方》治风湿相搏，麻痹无力，用五叶金花曝干为末，每服一二钱，当归酒调下。《证类本草》

治腰脚湿痛，用黑牵牛、大黄、白术各一两为末，滴水为丸如桐子大，每服二十丸，食前生姜汤下。如要快利，加至百丸。《奇效方》

## 伤寒门

治伤寒初患二三日头疼壮热，用葛根五两，香豉一升，细切，以童便六升煎取二升，分三服取汗。忌触风，食葱豆豉粥。《南阳活人书》

治伤寒四五日，头疼壮热，胸中烦闷痛，用苦参五两，乌梅二十枚细锉，以水二升煎取一升分服。《梅师方》又方：用乌梅十四个，食盐五合，水一升，煎取一半服，吐之。《活人书》

治伤寒三五日，忽有黄，则宜服此。取生乌麻油一盏，水半盏，鸡丁白一枚，和之热，搅令匀，一服令尽。《梅师方》

治初感冒，用带须葱白七茎，生姜一块，煎汤嚼下，得汗即瘥。

治伤寒心神热燥，口干烦渴，用秦艽一两，细锉，以牛乳一大盏煎至六分，不拘时分二服。《证类本草》

治伤寒初起，用茱萸半两，水一盏半，煎一盏，空心服。《千金翼》

## 泄泻门

治水泻不止，用木鳖子五枚去壳，母丁香五粒、麝香一分为末，米汤调作膏，纳脐中，外以膏药掩之。《扶寿精方》又方：用生姜四五两，切作极细如丝，以白面稠糊调和得所，锅内用香油煎熟，蘸醋蒜食之即止。又方：用略熟韭菜以油盐捣蒜调和，食之亦止。《经效良方》

治水泻，用黄连、厚朴各四钱，以生姜汁拌匀炒干，仍用生姜三片，水一盏，煎七分温服。

治水泻无度，干姜末，米饮调一钱服，立效。《孙真方》

治水泻腹中响如雷鸣者，用软石膏火煅研末，以米饭丸如桐子大，飞过黄丹为衣，每服二十丸，米饮下。《怪症奇方》

治脾经受湿，泄泻不止，米谷不化，脐腹刺痛，用黄连去须，吴茱萸去梗，炒白芍药，各五两，为面糊丸桐子大，每服三十丸，空心米饮下。

## 卷之二

## 头痛门附头风

治头痛，用川芎一钱半，茶叶一钱，以水煎热服。《救民易方》又方：用细茶、香附子、川芎各一钱，以水一盏煎八分，临卧服下即止。又方：用皂角为末，吹入鼻中，得嚏则止。《备急方》又方：用大蒜一枚去皮，研取汁，令患人仰卧，垂头，以箸蘸点入鼻中，急入脑眼中，泪出瘥。又方：附子炮，石膏煅，等分为末，入脑麝少许，茶酒下半钱。

治头痛烦热，口干小便赤少，炙蜂房一钱二分，水二升，煎取八合，分二服，当利小便，诸恶毒随小便出。《卫生易简方》

治积年头痛，用白芷末三钱，以茶、荆芥煎汤下。

治头疼，每遇天阴风雨先发者，用桂心一两为末，以酒调如膏，敷顶门或贴头角，效。

治血虚头痛，自鱼尾上攻者，是病在左，瘦人多患之，用川芎、当归、白芍，锉，水煎服。一方加黄芩，酒浸透晒干。

治伤风感冒头痛，用白芷、生姜等分，浓煎汤一盏，热服。少睡，取微汗愈。入豆豉同煎，尤妙。

治头痛欲裂，当归二两，酒一升，煮取六合，饮之再饮。《外台秘要》

## 眩晕门

治头眩晕经久不瘥，四体渐羸，饮食无味，好食黄土。用白术二斤，神曲三斤，捣罗细末，酒和并丸桐子大，日三服。忌桃、李，雀、蛤勿食。

治头目眩晕，取蝉蜕为末，每服二钱，以白汤调下。又方：用大黄、荆芥穗、防风等分为粗末，大作剂，水煎去渣服，以利为度。一方有川芎。

治气晕头痛，因气所触，心腹满胀，呕吐酸水，头目晕眩，及产后头痛。用川芎、天台乌药为末，每服二钱，生姜汤下。《万氏家抄》

治感寒湿，头目眩晕。用附子、白术、川芎各一钱，官桂、甘草炙各半钱，水一盏半，姜七片，煎七分，温服。

治冒雨中湿眩晕，呕逆头重，不食。用川芎、半夏泡七次、白术，各一钱，甘草半钱，水一盏，姜七片，不拘时煎，温服。《卫生易简方》

治一时为寒所中，口不能言，眩晕欲倒。用干姜一两，附子生去皮脐，细切一枚，每服三钱，水一盏半，煎七分，食前温服。

治一切失血过多，眩晕不苏。用川芎、当归酒浸等分，细切，每服四钱，水一盏煎七分，不拘时温服。虚甚加附子。

治发汗多眩晕，筋惕肉瞤，用牡蛎粉炒黄，防风、白术等分，为末，每服二钱，酒调下，米饮亦得，日二三服。

155

## 积热门附火

治经络中热，梦漏，心神恍惚，膈热，梦遗，不可全作虚冷，亦有经络热而得之。用黄柏二两（生），龙脑二钱，上为细末，炼蜜为丸桐子大，每服一十丸，临卧麦冬汤送下。《千金方》

治发热口干，小便涩滞，取甘蔗去皮，嚼咽汁，口痛者，嚼含亦可。《千金翼》

治风热结滞，或生疮疖，用荆芥四两，大黄一两，叹咀，每服三钱，水一盏，煎七分，空心温服。《经验方》

治大热心闷者，以槐子炒存性为末，食后酒调服一钱。《医林集要》

治热气结滞，经年数发，五月五日采胡荽一斤，阴干，水煎分服春夏叶，冬秋根茎皆可。

治热毒攻心，手足痛肿，取苍耳茎叶，浓煎汤，渍之良。

治热毒，用鸡子白三枚，和蜜一合，服之良。

治膈热，解酒毒，厚肠胃，用黄连半斤，酒二升，浸于瓦器中，置甑上蒸烂，曝干为末，滴水丸桐子大，每服五十丸，食前温水吞下。《南阳活人书》

## 痼冷门

治身患痼冷，疼痛，用川乌为末，好醋调摊绢上贴之，即愈。《卫生易简方》

治沉寒痼冷诸症，脉沉而浮是也。用川乌、附子、天雄各炮去皮，等分锉片，每服五钱，生姜十片，水煎服。气逆加沉香、木香。自汗，加肉桂。胃寒，加干姜、丁香。又方：用干姜一两，附子一枚，生去皮脐锉细，每服三钱，水一盏煎七分，食前温服。

治一切冷气，用干姜、艾叶等分为末，蜜丸桐子大，每服二三十丸，酒吞下。《千金翼》

治心腹冷气痛，用菖蒲二三寸，捶碎，同吴茱萸煎汤饮，或细嚼菖蒲一二寸，以热汤或酒下。又方：用鸡子一个，去头皮一块照患，每岁胡椒一粒为末，内入鸡卵，湿纸裹，灰火煨熟，急去纸皮，嚼细，热酒趁热送下。痛止甚效。《千金方》

治下元虚冷，用胡椒、破故纸为末，蜜丸桐子大，每服三

十九，空心酒下。《经验方》

治腹脏中虚，冷气冲心，心下结硬，用陈皮四两，杏仁去皮尖一两，炒捣研细，蜜丸如绿豆大，每服三十丸，食前温米饮下。《证类本草》

## 消渴门

治消渴，能饮水，小便赤黄，用退鸡沸汤捞出鸡毛不用，待水澄清，徐徐任意饮之。

治消渴饮水不足，兔头骨一具，以水煮取汁饮之。又方：白花鸽一只，切作小块，以土苏煎，含之咽汁，治消渴。烦闷用乌梅三两，微炒为末，每服二钱，水二盏煎一盏，去渣，入豆豉二百粒，再煎至半盏去渣，临卧服。

治消渴饮水多，身体瘦弱，用天花粉、人参各等分为末，炼蜜丸桐子大，每服五十丸，食前，麦冬煎汤下。《易简方》

食治老人消渴，烦闷常热，身体枯燥黄瘦，取牛乳一升，微熬，上空心分二服，极补益五脏，令人强健光悦。《安老方》

治消渴烦热，用知母、天花粉吹咀，水煎服之，立效。《本草集要方》

治烦渴，理正气，和中补脾，利肠胃，解酒毒。取甘蔗汁、生姜汁二味相和匀分服。《肘后方》

食治老人烦渴，脏腑干枯，烦渴不止，用野鸡一只如常法，葱白一握，粳米三合，细研，上切，作相和羹，作臛头，下五味椒酱，空心食之。

食治消渴壮热，烦躁不安，兼无力，用青粱米一升淘净令研细，上以水三升和煮服之，极治热燥，止渴。《养老书》

157

治心热或酒多消渴，用朱砂一两，另研黄连三两、生地黄二两为末，炼蜜丸桐子大，每服五六十丸，灯心枣子煎汤下。

治消渴骨蒸，用宣黄连去须，上为细末，捣冬瓜自然汁和末捏成饼，阴干。用时再研为末，又以冬瓜汁丸桐子大，每服三五十丸，冬瓜煎汤，不拘时下，大麦煎汤亦可。《奇效良方》

治消渴，下焦冷，小水频，饮牛膏五合。《证类本草》

治消渴，小便利，复非淋者，取榆白皮二斤，切，以水一斗煮取五升，每服三合，日三服。《千金方》

治消渴风眩，用水牛肉以醋煮食之。主补五脏，肝治痫，肾主补肾，髓安五脏，平三焦，温中，久服增年，以酒送之。《证类本草》

治消渴口干，萝卜捣研，绞汁一升，饮之则定。《食医心镜》

……

## 主要学术思想及贡献

曹氏虽然不是专门的医家，但对所历之地效方广加收集，并将所收集的医方编撰归类、详加校勘加以整理编撰成书，学术上还是非常严谨的。其书亦能在一定程度上体现其个人的学术思想，亦为祖国医学史画上了浓墨重彩的一笔。

《传信尤易方》共八卷，约成书于1580年，所录医方约4000多首，并按病因、病位或病种分为七十四门。卷一概括以外感六淫为主引起诸如风、暑、湿、伤寒、疟疾、痢疾、霍乱等；卷二、卷三为杂证，包括眩晕、消渴、积聚、虚损等；卷四按人身体部位分为头面、眼目、耳、须鬓等门；卷五主要论述了身体下部的疾病，像是疝气、诸淋、阴痿、秘结等；卷六属于外科、皮肤科、骨伤科等疾病；卷七主要论述妇科疾病，包括妇人诸证门、妊娠、胎产及产后等；卷八主要论述小儿科疾病，有婴孩门、小儿诸症门、痘疹门、救诸危绝症。该书的学术特点有：①所用医方均短小精悍，方中药物多为平常易得之品，体现了书名中"尤易"之意。②注重方剂来源，以便于后人了解方剂的出处，所引用的明以前的医书诸如《千金要方》《千金翼方》《范汪》等约有百余种。其中所引医书中还有一些是现存各种书志中很难找到的，如《惠庵集》《古愚自效方》《松篁冈方》《济生便宜方》等，这些当属历史上散佚的医方书，对今天挖掘和整理中医古籍来讲，正是该书很有价值的一部分内容。③重视食疗，相关方剂亦占有一定比例。④注重药物相反、相合，重视误食、误治毒性药物的解毒，著有"诸蛊毒门之毒药合忌"专篇。

## 著述流传情况

《传信尤易方》为明代方书，明代及清初的书目对其已有记载，撰于隆庆元年（公元 1567 年），隆庆庚年（公元 1570 年）干玎检校删定，名曰《传信尤易方》。但长期以来在国内早已佚失，仅在日本存有明刊本和日本抄本两种。

1. 《传信尤易方》八卷，珍版海外回归中医古籍丛书，日本明刊本。

2. 《传信尤易方》八卷，日本抄本。

3.《传信尤易方》八卷，王玎校刊本。

4.《传信尤易方》八卷，海外回归中医善本古籍丛书（校点续集），人民卫生出版社，2010年10月。

5.《传信尤易方》（一函八册），中医古籍孤本大全，中医古籍出版社，2003年1月。

## 主要参考文献

曹洪欣.《传信尤易方》八卷；海外回归中医善本古籍丛书（校点续集）[M]. 北京：人民卫生出版社，2010.

# 张 昶

## 生平

张昶（公元1563～?），字甲弘，号海澄，明代大梁（今河南开封）人。宋著名医家张锐后裔，童年从伯父维屏授祖业。据《中医图书联合目录》载，张昶于1581年著成《百病问对辨疑》五卷，1619年著成《运气彀》不分卷，另撰有《瘄瘵问对》《小儿诸证补遗》一卷等。

161

## 原著辑录

### 小儿诸症补遗

#### 序

医在幼科，尤当精择。盖婴儿禀气未坚，难禁汤药，自非深察，确见病源，鲜能奏效也。昔钱仲阳为小儿医方之祖，其论述备载《准绳》中。第时异世殊，方证不合于今。至于陈氏诸书，偏寒偏热，亦非南北共宜者，后学之士乌能以折衷而奇中也哉？余辑《问对》一书，小儿与大人证治相同者一不更赘，加观气色，验指纹，胎寒胎热、脐风撮口、变蒸、脏腑经络、夜啼、惊风、疳痫、丹毒、囊肿、游风、龟胸、丁奚、五软解颅、痘疹等患，因数立方，依方合剂，名曰《小儿诸证补遗》。书成，公之众方，俾家藏一册，考究有素，可无临证之妄投。语曰：为人父者，不可以不知医。此类是也。

崇祯九年岁次丙子菊月上浣五日
大梁七十四岁老人张昶序

## 一、面部五色图

青色肝病至，赤红病心经，黄色脾与胃，白色肺不宁，黑色入肾危，俱现五色中。

## 二、面部五色歌

左腮属肝右属肺，额属心兮鼻属脾；
肾主颏间验诸证，更参五色透天机；
肝病生时面青黧，白色春来未为吉；
是谓肺金克肝木，胁痛泄青不须疑；
心经火病面红赤，夏令黑起甚不宜；
水来克火心难支，狂惑天钓病跷蹊；
小儿面白知肺虚，秋时见红火上移；
金被火克无停止，咳嗽夜啼无宁时；
肾病发现面青黧，冬来土黄上面皮；
水被土克多癃闭，痿黄更无软足膝；
唇红面赤感伤寒，脸黑唇青惊风疾；
唇青面白染疟痢，面黄如土停食积。

## 三、面部病证图

头者，六阳经络之会；面者，五脏气血之荣。脏者，神之舍；色者，神之标。五脏衰败，面容枯槁；五脏壮盛，颜色润泽。枯槁者亡，润泽者昌。经以望知为神，能察生死气色也。

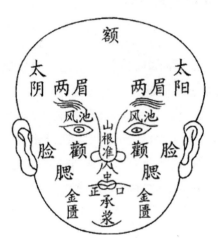

**面部病证图**

## 四、面部病证歌

额青主惊红主热，印堂青惊红惊热，印堂白净无病证。太阳红色下淋血，青惊亦是伤寒候；太阴青红俱惊厄，青深恶候危笃困。两眉尖头显红色，每夜啼哭烦躁热；风池红热更多啼，土黄吐逆危困也。两眼黑睛黄伤寒，白睛黄积赤心热，淡红心虚短精神，两睛青色肝经热。山根紫伤乳青惊，若然青黑危困也。准头近里名年上，偶发红色或赤色，小儿吐痢无休歇。两腮紫红痰气发，青是慢惊将至也。人中色黑虫腹痛，点点黑星吐痢厄。脸赤伤寒颧红热，正口淡红无病证。干燥脾热白虚怯，承浆黄吐青主惊，金匮青筋受惊色。凡治小儿诸病证，先看气色后验脉。

## 五、小儿虎口三关脉歌

食指侧上头节纹，男左女右风关定，青色雷响走兽惊，赤色飞鸟入啸声，黑色水喝痛扑跌，紫色风寒感冒重。食指二节气关名，察看五色认里证，青色肝疮黑色肾，赤心白肺黄脾应，紫筋冲关成惊疳，察验卯关沉疴病，纹到辰位伤命关，疲痞疳疾危恶境，诸筋屈曲食伤攻，内隐青筋急慢惊。纹顶命关颜色活，急整药饵速救命，若见死暗开鱼刺，到此无由再得生。色现寅位病势轻，纹过卯关病已成，越外生枝实难医，纹过辰位天命终。纹形一直透三关，说与医家药休用。

## 主要学术思想及贡献

张昶《百病问对辨疑》是以答疑的形式对百余种病进行辨析。如卷一，即卷首的劳瘵；卷三系痰症、诸气、诸郁、诸血、诸汗、诸痛、泄泻、痢疾、霍乱、疟疾；卷四载肿胀、脾胃、内伤、恶心、哮喘、疸、痞满、吐哕呕、疝、淋、三消、关格、噎膈、痛风、吐酸、嗳气、嘈杂、破伤风等。卷五为痿痹、脚气、精浊便浊、精滑梦遗、眩晕、煎厥、癫狂、大小便证、九虫、厥痉痫三证。

## 一、劳瘵辨析详尽，是张昶在学术上的突出成就

张昶曰："病有劳、有极、有伤，其为症不同，皆虚损劳瘵之类也。"其实，张旭所说的劳瘵，就是指虚劳。最初，虚劳和劳瘵可以混称。

1. 张昶"凡医书有虚损补益者，无不绅绎"。纂辑前哲的理论与经验，加以阐明。关于致虚之由和治虚之法，历代医家论述颇多。早在《内经》就提出了"五劳所伤""五虚死"的病因和预后的论断。《难经》以"五损"立论，以预测其转归，并提出了治疗大法。《金匮》立虚劳为专篇，历举本病的证因脉治。《诸病源候论》提出了五劳、七伤、六极，并对各类证候，罗列甚详。此后，李东垣、朱丹溪对劳倦内伤之证各有阐发。元代葛可久著《十药神书》，从肾虚精极、火盛金衰立论，对咳嗽失血等证具有卓见，批判了"妄施大热竭其内、大虚虚其中"的偏弊，至今仍为医家所重视。这些都体现在张昶的《百病问对辨疑》中。

2. 阐发虚劳病机。虚劳多因说：张昶认为引起虚劳的病因很多，他认为"百病足以致损劳瘵"。按照五劳（肺劳、心劳、脾劳、肝劳、肾劳）、六极（筋极、脉极、肉极、气极、骨极、精极）、七伤（肝伤、心伤、脾伤、肺伤、肾伤、形伤、志伤）分别述之。认为：久于悲伤、咳喘，而成肺劳；过于忧思，久成心劳；劳于运化，久则脾劳；凡谋事不决，拂而数怒，久则肝劳；强力入房，以竭其精，久成肾劳。数劳四肢，筋液耗竭，必成筋极；失血所致血脉空虚，而成脉极；阴火久灼，或饮食劳倦伤脾，久则肉极；色欲无度，而成骨极……大

165

怒逆气伤肝，忧愁思虑伤心，饮食大饱伤脾，形寒饮冷伤肺，久坐湿地伤肾，风雨寒湿伤形，喜怒恐畏伤志。

以上致虚劳之原因可概括为六淫侵袭，饮食所伤，七情所致，房事无节，劳役过度，久病不已等。

六淫所致者，如伤形，张氏认为：冲冒风雨，则寒湿不可免。外因得之，故令其伤形。形伤，则皮毛枯槁。

饮食所伤者，如脾劳，张氏认为：脾乃足太阴之经，少血多气，以土之脏，仓廪之官，五味出焉，胃为水谷之海，二者健，则水谷消磨，劳于运化，久则必脾劳。

七情所致者，如心劳，张氏认为：心乃手少阴之经，多血少气，丁火之脏，君主之官，神明出焉，过于思虑，久成心劳。

张昶以五劳、六极、七伤对虚劳进行辨证论治，比较详尽，在当时亦是最为合理的，正如序中所讲的"劳瘵之梗概则未必无小补云。"

### 二、探究小儿病源深刻，理法方药详尽，治法用药独到

张昶《小儿诸证补遗》以问对形式详述小儿胎寒、胎热等常见病证之主症、病源、治法、方药，凡十五种。书中辑录小儿春令肝胆证等脏腑病证五类，以阐明小儿脏腑经络辨证之纲要。书首列有观气色、验指纹、定脉法之图与歌，以强调小儿诊病之要领；书末附有"小儿引经诸药歌""小儿外治诸效方"，以突出小儿治疗用药的特色。全书探究病源深刻，理法方药精详，尤其是治法用药方面颇有独到之处，可供后人临证借鉴。

张昶治疗小儿诸证，用药剂型灵活多变，汤、丸、散、膏

随证择用。其中对小儿脏腑虚弱、证情较缓者，尤其善用丸药；注重内外同治，以求速效，除了内治之外，大多辅以熏洗、热熨、涂覆、膏贴等外治法；以脏腑经络辨证为纲，继则根据脏腑虚实寒热，分别确定补泻温凉之大法，又鉴于小儿疾病变化多端，易于传变的特点，善于灵机应变，而不拘泥于常法。

## 三、尊经之旨，作运气说

《运气觳》依据《内经》之旨意，首列歌诀三十二首，分述二十四节气、五行、脏腑所属及运气学说的基本内容；其后为各论，分别为六十年运气定局、六气应候定局、五运六气之本旨、十二年四局分天定数、天时民病纪年分解、五运配五音说、司天在泉不应脉、五类胎孕不育、五运主方治例、六气主病治例、六绝脉死不治等。

167

## 著述流传情况

《瘆瘰问对辨疑》（一说《百病问对辨疑》）五卷，约成书于公元 1581 年，"明万历年间曲沃张学诗精刻本"（善乙），但全书应为一函六册，只见到卷一、卷三、卷四和卷五，缺卷二与卷六。

《运气觳》二册，初刊于明万历四十七年（公元 1619 年）

《小儿诸证补遗》成书于明崇祯九年（公元 1636 年）。现存明崇祯九年抄本。上海科学技术出版社于 2004 年出版。

# 主要参考文献

1. 张昶（段逸山点校）. 小儿诸症补遗；中医古籍珍稀抄本精选 [M]. 上海：上海科学技术出版社，2004.

2. 王安邦. 中州古代医家评传 [M]. 郑州：中州古籍出版社，1991.

# 李中立

## 生平

李中立（生卒年不详，公元1612年前后），字士强，又字正宇，号念山。雍丘（今河南省杞县）人，明代官吏兼本草学家，曾中进士，任大理寺评事等官职。李氏自幼聪明，多才多艺，少从罗文英业儒，青年时博及秦汉诸书，善医，尤精本草。因感于当时医家"缪执臆见，误投药饵，本始之不原而懵懵"，于是"核其名实，考其性味，辨其形容，定其施治，运新意于法度之中，标奇趣于寻常之外"，著成图文并茂的《本草原始》一书。

## 原著辑录

### 卷之一

#### 草部上

#### 黄精

出茅山、嵩山者良。二月始生，一枝多叶，叶状似竹而鹿兔食之，故《别录》名鹿竹、兔竹。根如嫩生姜，黄色，故俗呼为野生姜。洗净，九蒸九曝，味甚甘美。代粮可过凶年，故《救荒本草》名救穷草，《本草蒙荃》名米脯。仙家以为芝草之类，以其得坤土之精粹，故谓之黄精。

【气味】甘平，无毒，君药也。

【主治】补中益气，除风湿，安五脏。久服，轻身延年不饥。补五劳七伤，助筋骨，耐寒暑，益脾胃，润心肺。单服，九蒸九曝，食之驻颜断谷。补诸虚，止寒热，填精髓，下三尸虫。

黄精，《别录》上品之药。生淡黄色，类白及。熟深黑色，像熟地黄。入药用根，故予唯画根形。后仿此。

按《博物志》曰：太阳之草名黄精，饵之可以长生。太阴之草名钩吻，食之入口立死。人信钩吻杀人，并无敢食之者，何尝信黄精延寿而饵之不厌者耶？按此但以黄精、钩吻相对待而言，非言其相似也。

【修治】先以溪水洗洁净，用木甑釜内安置得所，入黄精令满，密盖，蒸至气溜，曝之。如此九蒸九曝，饵之。若生，则刺入咽喉。若服生者，初时只可一寸半，渐渐增之，十日不食。服止三尺五寸，三百日后尽见鬼神，久必升天。

服食黄精者忌食梅实。

昔临川士家一婢逃入深山中，见野草枝叶可爱，拔根食之，久而不饥，夜宿大树下，闻草中动，以为虎，惧而上树避之。及晓下平地，其身欻然凌空而去，若飞鸟焉。数岁，家人采薪见之，捕之不得，临绝壁下网围之，俄而腾上山顶。或云此婢安有仙骨？不过灵药服食。遂以酒饵置往来之路。果来，食讫，遂不能去，擒之。具述其故，指所食之草，即此黄精也。

## 卷之二

### 草部中

#### 苍耳

始生安陆川谷及六安田野，今处处有之。谨按：诗人谓之卷耳，《尔雅》谓之苍耳，幽州人呼为爵耳，皆以实得名也。其叶形如葈麻，故《本经》名葈耳。又如茄，故《本草纲目》名野茄。又如黏糊菜，可煮为茹，故弘景谓之常思菜。陆机《诗疏》云：其实正如妇人耳珰，今谓之耳珰草。《博物志》云：洛中有人驱羊入蜀，胡葈子多刺，黏缀羊毛，遂至中国，故一名羊负来。

【气味】甘温，有小毒。

【主治】风寒头痛，风湿周痹，四肢拘挛痛，恶肉死肌，膝痛。久服益气，耳目聪明，强志轻身。治肝热，明目。治一切风气，填髓，暖腰脚。治瘰疬疥疮及瘙痒。炒香浸酒服，去风补益。

《本经》中品。七八月收采。葈耳即苍耳，又名蒹，名地葵，名猪耳，名喝起草，名缣丝草。

【修治】葈耳，炒熟，捣去刺用或酒拌蒸过。

《别录》曰：苦。《权》曰：甘，无毒。恭曰：忌猪肉、马肉、米泔，害人。

《食医心镜》：除一切风湿痹，四肢拘挛，苍耳子三两，捣末，以水一升半，煎取七合，去滓呷。

# 卷之三

## 草部下

### 附子

始生犍为山谷及广汉，今出蜀土。其根仿佛山芋，皮黑体圆底平。以八月上旬采，八角者良。一个重一两者，气全堪用。附乌头而生，如子附母，故名附子。别有一种附子色白而小，故俗呼此为黑附子，亦呼大附子。

【气味】辛，温，有大毒。

【主治】风寒咳逆邪气，寒湿踒躄，拘挛膝痛，不能行步，破癥坚积聚，血瘕金疮。腰脊风寒，脚气冷弱，心腹冷痛，霍乱转筋，下痢赤白，温中强阴，坚肌骨，又堕胎，为百药长。温暖脾胃，除脾湿肾寒，下焦之阳虚。除脏腑沉寒，三阳厥逆，湿淫腹痛，胃寒蛔动。治经闭，补虚散壅。督脉为病，脊强而厥。治三阴伤寒，阴毒寒疝，中寒中风，痰厥。小儿慢惊，风湿痹肿满，头风头痛，暴泻脱阳，久痢寒疟，呕逆反胃。疗耳聋。

附子，《本经》下品。

市肆售者有以盐水浸之，取其体重。买者当以体干坚实，顶圆正，底平者为良。

【修治】附子，生用则发散，熟用则峻补。生用去皮脐，熟用以水浸过，泡令皱折，去皮脐，切片炒黄色，去火毒用。初采鲜时色黑，后经造酿色白。酿之法：先于六月内，踏造大小面曲。未采前半月，用大麦煮成粥，以曲造醋，候熟去糟，其醋不用太酸，酸则以水解之。将附子去根须，于新瓮内淹七日，每日搅一遍，捞出以疏筛摊之，令生白衣，乃向微风、淡日中晒之百十日，以透干为度。若烈日中晒则皱，而皮不附肉。

刘元素曰：附子大辛大热，气厚味薄，可升可降，阳中之阴，浮中沉也，其气入腹，无所不至，为诸经引用之药。地胆为之使，恶蜈蚣，畏防风、黑豆、甘草、人参、黄芪。

《孙兆口诀》云：若阴盛阳伤寒，其人必燥热而不欲饮水者是也，宜服霹雳散：附子一枚，烧存性，为末，蜜水调下，一服而瘥。此逼散寒气，然后热气上行而汗出，乃愈。

# 卷之四

## 木部

## 松

始生泰山山谷，今处处有之。其叶有两鬣、五鬣、七鬣。岁久则实繁，凌冬不凋。按王安石《字说》云：松、柏为百木之长。松犹公也，柏犹伯也，故松从公，柏从伯。

松脂松之膏脂也。《本经》一名松膏，一名松肪。《本草纲目》名松胶。因气香而色黄，故俗呼松香。又呼黄香。

茯苓、茯神生大松下，今以云贵出者为佳。形块无定，以似人龟、鸟兽形者为良。有赤白二种。乃假松气而生者。二月、八月采，阴干。茯者，附也，伏松之下，有附之义也；苓者，零也，离松之体，有零之义也，故名茯苓。茯神，附结本根，既不离本，故曰茯神。《史记·龟策传》作伏灵，盖松之

173

神灵之气，伏结而成，故谓之伏灵，伏神也。

琥珀是松脂沦入地中，千年所化生，永昌者佳；今西戎亦有，色差淡而明澈；南方者色深而重浊，入药以手摩热，可拾草芥者为上。李时珍曰：虎死则魄入地化为石，此物状似之，故谓之琥珀，《俗文》从玉，以其类玉也。

## 松叶

【气味】苦，温，无毒。

【主治】风湿疮，生毛发，安五脏，守中不饥，延年。细切，以水及面饮服之。或捣屑丸服。可断谷，及治恶疾。炙治冻疮、风疮佳。去风痛，脚痹，杀米虫。

《列仙传》云：毛女在华阴山中，山客猎师世世见之，形体生毛，自言始皇宫人。秦亡入山。食松叶遂不饥寒，身轻如飞。

174

## 松脂

【气味】苦、甘，温，无毒。

【主治】痈疽恶疮，头疡白秃，疥瘙风气。安五脏，除热。久服轻身，不老延年。除胃中伏热，咽干消渴，风痹死肌。炼之令白。其赤者主恶痹。煎膏生肌止痛，排脓抽风。贴诸疮，脓血瘘烂，塞牙孔杀虫。除邪下气，润心肺，治耳聋。古方多用辟谷。强筋骨，利耳目，治崩中带下。

## 松节

【气味】苦，温，无毒。

【主治】百邪，久风风虚，脚痹疼痛。酿酒主脚弱，骨节风。炒焦，治筋骨间病，能燥血中之湿。治风蛀牙痛，煎水含漱，或烧灰皆有效。

……

## 主要学术思想或贡献

李中立是历史上少有的既精通医药又擅长绘画的人才，他在药材市场中进行了长期的观察，对历代本草中的药名与实物加以核实，并从药物的名称演变、产地变迁、形态描述和采收季节、质量及疗效等方面进行考证研究。李氏将自己考察所得相关资料与前人所著本草中相关内容结合，编撰成《本草原始》一书。该书广集市售药材，以实物考察为依据，注明药材的特征及优劣标准，阐述影响药物质量的因素，提出药材真伪鉴别的方法，揭露掺伪手段，并补充前代本草之不足，对其谬误之处进行考证。本书是我国较早的一部突出生药形态的综合性本草著作，为后世留下了宝贵的研究资料。

李氏编撰《本草原始》时主要引用的书籍为《政和本草》《本草蒙筌》及《本草纲目》，另外参考了《救荒本草》《本草集要》《医学入门》等书籍。对于《本草纲目》中"气味"、"主治"相关的条文几乎全文引录，以供临床参考。该书还辑录了明以前各医家方书的秘、验、单方，可见李氏对本草学及方书研究之深入。

李氏在引用前人著作时都经过了考察，并按照自己的思路重新编排，对于与自己考察结果不一致的内容则直抒己见，绝不盲从，对前人的错误大胆考订，反应了李中立实事求是，敢

175

于突破的治学精神。且李氏选药以实用为主，对于旧本草有载但无形态描述的药物品种，则深入观察，详加记述，补充了前代本草方书中的不足，对于尚不清楚的问题则存疑。此书为长期医药分家所致的，对药材不甚了解的医家们提供了认知药材的好途径，颇受当代医家的欢迎。同时还开启了古代药材图谱之先河，对药材形态鉴别有突出贡献，在中药鉴定领域至今仍有重要参考价值。

## 著述流传情况

### 《本草原始》

1. 明万历四十年（公元 1612 年）初刊本。
2. 明崇祯十一年戊寅（公元 1638 年）永怀堂刻本。
3. 明刻本（存卷一至卷二，卷五至卷八）。
4. 明抄本。
5. 清乾隆十九年甲戌（公元 1754 年）刻本。
6. 清乾隆五十一年丙午（公元 1786 年）刻本。
7. 清嘉庆二十三年戊寅（公元 1818 年）经余堂刻本。
8. 清道光十一年辛卯（公元 1831 年）三畏堂刻本。
9. 清道光二十四年甲辰（公元 1844 年）信元堂刻本。
10. 清道光二十八年戊申（公元 1848 年）友于堂刻本。
11. 清咸丰元年（公元 1851 年）文会堂刻本。
12. 清咸丰元年（公元 1851 年）奎文堂刻本。
13. 清光绪五年（公元 1879 年）刻本。
14. 清光绪善成堂刻本。

15. 清四川宏道堂刻本。

16. 青翠筠山房刻本。

17. 清青藜阁刻本。

18. 清四美堂刻本。

19. 清刻本。

20. 清石印本。

21. 1923 年上海锦章书局石印本。

22. 上海大成书局石印本。

23. 上海扫叶山房石印本（四卷）。

24. 校经山房石印本（四卷）。

25. 清嘉庆二十三年经余堂刻本、精抄本。

26. 1998 年中医古籍出版社据清光绪善成堂刻本影印本。

27. 2007 年 7 月中医临床必读丛书《本草原始》，人民卫生出版社刊印（郑金生、汪唯刚等整理）。

28. 2011 年 9 月《本草原始》单行本，学苑出版社刊印（张卫、张瑞贤校注）。

## 主要参考文献

1. 张卫，张瑞贤 . 本草原始［M］. 学苑出版社，2011.

2. 中国医籍大辞典编纂委员会 . 中国医籍大辞典［M］. 上海：上海科学技术出版社，2002.

3. 王梅，王予英 . 李中立及其《本草原始》［J］. 河南中医，2001，21（6）：34.

4. 王玠，谢宗万 . 《本草原始》在药材鉴别上的成就

［J］. 中药材, 1989, 12 (3): 41 – 43.

　　5. 王玠.《本草原始》再考察 ［J］. 中国药学杂志, 1995, 30 (9): 564 – 565.

# 寇　平

## 生平

寇平，字衡美。河南登封人。明代医家，著有《全幼心鉴》一书。

## 原著辑录

### 序

上古圣贤，尝百草，作《素问》，肇为医药，蠲除疴瘥，跻斯民于寿域。历代医师，继志述事，立言立方，广乎功用，大抵以活人为心，而又分为十三科。俾专于一科，用志不分，必获十全之效，小儿科乃其一。然小儿号曰难治，何也？夫赤子之生，乳下弱质，神未全，气未充，言语未能，饮食不知节，寒暑不知谨，不可问切故也。专是科者，必明乎性命枢纽，荣卫根据，脉络相因，以五脏之色见于面部，探疾病之根源；以药性温寒，为攻补缓急，然古方有效有不效，盖天地气运，古今不同。犹一岁有春夏秋冬之异，不知今日是何时，选古方效于今日者，汇成一书，前列察病法，后具用药方，名全幼心鉴，绣梓印行，快其心目。开卷易晓，兹又以是流布四方。其用心广，用心良，并书于端，为医学劝。

# 全幼心鉴

民之始生，曰在襁褓。口未语言，脉未征兆。调护失宜，疾病乃作。欲全厥生，莫先医药。医云克全，非问于口。药云克全，非切于手。全以闻声，知病原委。全以观色，知病表里。疏戚同医，全之勿异。富贫一药，全之勿二。何为而然，全我明德。全乎全乎，兹箴是式。婴孩小儿一科，上古黄帝未有言著，鬼臾区云小儿受疾另是一门，故不载入《素问》，始自巫撰颅囟经篇章，自后智者继述本末世传诸家之善经，广其文，以占寿夭，编集名方，医明标本，厥疾乃瘥。自此，始有小儿方也，宜详察之。

## 卷一

### 按雷霆玉册内

天律有曰，凡世间之良方，颇有效者，其嫉妒之士往往吝而不传，故绝于世者多矣。人有疾者，莫能拯救，若非神人出示，则人之疾几无疗矣。凡有方吝而不传者，轻者殃于本身，重则无嗣。是以此方之中，多有世人未见之方，用之如神，得之者，危可安，而死可活矣，正所谓舒一臂于巅崖绝谷之间，风涛覆舟之际，而救其颠坠沉溺者，不亦仁乎。

工技艺莫如医，医若通灵可济危，实实虚虚看损益，来生偿命不需疑。

……

## 主要学术思想及贡献

寇平，明代著名医家。著有儿科专著《全幼心鉴》，其在著作中对一些儿科常见病作了详细的介绍。书中强调了医德的重要性；在辨证论治方面也有非常深刻的指导意义，倡导通权达变；强调调理脾胃；认为护养重于调治等。这些学术思想对后世颇有指导价值。

《全幼心鉴》共四卷。卷一总论小儿先天禀赋、阴阳气血等生理特点；卷二论小儿脉法、初生儿的护理及常用病；卷三、四分论小儿诸病（以内科病证为主，包括痘疹），并附录《小儿明堂灸经》。书中除选经效古方予以阐述外，对面部及虎口三关、指纹望诊作了较细致的描述，并附图40余幅。本书提倡小儿宜防病于未然，重视望诊，以闻声知病原委，观色知病表里。行文或括以歌赋，言简意赅，便于诵习，是明初著名的儿科全书。

寇氏十分强调医德的重要性。在全书第一卷的卷首强调医德，痛斥私藏良方不传于他人的自私医者；批评将前人之方妄加一二味，改易其名便为秘方，以惑众听的滥竽充数者。寇氏认为医者必须认真学习《素问》《难经》《脉诀》等医学经典，通晓五运六气学说，深谙药性、针灸之道，并当存好心，以救人为念，不可为财而损德，不可为利而损仁，不可趋炎附势。寇平指出，为医者要中正平和，不能嫉妒贤能。

寇氏认为辨证与治疗要善于通权达变。在《全幼心鉴·通变》篇，寇平云："良工进药，药用在人，通变为医。"诊治疾病不能拘于陈法，要善于变通，要根据证候的传变而灵活化裁。治病应因人、因地制宜，诊治疾病既要遵循一般治疗原则，又必须根据证候的传变而临机处置。运其通而知其变，见其证而知其病，能够预决生死、扶救危困；而庸医则固执陈法，顺逆相投，利害相混。

寇氏强调调理脾胃在治疗儿科疾病中的重要性，具体病证要区分表里虚实。在《全幼心鉴》所列的各种的方药中，很多都具有温脾健胃的功效，通过对脾胃的调节增进人的食欲，荣养百骸，润泽四肢，扶持正气，祛除邪气，这样能够很好地对各种病证的治疗起到辅助作用。寇平认为小儿生禀纯阳，血气壅实，五脏易生诸热。小儿诸病，唯热最多，古分惊热、疳热、风热、潮热、伤寒热、疟热、积热、丹热、疮疹热、余毒热十种。先当辨其虚实，随证治之。寇氏还具体指出了虚热、实热、汗下热等不同热证的表现形式与治疗方法。热证治疗的基本原则是身中有热先除热，热里逢虚先补虚。

寇氏强调护养重于调治。小儿"血气未充，脏腑柔弱，易虚易实，易冷易热"，故预防小儿疾病的发生应首先注重护养。《全幼心鉴》一书对小儿的护养有详细的阐述。寇氏在书中提出护理婴儿应注意保持背暖、肚暖和足暖，若风寒伤于肺经，使人毫毛卫外受凉，皮肤闭而为病，或咳或嗽，或喘或呕；背暖则风寒不易侵犯；肚暖则胃热，能消化食物，饮食正常则百病不生；脚是阴阳经穴交会之处，属于神经末梢，对外界的寒邪最为敏感，如果脚部受凉，与足部反射区相对应的内脏就会感到不适，只有脚部暖和，全身才能抵御寒冷。

## 著述流传情况

《全幼心鉴》刊于明成化四年（公元 1468 年）。现存明成化四年全幼堂刻本、嘉靖二十六年（公元 1547 年）玉峰书堂刻本及日本刻本等多种刊本。共有明本等 9 个版本，有 1995 年上海古籍出版社影印本。

1. 成化四年刻本，上海图书馆馆藏《全幼心鉴》四卷（简称"上图成化本"），木刻本，四卷。

2. 嘉靖年间刻本，上海图书馆藏嘉靖年间刻本《全幼心鉴》，四卷，八册。

3. 嘉靖二十六年刻本，天一阁博物馆与浙江省图书馆均藏有该版本。《中国中医古籍总目》将其列为 2 个版本，其实两地所藏为同一版本。嘉靖二十六年刻本（公元 1547 年）由张玶玉峰书堂刊刻，八卷。与其他版本对比，该版本是以成化四年刻本为底本，将原四卷分为八卷刊行。

4. 嘉靖二十八年刻本，上海图书馆藏嘉靖二十八年（公元 1549 年）刻本，全称《太医院真传小儿方全幼心鉴》，八卷，十六册，其内容与四卷本一致，将四卷本拆分为八卷。

5. 日本宽文十一年刻本，上海中医药大学图书馆和天一阁博物馆均藏有日本宽文十一年（公元 1671 年）刻本《全幼心鉴》，日本宽文本全称《太医院真传全幼心鉴》，十六卷，八册。

## 主要参考文献

王尊旺，蔡鸿新．《全幼心鉴》的版本考证与学术思想 [J]．福建中医药大学学报，2014，24（3）：65－69．

# 程 伊

## 生平

程伊（生卒年月不详），字宗衡，号月溪。明代河南新安县人。生于世医之家。幼习举业，少年丧父，遂继祖业以为生计。曾授淮府良医。著有《程氏释方》四卷、《脉荟》二卷，还著有《释药》（或作《释药集韵》）四卷、《医林史传》四卷、《医林外传》六卷、《史传拾遗》一卷，均佚（见《医藏目录》）。以上六书合为《程氏医书六种》。另有《药性歌括》《涵春堂医按》《拯生诸方》等，已佚；但在朝鲜内医郑敬先撰、杨礼寿校正的《医林撮要》中还保存有《医林史传》《医林外传》二书的主要内容。

## 原著辑录

### 卷之一

#### 中风门

##### 八风散

八风，八方之风也。东曰婴儿，东南曰弱，南曰大弱，西南曰谋，西曰刚，西北曰折，北曰大刚，东北曰凶。散者散也，言八风伤人为病用姜以散之也，一云八药以散风病。

八风散疗八方风，羌活参芪甘草同，白并前胡偕藿叶，防风八味共成功。

## 三生饮

生者，药不制而生用也。南星、附子、川乌、三药生用，取其雄健之气，可以达诸经络也。

欲识三生饮子乎，南星附子共川乌，引用木香通络气，投姜十片病旋苏。

## 大醒风汤

醒醉除也。汤，荡也。中风昏迷不省人事，药到病除，如醉复醒也，言大则有小者矣。

南星独活同全蝎，附子防风甘草逢，每服四钱姜十片，管交一饮大醒风。

## 青州白丸子

州有范公亭，其下有井，取水和药有殊效，因色白故名丸缓也。

白丸井出青州路，半夏川乌加白附，南星四味共为丸，浸晒露研依制度。

## 四白丹

方有白术、白茯苓、白附子、白芷，故得名丹丸之大者也。

芷术附苓四白良，独辛知母薄牛黄，缩参竹叶防甘草，芎脑檀羌藿麝香。

## 定风饼子

定，安也，息也。言药能安息其病，使风不更作也，饼子以形言。

定风饼子乌头苓，苄草干姜麻半星，丸和姜汁如龙眼，衣用朱砂作饼形。

### 星香汤

星，南星；香，木香也。然，虽因药而名则有轻重之别，通喉利膈，偶方之制也。经云，近者间之，此之谓也。

奇方建立星香汤，药用南星与木香，每服四钱姜十片，风痰散化即身康。

### 星附汤

以南星、附子为君，故名引用木香奇方之制，以达下也。

星附汤南星附子，南木香减半为使，风痰盛六脉虽沉，喉鼾睡须更即止。

### 夺命散

言药之功可以夺回命也。

半夏及甜葶苈定，白芷南星巴豆并，自然姜汁调半钱，吐利痰涎夺回命。

## 伤寒门

### 桂枝汤

桂枝，味辛性热。《内经》云："风淫于内，以辛散之。"以桂枝名者，为诸药之宣导故也。

桂枝汤桂先，耳芍枣姜煎，恶风兼自汗，风散病安然。

### 麻黄汤

经云，寒淫于内，腠理闭塞为热为痛，麻黄苦温，能疏肌发汗用以为君，引散寒邪遂以名方也。

麻黄太阳经，国老桂杏仁，恶寒头背痛，汗出病离身。

## 越婢汤

越，发扬也；婢，卑也。言脾藏卑，若奴婢也。脾气伏留而为病，言药能发扬于外也。《外台》名越脾。

风瘅用越婢，麻黄大附子，枣姜木石膏，甘草堪作使。

## 四逆汤

阴阳之气凝，故四肢逆而厥冷，用甘辛散大热之剂，以回阳而助阴也。

四逆治太阴，自利脉沉沉，干姜甘草附，厥冷莫忧心。

# 卷之二

# 火门

## 龙脑鸡苏丸

龙脑，地名，在苏州；鸡苏，薄荷之别名。在处有之唯龙脑所产生者良，故名也。

龙脑鸡苏丸，芪麦胶通耳，蒲黄生地并，参柴共蜜丸。

## 左金丸

左，佐也。易曰：以左右民；金，谓肺也。肺金衰而不能制肝木，木旺则火生而烁金矣，方用吴茱萸同黄连，借辛热之性，入心而泻火，所以辅佐肺金而平肝木也。丹溪又名回合丸，令金也。金为肃杀之气，火旺则金不得令，故用黄连泻火以回金之令也。

### 金华丸

言其色如金也。

方立金华丸，黄芩共柏连，大黄调滴水，丸下水须鲜。

### 神芎丸

川芎为君，以散积热有神功也。

神芎丸芩连，滑石大黄全，薄叶牵牛共，丸成风热蠲。

### 碧雪

青黛和诸药，色如碧雪尔。

碧雪甘草熬，马牙芒朴硝，石膏寒水滑，入黛喉溶消。

### 坎离丸

坎为水，离为火，补肾水而制心火也。

坎离丸子芍芎富，知柏须从四方制，茯苓熟地砂仁配，煮去砂芩用地黄。

### 洗心散

洗以水涤物也。心属火，言能洗涤心中火也。

洗心先大黄，麻黄甘草当，芍术和荆芥，薄荷三片姜。

## 泄泻门

### 火轮丸

言姜附之热性如火，服之使脾气运动如轮转也。五谷得热则消，而大肠传送亦有常也。

附子干姜炮，远将肉蔻煨，同研丸迷糊，绝似火轮推。

### 升阳除湿汤

湿盛则脾胃气虚，不能升上而下流为泄泻。方用升麻、柴胡、羌活、防风以升其阳气，用半夏、陈皮、苍术、猪苓以除其湿也。

升阳除湿汤，益智半柴姜，苍术陈甘草，苓升麦柏防。

### 实肠散

泄则肠虚言，用药以补而实之也。

实肠用砂仁，木香甘草陈，苍苓诃豆蔻，厚朴枣姜亲。

## 咳嗽门

### 华盖散

肺居上为五脏之华盖，邪气入肺则为热为嗽为痰，故治嗽者先治肺也。

华盖用麻黄，杏仁苏子桑，赤茯甘草橘，一枣五生姜。

### 备急五嗽丸

备急者，预备以待急用也。五嗽，一曰上气，二曰饮，三曰燥，四曰冷，五曰邪是也。

备急五嗽丸，官桂炮干姜，皂荚同研末，蜜丸温酒尝。

### 三拗汤

拗，不顺也。言甘草药，炙麻黄不去节，杏仁不去皮尖也。

三拗生甘草，杏仁不去皮，麻黄连节用，不制故名之。

## 喘急门

### 千缗汤

缗，贯钱索也。宋徽宗有宠妃，苦痰喘召医官李子先药之不效，诏下西台三日不愈当诛之。子先归，与其妻相对泣，忽门外有人云，十文一贴痰喘便绝，乃邀入与之言，曰，若验不特十文，当曾千缗，一云沈兴宗待治病喘，不能卧，有客见之曰，我曾患此，得良药一服瘥，我以千缗酬之，因名焉。

千缗获报即名汤，半夏还加一块姜，皂角炙同甘草节，绢囊盛水裹煎良。

# 卷之三

## 诸气门

### 神仙九气汤

神仙，言药之灵验也。九气，怒、喜、悲、恐、寒、暑、惊、思、劳是也。故怒则气逆，喜则气和，悲则气消，恐则气聚，寒则气收，暑则气泄，惊则气乱，思则气结，劳则气耗。气，一也，因所触而九也。

神仙九气汤，香附共姜黄，甘草平研末，盐煎调服良。

## 积聚门

### 五积丸

肺为息贲，心为伏梁，脾为痞气，肝为肥气，肾为奔豚，此五积也。方能加减而通治之也。

五积朴苓连，川乌巴豆兼，参姜丸炼蜜，加减按经添。

# 卷之四

## 自汗门

### 当归六黄汤

汗为心液，心热则汗，方用当归以养心血，芪、柏、芩、连、生熟地，以凉血热也。

当归六黄汤，黄芩黄柏当，黄连生熟地，加倍用芪良。

## 健忘门

### 寿星丸

南有极星曰老人，主寿昌，故曰寿星，方有天南星假而名之也。

寿星天南星，琥珀丹砂停，姜汁同丸糊，参汤下更灵。

### 朱雀丸

朱雀，南方火神，属心，心主血，血耗而为健忘，言用药以补心也。

朱雀治心经，主方多茯神，半两沉香使，为丸拌蜜匀。

## 主要学术思想及贡献

程伊是明代著名医家，程氏世医出身，对《内经》《伤寒》深有研究，并在博采叔和等诸多名家之长的基础之上又发前人所未言之理，且其又勤勉于临床实践，多能药起于沉疴；其所列之方又多为屡经效验之良方，且其在著述中所涉及的方剂及脉学等方面的独特发挥论述亦对后学深有启迪。程氏所著现存有《程氏释方》《脉荟》两部书。

**一、《程氏释方》收录张仲景《金匮要略》及明代的部分医方**

该书收集实用方剂八百余首，每方之下都对方剂名称做了详细的解释，并列出主治、适应证，再著方歌，歌为五言或七律。歌诀内含药物组成、方名、适应证、药物加减或药物炮制，然惜其未能言明用量。

卷一分中风、伤寒等外感时疾、病证五门，载方一百七十余首，其中不乏如川芎茶调散、防风通圣散等诸多名方，程氏殚心竭虑地收集整理的诸多方剂不仅大大有益于古方剂的流传保存，而且更是重新厘定释方，亦有利于方剂的普及以及临床拓展运用。程氏还非常注重在保留方剂原意的基础之上，以自己的临床实践经验重新解读古方，以焕古方新意。

卷二至卷四分泄泻、虚损等，共四十一门，载方六百四十余首。程氏着眼于临床实际运用，内容上以内、外、五官科为主，选择收录各家效方，并结合自身体会汇集于一书。程氏在卷中更是于每一门之下，又列若干方证，而且各个方证又给出若干方剂，以有效地指导临床遣方施药。然程氏虽例列解释诸多方证，但却只是在原方基础之上的罗列堆砌，缺乏对方证内在机理的研究分析，更没有涉及到具体每一个方剂的辨证运用要点，让今人读来虽有琳琅满目之感，但却总未能尽释其意。

**二、《脉荟》为中医脉学专著**

该书共分上、下二卷，卷前有引言一篇，序言二篇。上卷论二十九脉、三部脉、五脏脉、九候脉等；下卷"脉候钞"，介绍诊脉法、脉诊测预后、妊娠脉、新病久病脉等内容。

上卷程氏系统列述了二十九脉，即七表（浮、芤、滑、实、弦、紧、洪）脉、八里（微、沉、缓、涩、迟、伏、濡、弱）脉、九道（长、短、虚、促、结、代、牢、动、细）脉，另加大、小、数、散、革五脉。程氏用七表、八里、九道及另五脉对二十九脉进行分析归纳，既直观清晰地明晓诸种脉象之理又便于临床实际掌握运用。

二十九脉后，程氏在博采《素问·脉要精微论》及前人脉学著述的学术见解的基础上并结合自身的独到见解，分别论述了死脉、三部脉、五脏脉、九候脉等的具体脉象特征及其脉理的实质内涵和临床意义。并且能为下卷所论述的脉诊测预后等内容做铺垫，逐步引后之学者深入思考学习。

在脉象的释义方面，程氏虽然主要参考王叔和《脉经》、崔嘉彦《四言脉诀》等著作，但其自己在脉象的注释方面也有颇多独到的见解。如对沉、伏二脉的鉴别，程氏指出："沉伏相类，沉则重手而得，伏则潜伏而难见，似有似无，按之至骨方得，是为伏也。"再如分析促脉主病时，程氏归纳指出："促脉……大抵其病有五。一曰气，二曰血，三曰饮，四曰食，五曰痰。但脏热则脉数，若有一留滞不行，则为止促也。"这样的概括分析，是比较符合临症实际情况的。

## 著述流传情况

1. 《脉荟》二卷，成书于明嘉靖二十六年（公元1547

年）。初刊于明嘉靖三十一年（公元 1552 年）。现存明嘉靖三十一年刻本，藏于北京中医药大学图书馆、国家图书馆。

2.《程氏释方》四卷，成书于明嘉靖二十六年（公元 1547 年）。现存日本文化元年（公元 1804 年）索须恒德抄本、日本重刻本等。有 1994 年、2002 年中医古籍出版社影印本、中国医学科学院图书馆馆藏善本、上海中医药大学图书馆藏本。

## 主要参考文献

余瀛鳌．明刻本《脉荟》简介［J］．北京中医杂志，1985（1）：48.

# 张可爱

## 生平

张可爱（明朝人，生卒年月不详），据清《长垣县志·人物记·方技》记载：张可爱，儒医，著有《蠢子医辨》《伤寒捷径》诸书，子枨、姪枳，世其业。

## 原著辑录

### 伤寒捷径

#### 卷上

#### 总论

欲治伤寒，先须识症，诊脉定名，处方必应。且如太阳有伤荣伤卫之分，阳明有在腑之病，少阳但主乎中，故曰胆为清净。至三阴有传经直中之不常，须究脉理而推详。传经者，脉沉数而烦热；直中者，脉沉细而清凉。当汗而下，为结胸痞气；当下而汗，为厥竭亡阳。肠垢溏，须辨挟寒挟热；瘀热蓄血，可知发黄发狂；瘾疹斑烂，起于湿热二毒；筋惕肉，由于汗下两伤；若夫风温湿温，风湿中湿，风温则喘息多眠，湿温则妄言不食，风湿肢体重而额汗流，中湿肌肤黄而小便赤；温病发于春时，热病生于夏月，阳毒则面赤而狂斑，阴毒则唇青而冷厥；发汗战汗，身凉者喜水火既济之功；合病并病，下利者俱土木互相为克。又闻实为谵语，虚作郑声；水气停蓄者，或呕或哕；火邪劫夺者，或狂或惊；蛔厥狐惑，总是虫症之号；刚痉柔痉，并为风病之名；霍乱乃暑湿相搏；寒热是邪正交争；喘咳者，水搏寒而所致；吐衄者热迫血而妄行；单伏双伏，非此怪脉，乃否极泰来之兆；阴易阳易，皆为危症，犯男交女接之情。恶寒喘嗽者，发表自愈；恶热喘满者，攻里必宁。咳逆又名呃忒；动悸更曰怔忡；双传者双经同病；百合者，百脉一宗。懊恼因心中之郁闷，烦躁是内热熏蒸；脐痛引阴，名为脏结；厥利能食，号曰除中；瘛者，手足抽搐；怫郁者，头面蒸红；劳食再复，缘新瘥之狂禁，过经不解，与温疟之相同。盖伤寒传变不一，非杂病径直可攻。予兹略陈其要，学人自宜变通。

## 伤寒总诀治法

一二日可发表而散，三四日宜和解而痊，五六日便实，方可议下；七八日不愈，又复，日传二经，病名两感；经传六日，应无不痊。太阳无汗，麻黄为最；太阳有汗，桂枝为先；小柴胡为少阳之要领；大柴胡行阳明之秘坚；至三阴则难拘定法，或可温而可下，宜数变以曲全生意，或可方而可圆。

## 太阳经伤寒

恶寒发热身无汗，头痛腰痛属太阳，此是伤寒邪在表，急宜发散最为良。

按：伤寒初起一二日内，乃足太阳膀胱经受之，其脉起于目内睛明穴，上脑下项，挟脊，抵腰，行身之后，终于足小趾，至阴穴也。其症则头项痛，腰脊强，以及周身病是也。然太阳为表之表，其脉尺寸俱浮而紧者，寒伤荣，故无汗也，宜桂枝汤主之。若伤寒见风，伤风见寒，此为风寒兼受，荣卫两伤也，宜大青龙汤主之。如发热烦渴，小便不利，此为热入膀胱之本，宜五苓散主之。

麻黄汤中用桂枝，杏仁甘草四般见，发热畏寒身体痛，须知一服汗淋漓；伤寒发表用羌防，苏叶川芎白芷苍，甘草生姜葱共引，冬时无汗用麻黄。

按：羌活、防风，为足太阳发表药也。佐以苏叶、川芎、白芷、苍术诸味之辛温，则能助阳气而发表矣；和以甘草，使以姜葱，腠理通而寒邪散；至冬月伤寒，必须麻黄之辛热以汗之，断不可少也；春夏秋，谓非时感冒，未可轻用。

## 太阳经伤风

伤风约略似伤寒，有汗须知救表先，此是风邪伤在卫，桂枝斟酌自安全；桂枝汤内药三般，芍药甘草一处攒，若是麻黄相合用，方名各半治伤寒。大青龙汤桂麻黄，杏仁石膏甘草藏，枣子生姜趁热服，风寒两解此为良。五苓散内用猪苓，白术云苓泽泻群，肉桂少加为引导，功能利水更生津。

## 阳明经分在经在腑

太阳不解入阳明，邪入阳明势渐深，目痛鼻干人少睡，在经在腑却宜分。

阳明者，阳气正盛，故曰阳明。其脉尺寸俱长，长而微洪，经病也；长而沉数，腑病也；脉有寸关尺三部，此只言尺寸者，关在其中矣。

### 阳明经经病

在经发热尚憎寒，目痛难眠鼻孔干，症属太阳犹未罢，葛根白虎应居先。

按：伤寒二三日内，乃足阳明胃经受之。其脉起于鼻承泣穴，络于目，循于面，行身之前于足次指，属兑穴也。其症则身热目痛鼻干不得眠。然阳明为表之里。其脉尺寸俱长，长而微洪，经病也，乃太阳经症未罢，犹有恶寒在也，宜解肌汤、葛根汤及白虎汤主之。

长而沉数，腑病也。乃太阳经症已罢，不恶寒，专发热也，宜大承气汤及调胃承气汤主之。若表症未除，里症又急者，宜大柴胡汤合表里而兼治之。病在膈上者可吐，宜瓜蒂散主之，此重剂也。汗下后虚烦懊恼者可吐，宜栀子豉汤主之，此轻剂也。

解肌汤内芍甘羌，干葛陈皮桔梗良，白芷黄芩姜共枣，阳明经病可煎尝。葛根汤内用麻黄，二味加入桂枝汤，轻可去实因无汗，有汗加葛去麻黄。白虎汤中用石膏，甘草知母本乃抄，人参加上生津液，热渴虚烦入米熬。

……

## 主要学术思想及贡献

张可爱的学术思想主要体现在《伤寒捷径》一书中。

《伤寒捷径》共分上、下两卷。上卷有总论、伤寒总诀治法、太阳经伤寒、太阳经伤风、阳明经分在经在腑、阳明经经病、阳明经腑病、少阳经主中宜和解、三阴经分传经直中、太阴经传经热证、当归四逆汤、太阴经直中寒证、少阴经传热证、少阴经直中寒证、厥阴经传经热证、厥阴经直中寒证、结胸、血结胸、痞气、下厥上竭、亡阳、肠垢溏、发黄、发狂、附子汤、发斑、筋惕肉、风温、湿温、风湿、中湿、温病热病、阳毒、阴毒、发汗、战振栗、合病、并病、谵语、郑声。下卷有呕吐、干呕、火邪惊狂、蛔厥、狐惑、刚痉、柔痉、霍乱、寒热往来、发喘、咳嗽、吐血、衄血、单伏、双伏、阴阳易、咳逆、心动悸、两感伤寒、百合、懊、奔豚动气、脏结、除中、螈、怫郁、劳复食复、过经不解、温疟、渴症、漱水不欲咽、背恶寒、恶寒、汗后恶寒、阳经发热、阴经发热、下后有热、头痛、咽痛、胁痛、腹满痛、燥咽干、循衣摸床、烦躁、昼夜偏剧、多眠、不得眠、小便不利、小便自利、大便不利、阴症、阳症、表症、里症、阴厥、阳厥、阴症似阳、阳症似阴、妇人伤寒、妇人热入血室、伤寒有时气瘟疫不同、伤寒有四症相类。

《伤寒捷径》一书对《伤寒论》中较为深奥难解的词语进行了解释；对《伤寒论》中牵涉的相关概念进行了归类，加上按语进行说明；另外还编制了歌诀，以歌诀的形式总结每一部分内容，简单易学。

张可爱对《伤寒论》的理解达到了一定的高度，有较长时间的临床经验，否则难以把《伤寒论》深奥的道理，化繁为简，变难为易。《伤寒捷径》是《伤寒论》初学者的有效辅助读物。

## 主要参考文献

裘沛然．中国医籍大辞典［M］．上海：上海科学技术出版社，2002．

# 景日畛

## 生平

景日畛（公元 1661～1733 年），字冬旸，号嵩崖，中岳嵩山登封人。幼年家贫如洗，初读私塾，成绩优异。康熙十四年入嵩阳书院求学，康熙二十六年中举人，康熙三十年中进士。出仕后，首任广东高要县知县，又历任江南、陕西、河南、汾南道监察御史、鸿胪寺少卿、大仆寺少卿、宗人府府丞、都察院副都御史，后升任礼部侍郎、户部侍郎，赐资政大夫，加礼部尚书衔。雍正三年，景日畛告老还乡，隐居于嵩山逍遥谷，继续著述立传，文章闻名于世，广泛流传，影响深远。其著作有《说嵩》《嵩崖尊生》《嵩阳学》《学制书》《嵩台随笔》《嵩岳庙史》《会善寺志》《龙潭寺志》及笔记诗文若干卷，并参与编写《河南通志》、《登封县志》等。景日畛集政治家、文学家、教育家及医学家于一身，被尊为中岳嵩山的一代名儒。

## 原著辑录

# 嵩厓尊生

## 卷之一

### 气机部

#### 五运歌

甲己土运乙庚金，水运丙辛木丁壬。唯有戊癸是火运，五行之化仔细寻。

#### 五运阴阳老少歌

甲丙戊庚壬是阳，乙丁己辛癸为阴。阴阳既定分太少，阳太阴少是为真。太者有余少不足，先天后天于是分。

#### 五音建五运客主歌

角木徵火土中宫，商金羽水次第行。主运初角终于羽，客运之行各不同。

#### 五音主运交运歌

角木属春为运初，大寒日交是真途。二运徵火交春分，后十三日始可寻。土是中宫运居三，芒种之后正十天。处暑后七商金交，立冬后四羽水全。五运之化有常数，此是主运莫乱传。

#### 五运客运歌

主客之运有逆顺，试将客运仔细论。甲己属土初起宫，以次相生至徵终。其余客运皆仿此，客运亦在五节中。

## 五运太少齐兼化歌

五运不同太少年，太少之化有齐兼。太者有余齐胜我，少者不足胜来兼。识得造物有偏化，调燮至理难言传。

……

# 卷之三

## 药性部

### 甘草

生，泻心火而益胃；炙，补三焦而除热。酒痢郁满不可犯，虚热短气不可缺。下焦用梢子，导毒须头节。人但知为和药通剂，不知其为肩重主帅。

### 黄芪

性入肺脾，功在皮肌。大凡脾气虚而肺源绝，用以温分肉而敢汗出。内外君佐，与参表里。疮陷汗脱不可少，火动痰壅不可入。制法：恶寒酒炒，胃虚潜浸，外科用盐，嘈杂用乳，无汗煨用，有汗蜜炙。生用亦泻火，制法岂执一。

### 人参

上虚火旺宜生，凉薄以取其气。脾虚肺怯宜热，甘温以资其味。面赤黑实热者无籍，色黄白青悴者最宜。痰壅感寒之喘嗽不必用，气短喜按之痛热所当入。气虚补卫，固所必选。血虚养荣，断不可遗。热隔纸焙，并忌铁器。

### 沙参

体轻而寒，清热补阴有功，与人参体重而温、益肺补阳不同。参用或宜，代用欠通。

### 桔梗

行表达窍，开提气血，轻清主乎上升。人皆知其为舟楫，佐以硝黄，使不峻下。君归芍，以治咽嗌。下虚、怒气、火炎之病，不得用。咳喘、痢初、火郁之症，不可缺。

### 知母

黄柏入肾经血分，润燥于下；知母入肺经气分，清热于上。若用盐制，亦能下降。多服致泻，脾虚勿妄用。

### 肉苁蓉

峻补肾阴，最为神奇。相火旺者忌，尺脉弱者宜。能益男女精寒，兼疗虚老枯秘。若使甲膜不去，必防上气不出。

### 天麻

肝胆不足，乃急劲而生风。天麻甘和，斯养肝而缓劲。眩晕者，风虚内作，非此不能胜。血虚者畏其助火，用之须慎重。

### 苍术

无湿便不宜，燥症亦不可。平胃用之，以治湿多。虽宽中而发汗，脾病万不可过。

……

### 头分诸病论

头痛经云："头痛耳鸣，九窍不利，肠胃之所主也。盖脾胃一虚，耳目九窍皆病。"故治头痛者，凡见脉杂乱，病证不一，只宜补胃，补中益气汤加减最妙！然症类亦不可不知。头痛多属风。高巅唯风可到，即气虚、血虚，必兼风。无风入，只作眩，不作痛。痛分衰盛：诸阳聚于头，风势外攻，两不肯伏，则交战痛甚，此气血盛也；若气血虚，无力拒风，痛亦不甚。故头痛多用风药，川芎、升麻、薄荷为主。痛如破，不能忍，用蔓荆子；风入太阳，巅顶连颈项强痛，脉浮紧，君羌活，加葱姜；风入阳明，两额痛，目痛鼻干，脉浮缓长，君白芷，加葱姜；风入少阳，头角痛，口苦耳聋，脉弦细，君柴胡，加葱姜；三阴无头痛，阴脉至胸颈而还也。唯厥阴脉会巅顶，故巅顶痛，君藁本，如脉沉足冷，干呕吐沫，加吴萸、附子。凡此皆伤风寒头痛。生杂症，亦有头痛，眉尖后，近发际，为鱼尾，终日星星，如细筋抽引。痛不甚，脉芤或数，此血虚也，主四物，少加风药；若耳鸣目眩，觉空虚，恶劳动，必重绵包裹方少宁，脉大而缓，此气虚也，主四君子，少加风药；至于湿痰作痛，必昏重欲吐，兼眉棱骨痛，脉滑，主二陈汤，少加风药，又必审治其发痰之源；又宿食不消，饱则浊气熏蒸，头胀作痛，平胃散加枳实为主；又阴虚作痛，发热汗出，两太阳穴痛甚，此相火自下冲上，忌辛热发散，六味丸最佳；又诸经气滞，亦头痛，分经理气治之。治头痛有此十一法。若真头痛，手足寒至节，全脑皆痛，不治。

205

## 主要学术思想及贡献

景日昣学识渊博，才华横溢，在医学上造诣颇深，他善采各家精华，并结合自己多年的临床经验，撰成《嵩厓尊生》一书，此书是一本阐释中医理论和临床实践于一体的著名医学论著，尤其对妇科有许多独到的见解，传入日本后颇享盛名。景氏还认为医易同源，他将《周易》阴阳动静之理、消长变化之机、两仪八卦之象、合之于人身的气机升降之道，寒热虚实之变，对气机的论述颇有特色。景氏立论以《内经》为宗，受李东垣、朱丹溪、张景岳等诸家学术思想影响颇深。全书辨证严密、组方严谨、用药精炼，临床用之多获良效。

《嵩厓尊生》是一部综合性医学名著，共六册十五卷。卷一气机部，阐述五运六气。卷二视诊部，主要介绍各类脉象、列诊脉谱、七表脉谱。卷三药性部，分草、木、果类，介绍200多味药物的性味功能。卷四论治部，从脏腑虚实的角度，结合时令、药性等方面阐述用药法则和服药方法。卷五病机部，分析病机十九条。卷六上身部，分述头、面、眉、目、耳、鼻、口、咽喉等五官病证。卷七至卷九中身部，列有肩臂、胸肺、脐腹、心、脾胃、肝胆等脏腑病证。卷十至卷十二为周身部，论六淫、七情及皮肤证治等内容。卷十三下身部，阐述腰胯、前后阴、臀股、足膝之疾。卷十四妇人部，论述经候、带下、妊娠、不孕及产后病。卷十五幼部，概述儿科常见病证。全书论述广泛，资料丰富，与临床结合紧密，记载方剂颇多，处方用药具有针对性，重点突出，是一部指导中医临床证治的实用书籍。现存多种清刻本、石印本。

景氏治疗郁证，承袭了《内经》的五郁理论和丹溪的六郁学说，并结合自己的临床经验提出新的论点，创立新的治法，开拓了郁证论治的新途径。他提出郁证的产生是由于脏腑气机滞涩不通，气血津液运行失调所致，对五郁理论在《内经》基础上均有发挥。对木郁之证，以疏肝解郁为法则，立达郁汤；对火郁之证，以升阳透达为法则，立发郁汤；对土郁之证，以健脾化湿和胃为法则，立夺郁汤；对金郁之证，当宣肺理气，立泄郁汤；对水郁之证，其治在膀胱，当化气行水，立抑郁汤。此为景氏治疗五郁的特点。对六郁的论治景氏分别采用气郁汤、湿郁汤、血郁汤、热郁汤、食郁汤、痰郁汤。在郁证治疗方面，景氏尤重木郁，他提出"治木郁，诸郁自散"的理论，以疏肝理气、条畅气机为治郁大法，其代表方为加味逍遥散。

景氏治疗脾胃病受东垣影响颇深，他重视脾胃气机之升降，强调治脾当升举脾气，脾气升则健，阳升则气化，五脏气旺，腠理致密，筋骨柔和，外邪无从侵犯，内伤诸悉，亦无由生。其学术方面深得东垣升举脾阳之奥义。景氏对脾胃升清降浊枢纽在整体气机调理中的作用尤为重视，临床上对多数疑难杂证往往从升举脾气入手，疗效显著。

景氏治疗内科杂症，以脏腑辨证为基础，结合病因和病位的不同，辨其寒热虚实，以作为遣方用药的依据。景氏在临床用药过程中，重视体质的差异，认为病虽同，然因人之体质不同，证候表现亦有差异，体质是证的反应基础，只有辨证而施，才能切中病机。其用药还注意顺从四时气候的变化，如"初春阳气微升，不宜过汗，恐伐伤其阴"。对于同一种疾病，四时季候不同，其处方用药多有变化，把握时令，权衡用药，是景氏临床用药的重要特点。

## 著述流传情况

1. 清康熙三十五年（公元 1696 年）初刊本。
2. 清康熙三十九年（公元 1700 年）刻本。

3. 清乾隆五十五年（公元 1790 年）古吴致堂刻本。

4. 1919 年上海锦章书局石印本。

5. 景日昣，《嵩厓尊生全书》，山西科学技术出版社，2011 年 5 月。

6. 景日昣著，赵宝峰点校，《嵩厓尊生》，中国中医药出版社，2011 年 9 月。

## 主要参考文献

1. 周世印．清代医家景日昣及其《嵩厓尊生》[J]．河南中医，1983（4）：18－20.

2. 中国医籍大辞典编纂委员会．中国医籍大辞典 [M]．上海：上海科学技术出版社，2002.

3. 景日昣著，赵宝峰点校．嵩厓尊生 [M]．北京：中国中医药出版社，2011.

# 张泰恒

## 生平

张泰恒（生卒年月不详），字德一，清末人，南阳名医，祖籍山西洪洞，清初移居洛阳张家岭，随后定居南阳邓州。著有《伤寒类证解惑》四卷，成书于 1745 年，付梓于 1888 年，盛传于南阳周边数省，限于当时社会发展的制约未能在全国广泛发行。

## 原著辑录

### 伤寒类证解惑

#### 伤寒类证解惑赋
第一段
霜降之后春分前，阴盛阳微气烈然。
触冒寒风与寒气，登时即病名伤寒。
第二段
伤寒三阳纯乎热，热入三阴更无寒。
若寒邪而中阴经，唯有温散之一法。
至伤寒而变杂病，又须随方而就圆。

第三段

太阳则头痛、身热、脊强，阳明则目痛、鼻干、不眠，少阳则耳聋胁痛、寒热呕而口为苦；太阴腹满便实，尺寸沉而津不到咽，少阴舌干而口燥，厥阴烦满而囊拳。

在表者宜发越而散，在中者宜和解而痊。里未实者，苦寒以折；里既实者，攻下乃安。

太阳无汗，麻黄为最。太阳有汗桂枝可先。葛根汤去阳明之身热，柴胡汤理少阳之脉弦。四逆散止三阴之烦渴，六乙汤攻胃腑之痞坚。此是六阴经真热证，不与阴寒证同看。

第四段

合病者，三阳同时受病。不必传经次第。并病者，二阳相并而居，讵较传经无异同。合病或呕而或利。并病可汗亦可攻。

第五段

不可汗，本有数端。脉沉与杂症有碍，不可下自非一类。脉浮与杂症相牵，故夫小青龙汤善治喘呕，大青龙兼理风寒，桂麻各半疗身痒而汗不出，人参新加理身疼而邪未捐。少阴无热反发热，脉沉者麻黄附子。太阳误利故下利，脉促者葛根黄连，热以取汗，汗不出者，宜造阳以求解汗以止热。热复生，可再汗以求痊。汗分数端，邪不传兮表解即愈。燥汗止一症，饮及时兮胃润则安。小承气正逐潮热，大承气专下秘坚。调胃汤润胃实而口燥，黄龙汤去旁注而便难。柴胡、芒硝治阳明胁热不已，桂枝、大黄治太阴腹痛难堪。胃热兼阴阳早，知邪并于一，下症分缓急，用是等列为三。

第六段

因知亡阳而筋惕，皆过汗所为。亡阳而心惕，亦强汗所致。身摇摇兮胸满气逆，唯桂苓为可疗。身振振兮肉瞤筋惕，非术附则无济。养真汤治病人叉手冒胸，此汗多而宗气衰。复脉汤治病人六脉俱结，此汗多而心神悸。甘澜以降奔豚，可免肾气之凌；蜀漆以救惊狂应欢火邪之厉。

第七段

至若阴症而下之速，因致痞气。阳症而下之早，乃成结胸。结有七种，痞非一宗。水结者，茯苓半夏；寒结者，白散理中；血结者，柴胡归芍；实结者，大小陷胸；脏结无阳症，脐痛引阴为难治；支结原非全结，发热微呕不可攻；生姜泻心治食痞而里气逆，甘草泻心理虚痞而胃中空；黄半泻心疗热痞而心逆满，附子泻心除寒痞而身恶风；胸痞兮下利不止，服余粮而可敛，心痞兮噫气不息，煮旋覆而立通。

第八段

虚烦宜微吐，栀子汤吐胸中懊侬不得眠。实烦宜快吐，瓜蒂散吐膈上冲突不得息，黄芩半夏治上焦烦呕为尤甚。栀子厚朴消胸腹烦满为最效。

第九段

当谓阴厥者阴之厉，阳燥者阳之刚。阳厥者，阳似阴而阳益炽；阴燥者，阴格阳而阴愈强。

第十段

三阳有寒亦有热，三阴宜温亦宜凉。即如太阳犯本，则热蓄小腹，太阳受寒则冷结膀胱。

阳明：茱萸汤治阳明呕谷为至截，粟谷丸闭阳明洞泄独称良。阳明中寒不食者黑神散，阳明饮水无度者白虎汤。蛔厥因阳明之寒虫攻咽及攻胃，狐惑因阳明之热虫食脏及食肛。

少阳：少阳少眠而盗汗，脉弦衰者虚所使。少阳多眠而盗汗，脉弦盛者热所伤。

太阴：太阴有小便而无大便，脉涩者名脾约。太阴有头汗而无身汗，尿涩者必发黄。太阴脉浮而腹满疼，宜温经以取汗。太阴脉沉而兼吐利，急退阴以求阳。

半夏散发少阴客寒而咽中痛，苦酒汤敛少阴客热而咽中伤。少阴背恶寒，当煮热附子。少阴烦不卧，必求鸡子黄。呃逆原非一症，在少阴则回阳返本。厥逆岂仅一经，在少阴则四逆回阳。脓血见于少阴，则桃花为最。寒湿中于少阴，乃闻真武至强。

厥阴干呕而头苦疼，吴萸佐以甘草。厥阴久寒而脉欲绝，吴萸更加生姜。水寒在厥阴，厥逆心悸兮，赤茯苓甘淡能泄。阳毒见厥阴下利后重兮，白头翁纯苦堪当。

第十一段

加以拘急痿痹，症有攸异，郑声谵语，治各不同。金沸草专主邪热痰嗽，牛蒡根能疗汗时漏风。补中益气治病人五官俱备。升阳散火治病人两手撮空，宁神益智治伤寒热遗包络。导赤各半治伤寒邪越心中，竹叶石膏治瘥后气逆而心欲吐。蜂蜜猪胆润直肠液竭而便不通，三燥者眼、口、鼻皆苦焦。总由三焦遗热一百合者，行、住、坐、卧皆不定。号为百脉同宗。

第十二段

闻之饮多便少名消渴，水入转出因水停。水溢于下必作肿，湿盛矣，泄以牡蛎泽泻。水浮于上必作吐，吐弱矣，补以白术茯苓。

第十三段

衄血者，欲愈之兆，衄而不止，芩连可取以散邪。吐血者，内热之微吐而不休，柏皮可挹以安肺。阳明便血必无汗，贵有清导之功。少阴误汗故多血，能无厥竭之惧。血聚皮肤必发斑，发斑者，先见红而后见紫，必求青黛消斑。血蓄膀胱必发狂，发狂者，小便黄而大便黑。通用桃仁承气。

第十四段

阴易、阳易与女劳同一欲毒。劳复、食复较重感均属危灾。

第十五段

夫推之四时感冒，施以羌活冲和，已无虞也。若夫两感伤寒，纵投冲和灵宝，能必生哉。

第十六段

他如行气香苏治夹气之伤寒。疏邪调中治伤寒而夹食。通脉四逆治夹阴之伤寒。调荣养卫治伤寒而劳力。

第十七段

又如风温类伤寒气喘者，服葳蕤而可守定；风湿类伤寒体痛者，煮羌活而潜轻；中暍类伤寒，白虎人参疗脉虚而热不止；湿温类伤寒，白虎苍术除身热而胫如水；痉病类伤寒，多因中风而感寒湿；霍乱类伤寒，总由饮食而兼暑蒸；湿症类伤寒，尿涩者不可汗而可泻；温病类伤寒，口燥者不可汗而可清；瘟疫类伤寒，须分春、夏、秋、冬以施治；瘴疠类伤寒，当审山、水、燥、湿不同情；疟疾类伤寒，但寒热发作有定；脚气类伤寒，但足、膝屈弱难行；痰疾类伤寒，但喘急吐涎而项不强；食积类伤寒，但膨闷恶食而身不疼；痘症类伤寒，但热作不常，知胎毒之欲出；劳疾类伤寒，但蒸热无渴，乃相火之浮腾。

第十八段

嗟乎，伤寒杀人，甚于锋刃。扶颠持危，只在须臾。非博洽无义罄其理；非精明无以察其机。敛齐不敏，聊构此书。凡我同志，敬而听之。

伤寒为人生之大病，故前人多立论著方以垂后世。然文辞深晦，序次凌乱，议论浩繁，不便检阅。兹出《伤寒类证解惑》一十八段，其中条理分明，次第清晰，但义理未能畅发，方药未能完备，故复自注于后。

### "伤寒类证解惑赋"注

第一段

霜降之后春分前，阴盛阳微气烈然。触冒寒风与寒气，登时即病名"伤寒"。

《阴阳大论》云：春气温和，夏气暑热，秋气清凉，冬气冷冽，此四时之正气也。凡伤于四时之气皆能为病，唯冬日纯阴用事，阳道伏藏，水冰地坼，寒气严凝，伤人尤甚。是以君子谨其居处，去寒就温，深自固密，则不伤于寒。若体虚之人，知自爱，从霜降以后到春分以前，触冒寒风与寒气登时即病者，名曰正伤寒耳。

下略

伤寒类证治疗经方（伤寒类证药方）

第一 麻黄汤（仲景）

治冬月正伤寒，头痛如斧劈，身热如火炽，腰脊骨节强疼，恶寒无汗脉浮紧。此太阳经病，属表。

麻黄　桂枝　杏仁　甘草

水煎温服取汁（汗）。

第二　升麻发表汤（节庵）　即麻黄汤加减

治症同上。

麻黄（四分去根节）　桂枝（三分）　杏仁（八分去皮尖）　甘草（三分六）　白芷（八分）　防风（八分）　升麻（五分）　羌活（钱）　川芎（钱）

上九味用生姜三片、葱白二茎、豆豉一撮，热服被覆身首取汗。中病即止，不宜多服，多服则更生别病。发汗宜避风寒、忌生冷。

若喘者去升麻加干姜，若身体尽疼者去杏仁加苍术、芍药。

若胸中饱闷者加枳壳、桔梗。

若感寒甚重者，服不作汗，可再服二三剂，汗仍不出者必死。

第三　桂枝汤（仲景）　治冬月正伤风，头痛、发热、恶风、脊强、自汗、脉来浮缓。此亦太阳经，属表也。

桂枝（三钱）　白芍（三钱）　炙甘草（二钱）　生姜（五片）　大枣（三枚）

水煎温服须臾，食热稀粥一中（盅），以助药力。被盖取微汗，不可如麻黄汤之大发其汗也。

第四　疏邪实表汤（节庵）　即桂枝汤加减

治症同上。

桂枝（三分）　白芍（一钱酒炒）　炙甘草（三分）

215

羌活（八分）　　防风（八分）　　川芎（八分）　　白术（炒）

上七味用生姜三片，枣二枚，胶饴二匙，水煎温服，取微汗愈。

若喘者加柴胡、杏仁。

若自汗不止者加黄芪。

《难经》云："阳经为病，若寒热，夫阳维主一身之表，风寒入于皮肤、肌肉之间，正在阳经之地。则阳维之荣血卫气，与外来之贼邪酝二为一，已成不可复分之势，故发吾身受伤之血气，使之为汗而出，正所以伐外来之贼邪也，而阳经得其安矣。"

抑又闻之肺主皮毛，脾主肌肉，风寒客于皮毛之间，虽属足太阳之经实，在手太阴之分野。故仲景桂枝麻黄汤治太阳经病，实是救肺之分野也。风寒客于肌肉之间，虽属足阳明之经，实在足太阴之分野也，故仲景葛根汤治阳明经病，实救脾之分野也。此说李时珍之意而变之。

第五　葛根汤（仲景）

治冬月正伤寒头痛、眼眶痛、鼻干不得卧。发热、恶寒、无汗，脉来微洪。此阳明经病，属表也。太阳与阳明合病，此汤亦主之。

葛根　麻黄　甘草　生姜三片　枣二枚

水煎温服，覆取汗。


## 主要学术思想及贡献

张泰恒主要学术思想体现在《伤寒类证解惑》一书中。

本书以临床实用为目的，以辨析病证为重点，以阴阳消长理论作为分析病证、阐明机理的重要依据。并以此贯穿于伤寒六经脏腑表里。在编写上一个特点是撮取各证要点、概括为纲领性的诗赋，并对诗赋又作详尽而明白晓畅的注释。本书以证类方的编写方法也发挥了执简驭繁的作用。在内容上，本书兼伤寒温病类证共论、使经方与时方并存，对伤寒论学是一个扩充。

## 著述流传情况

1. 清光绪十三年丁亥（公元 1887 年）至光绪十五年己丑（公元 1889 年）邓州张炳义刻本。

2. 刘国印注释，《伤寒类证解惑》，人民军医出版社，2011 年 5 月出版。

## 主要参考文献

1. 王晓风，廖国玉，李浩澎. 评清辑《伤寒类证解惑》[J]. 河南中医，1981（3）：18 – 19.

2. 陈荣，熊墨年，何晓晖. 中国中医药学术语集成中医文献（上）[M]. 北京：中医古籍出版社，2007.

3. 裘沛然. 中国医籍大辞典 [M]. 上海：上海科学技术出版社，2002.

# 李守先

## 生平

李守先（公元 1736～1819 年），字善述。河南长葛县人，清代针灸学家。自幼自习针灸，针灸手法及其学习方法颇得要领。著《针灸易学》一书，对当时针灸学知识的普及具有较大推动作用。

## 原著辑录

## 自序

针灸之法尚矣，唯圣于医者能得其全，下此而能因易入难，推所已知，及所未知，当其应手奥难窥，一入认穴，繁而且碎，句不可读，读不可记，旨归要领，求之无从。兼怵其晕针之说，手法不明，往往中止，业以难废，此唯不由其序之过也。先少学针灸六年，未尝一日少懈，特无名师口授，总不信心，以为非吾能事也。至乾隆五十一年，先已五十一岁，时疟疾十人而九，择其少壮医之，治三效一，更日治五效三，由此复究其书，而无不效矣。计二十二日，获效四百三十七人。后学治杂症，有效有不效，用针多则内有约略，且更考核诸先生之书，医十得三者有矣，医十得五、得七者有矣，此亦因易入难，推所已知而及所未知者也。至于深远详细，吾未有得，唯圣者能之耳。兹将古法著之于前，愚见列之于后，浅而易知，显而易明，名曰《针灸易学》，以为后之君子，便览之资云尔。

附书一则：先少学针灸，或止之曰穴难，不知难不在穴，在手法耳。明于穴而手法不明，终身不医。一病五俞，易知也；八脉主穴，易知也。得一二穴，从此以尺量之，以类推之，由浅入深，因此知彼，而医亦成矣。先习此首学手法，次学认症，而以寻穴为末务，盖所难不在此也。

嘉庆三年岁次戊午季春李守先善述氏识

## 卷上

### 针灸源流

《素问》十二卷，世称黄帝岐伯问答之书。及观其旨意，殆非一时之言，而所撰述，亦非一而与孔子、子思之言并传也。盖《灵兰秘典》《五常正大》《六元正纪》等篇，无非阐明阴阳五行生制之理，配象合德，实切于人身。其诸色脉病名，针刺治要，皆推是理以广之，而皇甫谧之《甲乙》，杨上善之《太素》，亦皆本之于此，而微有异同。医家之纲法，无越于是书矣。然按《汉书·艺文志》，有《内经》十八卷及扁鹊名，白氏云《内经》凡三家，而《素问》之目乃不列。至《隋书·经籍志》始有《素问》之名，而指为《内经》。唐·王冰乃以《九灵》九卷，牵合《汉志》之数，而为之注释，复以《阴阳大论》托为张公所藏，以补其亡逸，而其用心亦勤矣。惜乎朱墨混淆，玉石相乱，训诂失之于迂疏，引援或至于

219

未切。至宋·林亿、高若讷等，正其误文，而增其缺义，颇于冰为有功。

《难经》十三卷，秦越人祖述《黄帝内经》，设为问答之辞，以示学人。

《子午经》一卷，论针灸之要，撰成歌诀，后人托名扁鹊者。

《千金方》，唐·孙思邈所撰。至引导之要，无不周悉。

《十四经发挥》三卷，许昌滑寿伯仁，传针法于东平高洞阳，得其开阖流注交别之要。而施治功，以尽医之神妙。

《神应经》一卷，乃宏纲陈会所撰。先着《广爱书》十二卷，虑其浩瀚，独取一百一十九穴，总成一帙，以为学人守约之规南昌刘瑾校。

《古今医统》《乾坤生意》《医学入门》《医经国小》中，取关于针灸诸姓氏，各见原书。

《玄机秘要》，三衢继洲杨济时家传著集。

《针灸大成》，总辑以上诸书，类成一部，分为十卷。委晋阳靳贤选集校正。后人习学，屡试屡效。

**一手法**（手法歌、修针、取寸、持针、定神、补泻法、退针、合法、晕针）

## 手法歌

三阴三阳气血分，凝滞全凭用金针，左指点穴知真所，右手持针须静心。补要久留虚不虚，秘诀深。诚欲劳心劳力学，必往愈明愈哲寻。譬如闭户造车辆，出门合辙值千金。企望志士细推此，机秘千载有知音。

## 论修针

古针有九，先屡造总不如法，后得吾师口授，用缝衣大钢针一个，长二寸，或一寸五分，三手法列后；三棱针刺而即出，出血，无手法，曰泻针，医百病。毫针去锋，遇筋筋躲，逢骨骨顶，不伤肌肉；三棱针不去锋，便出血也。以金造针更佳。

又偶断针者，再将原针穴边复刺一针补之，即出。或用磁石引针出。

……

## 主要学术思想及贡献

李守先，清代著名的针灸学家。其代表作为《针灸易学》，该书是一部十分值得后世学习和研究的针灸著作。书中强调初学者学习针灸，首先应掌握针刺手法，然后才有利于进一步学习；文中图文并茂，内容栩栩如生，便于读者学习和掌握。

《针灸易学》撰于公元 1798 年，该书分为上、下卷。上卷包括针灸源流、手法、认症三部分；其中重点介绍了针灸的方法及要穴的应用，符合中医辨证论治的基本法则。手法部分内容有手法歌、修针、取寸、持针、定神、补泻法、退针、合法、晕针等；认症部分内容分灵枢杂证、纪氏治法、行针指要、百病治法、胜玉治法、天星秘诀、肘后治法、玉龙治法、治症总要、妇人科、小儿科、眼科、症疾门、伤寒门、四总穴名、奇经论、补泻歌、灸法、督任头图、背部穴图、腹部穴图等。下卷为寻穴，列寻穴歌、穴目、十二经图、十二经穴、十二经补泻八法图、奇经督任图、奇经各穴、经外奇穴等。另附七十二番全图。

李氏在长期的医疗实践中，总结和发明了许多行之有效的针灸方法。倡导习针灸首先应掌握针刺手法，认为初学针灸"手法不明，终身不医一病"。并提出手法、认症、取穴是学习针灸的三要素，强调三者之学习次序为先学手法，次学认症，再学寻穴。

李氏在《针灸易学》中大量摘录历代针灸典籍及各家精华，尤其崇尚杨继洲的学术思想，反映出崇尚经典，重视临床的学术特点。李氏于临证之时对于穴位之取舍，亦十分重视寻经求典，在临证中皆遵《内经》《难经》之旨，本《针灸大成》等书而定穴施治。

李氏亦重视针灸学知识的普及，其著述力求言简意赅、明晰易晓。李氏在论述十二经、奇经八脉、经外奇穴之各穴时，又皆配以图谱，文图并茂，内容明了易记。尤其是所绘"八脉寻穴及治病图"和口眼歪斜、巅顶痛等病针灸治疗图，画图栩栩如生，穴位历历在目，使人过目难忘。在"八脉寻穴及治病图"每图之下，李氏又各填词首，指明主穴及治病范围，文笔简洁流畅，甚有助于对图意的理解。

李氏另于书后附"七十二番全图"，以文图说明72种病证的症状及其治疗方法，如"柳皮疗"除绘图以示该病之形状外，又撰文指出其"头摇，肚脐边有泡"的病证特征，复提示其"久则越长越大难治"的预后特点，更提出了"用针刺破，以柳疗烧黄，为末点之"的治疗方法，使文图互补，相得益彰，学习者一目了然，便于习用。

《针灸易学》一书，颇适于初学者和一般针灸工作者习用，对针灸学知识的普及起到了较大作用，对于临床亦有一定的参考价值。

## 著述流传情况

该书成书后相继大量发行。现存初刻本等清刻本。曾有以下版本发行：

1. 道光二十七年（公元 1847 年）付梓。此书分上、下两卷，196 页，雕版插图 47 幅，是由著者的学生王庭、万少峰、高肃和许冲等人绘制的，对行针的穴位和手法注释甚详，还请同邑名士许天锡作了首序。

2. 民国五年（公元 1916 年），上海广益书局出了石印翻印本，在当时的传播度和影响力很大。

3. 1938 年上海大文书局铅印本。

4. 1951 年中医书局铅印本。

5. 1951 年建文书局石印本。

6. 1954 年上海锦章书局石印本和北京中国书店影印本。

## 主要参考文献

1. 贾瑞芝，蔡永敏，孙大鹏. 李守先及其《针灸易学》[J]. 中国临床实用医学，2010，4（9）：197 - 198.

2. 高希言，陈亮. 浅谈《针灸易学》的学术特色 [J]. 中医学报，2012，27（12）：1670 - 1671.

# 孔以立

## 生平

孔以立（生卒年代不详），字毓礼，黎水（属河南）人，习儒，补弟子员，其少时因父母之疾而改从医，乃专力为之，医术大精，全活甚众。

其治病审慎，曾凝思竟日始定一方，他人评议增损其方，皆虚怀听之，必使得当而后已。善治温病。

孔氏认为"瘟疫而外，唯痢疾最险恶，能死人于数日之间，"然先贤于此每缺准绳可循，遂集历代诸家论述，参以个人的临床经验，补遗正讹，编撰成《痢疾论》一书，于清康熙十六年（公元1751年）刊行。

## 原著辑录

### 痢疾论

#### 卷之一

#### 内经补注

帝曰：肠澼便血何如？岐伯曰：身热则死，寒则生。

"身热则死，寒则生"亦大概言之，必兼症详之，岂无身热得生，而寒死者？按身热是阴不内守，阳气外浮，阴阳离绝之兆也，故死。寒则生者，谓身不热也，若四肢厥冷，属痢之死候，阳气将脱绝而难救矣。

帝曰：肠澼下白沫何如？岐伯曰：脉沉则生，浮则死。

按浮非死脉，此谓浮，乃浮洪、浮强也，详见下节。

帝曰：肠澼下脓血何如？岐伯曰：脉悬绝则死，滑大则生。

按悬绝者，谓浮空细劲，而无根底也，痢症白沫为阴，血为阳，脉则悬绝为阴，滑大为阳，脉症相对则生，相反则死也。

帝曰：肠澼之属身不热，脉不悬绝何如？岐伯曰：滑大者，曰生，悬涩者，曰死，以藏期之。

按涩与滑反，乃阴阳气塞，故不悬绝而悬涩，亦主死也。以藏期之，谓见相克之期而死也。

又曰：阴阳虚脱，肠澼死，泄而夺血，脉沉微手足逆，皆难治。

沉微之脉，多见厥逆，逆犹未至于厥，已属难治，至于厥逆，十难救一矣。

脾脉外鼓，沉为肠澼久自已。

沉为在里，而兼外鼓，虽为肠澼，邪不甚深，久当自已。

……

## 论痢原

痢疾一证，经名肠澼，亦曰滞下，经但辨脉症决死生，而未言治法。仲景立法，以垂后世，肠澼一证，又无成书，虽有

225

桃花、白头翁等汤，不过散见于伤寒、金匮下利条中，未可执下痢之方与法，既施之肠澼、便血证也。刘氏河间，首倡湿热之说，而以大苦大寒，少佐辛热，为治痢证，一定不易之法。大概以痢发于炎暑之末，心肺二经先感湿热之气，传之于所合，时值大火西流，阳气敛藏，入而内攻蒸发，蓄积故成滞下，朱戴而下，罔不宗之，而未知其说之偏也。何者炎暑司令这，天时也。老少强弱不同者，人事也。因炎热而食冷救凉者，又天而人也。外因于天折，多热多实，内因于人者，多寒多虚，因天因人，而有老少强弱之不同，虚实寒热之互。

……

## 主要学术思想及贡献

痢疾论原书共四卷，首载《内经》、仲景以及金、元诸家以后有关论痢疾的原文，次列统论五首、辨症七条、治法十三则、诸症二十八门、各家治案二十四条、治痢药方一百零六个。其间引各家文献约二三十种，对古人论痢凡涉及一偏一隅之见的，都在原文下详加辨证，可称辨证明确，说理透彻，乃集诸家之大成的一部很好的论痢专著。

注重辨证施治。孔氏指出："医家治病，当据现在之症乎，抑据司令之脏乎？"就是说，凡医生治病，必须根据当时见症作为诊治依据，如果以痢疾发病多在夏秋，就认为主因是湿热，必多热证，或者以病因多由过食生冷，就认为主因即是寒邪，必多寒证等等，都是不够正确的偏见。此种教人必须明确辨证，正确治疗，不可在发病诱因上打圈子的看法，实较之河间、景岳尤有进步。

孔氏对疫痢流行的因素，也有很正确的理解。除认同古代医家所说的"疫气""异气"等原因外，还提出自己的看法，认为疫痢流行是因"先后续发，有似互相传染"，"以病染病，其病益多，所以一方独盛。"这种对痢疾传染源的正确理解，对古代医家来说，实是难能可贵。

注重保护胃气。因痢下无度损耗津液，孔氏主张对年壮病痢未久的患者，宜在治痢药中佐以如西瓜汁、天花粉之类的甘润之品，避免妄用石膏、知母之类的甘凉方药，以防伤胃气，导致脾胃虚寒。

关于痢症中对舌苔和脉象的诊断问题，孔以立有超越前人的卓见。孔氏举出"瘟疫"与"痢疾"来比较说明，他说"看瘟疫与痢疾不同，瘟疫邪滞经络，脉多变化，痢疾邪居胃肠，脉不变化，故瘟疫以舌苔为凭，痢疾以脉为准也。"就是说，瘟疫病的脉象多随病邪进退而有多样变化，不象舌苔那样有规律，此外，《痢疾论》原书在"脉法"一项中还举出五项从脉象变化来区别寒热虚实的不同证型，从而决定宜温、宜凉、宜攻、宜补，或宜温凉并用，或宜攻补兼施等不同治法，并附以典型病案，这都是孔氏多年的临症心得，值得研究参考。

孔以立对"疟痢交发"等合并症有独特见解。他主张必须先治疟疾，待疟止之后再止其痢，由于疟疾多伤脾，而治痢药中又多苦寒伤气之品，恐脾阳虚陷，将会导致疟痢缠绵的难治重症，假若见有脉象弦急、燥热口渴、后重等里热迫甚症状的，才可在治疟方中酌加治痢药，清热荡积以缓和病势。

孔氏认为胎前病痢，当攻者亦可攻，不可固执成规。凡胎前产后患痢,以往医家多认为虽见积滞腹痛甚剧,皆不可妄用大黄类攻下方药,因胎前攻下多损胎,产后攻下必伤胃,容易造成不良后果,孔以立对此则认为"攻下虽当谨慎,然势不容已者,亦当攻之而胎反安,所谓有故无损也。"故当攻亦可攻,否则致使积热内郁反易伤胎,但产后妄攻,必致病变险恶,也应注意。

创暂宽法治痢。此法主要为气血俱虚脾胃衰弱,见欲便不便,迫迫难支的病例而提出的。此等病证正如孔以立所说:"投参术归芍补药迫迫益加,纯用养血调气又无速效,用大黄则寒中,用巴豆则伤液。"在此种困难的情况下,孔氏根据自己的经验,用生首乌为主,佐以当归、郁李、麻仁等润滑肠道药,使大便得利,患者痛苦可暂时缓和,以便续进滋阴补血之剂,此种暂时取宽便于进补的方法着实值得临床参考。

## 主要参考文献

1. 刘耀三. 对《痢疾论》的探讨 [J]. 成都中医学院学报, 1959 (3): 32 – 40.

2. 孔毓礼. 痢疾论 [M]. 影印本. 辽宁: 辽宁科学技术出版社, 2010.

# 龙之章

## 生平

龙之章（公元 1806～1881 年），字绘堂，原籍河南太康，后迁居河南项城。龙氏弱冠后潜心于举业，然久困诸生。以古学、地理学名于世。无奈自身多病，室人亦多病，不得不兼及岐黄。中晚年兵荒频仍，且遭家不造，诸孙嗷嗷，无以糊口，不得不以医道为生活。行医数十年终臻学验俱丰境界。后为子孙生计谋，草书成篇，以课诸孙，积久成《蠢子医》。

## 原著辑录

### 蠢子医卷一

#### 阳夏龙之章绘堂甫手著

#### 学医真诠

学医第一看药性，有了药性心有定。某药入某经，某药治某病。或是温，或是凉，与某症相某药与某病相称，某脉与某症相应，则治病自不难矣。

侄金门谨志

## 汤头歌不可泥

今日治病好依汤头歌，以为十大名医必不错。岂知妙理皆自脉中得，不得脉理在用药。得了脉理细风思，其中自必有主药。有了主药往下排，此是汤头真大略。今人动说古方好，不知以古治今多有错。古人未看今日病，安知今日之用药？病证皆从气运生，今日气运与古大不合。古人但知古人病，未知今日之病患。今日病患须得今人治，安得妄用古人药？古人用药条条好，安得今日病情恰恰合？今日气运已大变，今日脉理甚可愕。皆因午会火已极，真气往往往上薄。往上薄入斗风宫，迢迢中指看落落。以下三部皆不管，照旧方儿方知错。真气尽皆走上头，真气上走，火亦随之而生。下边部位皆虚托。看似阴寒实真热，昆仑顶上通关钥。古圣真理难豫传，所余方脉尽糟粕。愿起古人一质证，古人望我如饥渴。安得对面谈一笑，眼前大道尽放着。

若只依汤头歌，则是不论脉理。抄古人之方，治今人之病，安得恰相合乎？何如师古人之意，不泥于古之为得焉？

侄金门谨志

## 诊脉下药诗

诊脉下药心内裁，手未立方眼已开。肺实有力宜大泻，前胡枳实橘红偕；肺虚无力宜大补，党参五味百合辅；肺实有力夹风火，酒芩全楼无参佐；肺虚无力夹风寒，款冬紫菀麻黄添。心实有力宜大泻，菖蒲郁金凌霄偕；心虚无力宜大补，枣仁远志柏子辅；心实有力夹风火，黄连连翘栀子佐；

心虚无力夹风寒，白附天麻革麦亘添。胃实有力宜大泻，大黄枳壳槟榔偕；胃虚无力宜大补，白术云苓炙芪辅；胃实有力夹风火，知母石膏干葛佐；胃虚无力夹风寒，干姜白芷藁本添；肝虚无力宜大补，当归川芎香附辅；肝实有力夹风火，柴胡生地二芍佐；肝虚无力夹风寒，吴萸艾时首乌添；命实有力宜大泻，芒硝火麻郁仁偕；命虚无力宜大补，宿砂益智肉寇辅；命实有力夹风火，槐花地榆蒲黄佐；命虚无力夹风寒，黑姜附子故纸添；肾实有力宜大泻，木通泽泻车前借；肾虚无力宜大补，熟地萸肉山药辅；肾实有力夹风火，黄柏丹皮草解佐；肾虚无力夹风寒，肉桂巴乾小茴添。此虽守株待兔法，聊训蒙医以开先。

吾祖尝日：吾之脉理遵节庵。此即遵节庵之意。如篇中六部脉之虚实，加风火、风寒，皆于有力、无力中分。又各有主药以治之。学者熟察乎此，不唯能知脉理，且能知温凉之补泻，某药入某经、治某病之数十品矣。

侄孙涪川谨志

## 治病皆有主药

治病一定有主药，不用主药便是错。火结必要用大黄，枳壳枳实紧跟着。寒结必要用巴豆，三棱莪术紧跟着。实结必要用山甲，蝎子蜈蚣紧跟着。调气必要用木香，槟榔元胡紧跟着。透坚必要用牙皂，风辛辛夷紧跟着。破血必要用桃仁，红花赤芍紧跟着。脾胀必要用干漆，火麻郁仁紧跟着，暖胃必要用硫黄，丹参玉竹紧跟着。腰疼必要用杜仲，续断艾叶紧跟着。陷下必要用洋参，三生（生附子、生半夏、生南星）狗脊紧跟着。去虫必要用榧子，芜荑使君紧跟着。顺气必要用香附，乌药腹毛紧跟着。通淋必要用斑蝥，川漆草藩紧跟着。清心必要用黄连，连翘栀子紧跟着。老痰必要用砒霜，雄黄绿豆紧跟着。助脾必要用马前，虎骨猴骨紧跟着。定痛必要用良姜，宿砂益智紧跟着。或是补，或是泻，与某症相应。各药各有温凉补泻理，各经各有寒烈虚实症。看得到时药分明，此中早已有把柄。学了药性学脉理，学了脉理方有用。某经是真虚，某经是真实，用某药相应。某经是真寒，某经是真热，用某药相称。各经各有虚实寒热理，各药各有温凉补泻性。看得到时脉分明，任凭病来如明镜。有了明镜有把柄，一下笔时便入神。不靠汤头歌，不任人家命。病端虽夹杂，病脉总清净。药方虽更变，药性总周正。君臣佐使无参差，便是医中之捷径。即有天师再临凡，亦难寻找方中病。

学医者，每多药性不熟，脉理不精。果能心如明镜，洞悉跟着。治疗必要用蒜灸，巴豆炒黑研细，用水调涂患处，以膏药贴之菊花内服甘菊汤，方见卷四疔疮门。治邪必要用自然铜砂避阳砂，良姜葛根紧跟着。补气必要用党参，炙芪白术紧跟着。补血必要用芎归，生地酒芍紧跟着。补阴必要用熟地，山药萸肉紧跟着。补火必要用肉桂，干姜附子紧跟着。滋阴必要用黄柏，知母丹皮紧跟着。以上一药为君。麻黄杏仁疗寒嗽，芥子半夏紧跟着。款冬紫菀疗虚嗽，百合五味紧跟着。川乌草乌疗风痹，桂枝灵仙紧跟着。黑姜吴萸疗反胃，丁香胡椒紧跟着。苍术麻黄疗风寒，羌活独活紧跟着。川贝楼霜疗火痰，苏子葶子紧跟着。乌梅五倍疗虚脱，龙骨牡蛎紧跟着。乌贼诃子疗带下，阿胶豆蔻紧跟着。条参云苓疗阴虚，骨皮枸杞紧跟着。霍香杷叶疗逆气，赤石滑石紧跟着。芫花大戟疗水肿，牵牛防己紧跟着。栝楼天冬疗结胸，川贝川朴紧跟着。苦参赤苓疗湿痒，蛇床白芷紧跟着。槐花地榆疗崩漏。荆芥秦艽紧跟着。前胡元参疗头风，薄荷柴胡紧跟着。白附天麻疗风痰，僵蚕郁金紧跟着。桔梗豆根疗喉风，牛子射干紧跟着。三七莲子疗诸血，黄芩童便紧跟着。黄芪防风疗自汗，枣仁麦皮紧跟着。芦荟胡连疗阴热，泽泻车前紧跟着。小茴川椒疗肾气，宿砂故纸紧跟着。菖蒲柏仁疗心疾，茯神远志紧跟着。葶苈桑皮疗肺喘，礞石朱砂紧跟着。石膏知母疗热渴，香薷糯米紧跟着。川楝茴香疗疝气，芦巴巴戟紧跟着。升麻柴胡疗气陷，干葛潞党紧跟着。扁豆薏苡疗泄泻，猪苓木通紧跟着……此皆治病之大略，小小蒙医有捉摸。

# 各种祟脉

## 手梢湿凉多有邪祟

一为诊脉手湿凉，定是狐鬼据中央。若要此症立时愈，山甲为丸入麝香。

## 祟脉多战战

祟脉一诊忽战战，恍有飞鼠过其间。脉战身亦战。其人恍惚梦颠倒，鬼门针到便能痊。

## 祟脉有似电者

祟脉恒在中指间，上下飞流电一般。肝脉时乎有也无，定有癥瘕痛不堪。

# 各种难治之脉

### 肝脉如绳者难治

肝脉如绳紧紧牵，有虚有寒气使然。况且脾脉有也无，噫气不上痛不堪。

### 肝脉如针者难治

肝脉如针中间悬，腰疼腿疼不能堪。略加调理便见效，只恐迟久不能堪。凡是血盛易得治，如此细细怎归元？

### 肝胃软弱皆难治

胃脉软弱如麻披，一身举动全无力。肝脉软弱如麻披，一身疼痛无可为。略用温补便见效，三日五日病又归。皆因气血虚弱甚，药力一尽难支持。

### 胃中双脉如双线者难治

胃中双脉如双线，积积渣渣痛不堪。纵然治好不时犯，淹淹缠缠饮食难。少壮之时不如人，才至四十便瘫痪。

### 胃脉如针者难治

胃脉如针中间悬，隔气隔血痛不堪。略加行药便能愈，只是饮食分外难。无头无尾无根抵，焉能连转真机缄？

## 胃中吸腰者难治

我尝诊脉把胃调，谁知胃里中吸腰。吸腰之时心上涌，吸腰之时气下抛。吸腰之甚病必死，吸腰之微亦难疗。日进焦术四五两，始得脾上命根牢。

寸头脉横如线者难治右寸头者居多。

寸头一横脉如线，便是呃食小证见。开痰利气宜常服，除风降火切莫慢。滋养肾水往上潮，引下虚火便如贯。

## 左尺右尺硬如芦管者难治

右尺脉硬如芦管，大肠湿泻不能堪。左尺脉硬如芦管，小肠淋闭不能堪。或补命门或利水，略加升提便能安。此中变化亦多端，唯有石淋须刀剜。

## 折脚之脉难治

折脚之脉无尺部甚难疗，下焦亏损洞昭昭。男子即此是死脉，女子疼腿更疼腰。大补水火必见效，药用肉桂、附子、当归、熟地。时候久了命根牢。

## 肿胀脉如秋，当难治

脉如秋来肝已横，一寒一热使人惊。大补脾土以制木，或可永世得安生。

## 脉如蚯蚓者瘫痪

瘫痪之脉甚是长，好似蚯蚓卧中央。不起不伏不流走，纵是仙人亦无方。

......

## 主要学术思想及贡献

　　龙氏治学严谨，学识渊博，龙氏师从晏廷予，取法《石室秘录》，撷取各家经验，择善而从。杨凌阁《蠢子医·序》赞其技进于神，同时学古而能通，嗜古而能化，做到了推陈出新，灵活运用。龙氏出于教诲后代的目的，唯恐晚辈知之不详，故在书中把几十年临证心得体会都毫无保留地和盘托出。故裘吉生赞其"多所发明"，"本书所论，皆属经验之言。著者原以课孙为目的，故颇多不传之秘。用药不无峻毒，若所投的当，则效如桴鼓。观其学验，诚有铃医之特长，而无铃医之庸俗。今之市医类都巧趋平淡，斯项负责之效方，似已少见。"

### 一、重视器官证候

　　器官证候属于病位证候之一。龙氏非常重视辨器官证候并用此指导中医临床实践。

### 二、重视气血津液证候

　　《蠢子医·治病皆有主药》篇论述治病要把握重点、切中要点，龙氏于此篇中，仅论述了气血辨证，对其重视程度不言而喻。

### 三、重视程度证候

"胃脉软弱如麻披,一身举动全无力。肝脉软弱如麻披,一身疼痛无可为。略用温补便见效,三日五日病又归。皆因气血虚弱甚,药力一尽难支持。"中"气血虚弱甚"却"略用温补",虽然见效,但三五日即反复。龙氏这句话是程度证候重要性的有力依据。

### 四、重视虚实寒热证候

龙氏在第一篇《医学真诠》中谈到的病性只有虚实寒热;纵观全书,龙氏对虚实寒热的论述也较其他证候多,他对二者的重视程度不言而喻。书中多次强调"湿寒作热"这个病机。"湿寒作热"说明痰饮水湿与寒证一起可导致热证。龙氏认为寒热错杂证形成的机理为寒证导致痰饮水湿或瘀血证,痰饮水湿或瘀血证"滞住经络",寒证与痰饮水湿或瘀血证一起导致热证。

237

### 著述流传情况

1. 1914 年项城志局张三宝石印本。

2. 民国十八年畅月古项李大辂抄本,藏于上海中医药大学图书馆,题为《医学真诠》。

## 主要参考文献

1. 项城市地方志办公室. 河南省项城县志 ［M］. 天津：南开大学出版社，1999.

2. 杨煊. 龙之章《蠢子医》学术思想研究 ［D］. 北京：北京中医药大学，2013.

# 夏云集

## 生平

夏云集（生卒年月不详），字英白，号祥宇。清代河南新息（今河南息县）人。幼习举子业，后为邑宜生，官至江苏向容知县。因其家族中世有业医精推拿术者，故他于"习举业，制艺之余"，亦兼习儿科推拿。凡有病求医者，即为治之。后官游金睦（今江苏南京），掌办育婴堂，其术得以充分施展。他在弃官归隐之前，因不忍自秘，乃博采历代医书所载经络、穴窍，互证旁参。复将各推拿书与家传经验秘诀，采择会归，集成一轶，名曰《保赤推拿法》（又名《推拿精要保赤必备》），于1885年序之刊世。

239

## 原著辑录

### 原序

自古幼科有推拿一术，与针灸相类，效验极灵，后世每轻视之，而弗论推拿书，世无善本。盖医乃儒家之小道也，用推拿术以治婴儿又为医家之小道，彼明于理，畅于词之儒家不屑业此术，至业此术而著书者，皆儒业未精之人，其心于理既不能明，其词于义复不能达，作者已讹，学者愈错乱。推拿不唯无益，而又害之甚，或村妇乱挑其筋，小儿何辜受此苦楚，伤心惨目，有如是耶，余痛恨若辈，深悯婴儿，敝族世有业医者，精推拿术，愚习举业制艺之余，兼习此术，凡求医者，余未尝或辞原学者，余未尝无诲官游金陵，将医道束置高阁矣，蒙大萱委辨育婴堂适得展片长薄技。今将抽簪解组归隐山林，不忍自秘此术，欲留传江南一带，以救小儿，因取诸医书，所载经络穴窍互证旁参，并将各推拿书与家传经验秘诀，采择会集成一卷，语极浅近义极显明，图极清晰。凡有此书者，果能认症的确，皆可治疗，家喻户晓，俾有恙之婴儿不至为庸医村妇所害，于保赤未必无小补，云夫世间才德之士，务其大者，远者，我侪迂拙之人，务其小者近者，作百姓昭明之书，为启童聪明计也。兹传小儿推拿之术，为救童之性命，计也余于天下事黜陟不知理，乱不闻衰朽余年仅于世之童子犹惓惓眷念不置而尔。

## 上卷

### 新息夏宇祥原著

### 推拿法

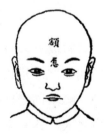

### 开天门法

凡推皆用葱姜水浸医人大指，若儿病重者，须以麝香末粘医人指上，用之先从眉心向额上推二十四数，谓之开天门。

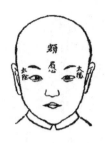

## 分推太阴穴太阳穴法

于开天门后，从眉心分推至两眉外梢太阴、太阳二穴九数，太阴穴在右眉，太阳穴在左眉外梢。

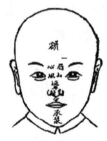

## 天庭穴至承浆穴法

于分太阴、太阳二穴后再于天庭、眉心、山风、延年、准头、人中、承浆各穴，皆用大指甲一揉，天庭在额上眉心，在两眉夹界，山风在鼻洼，延年在鼻高骨，准头在鼻尖，人中在鼻下口上，承浆在

口下低处。

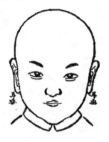

## 揉耳摇头法

于揉天庭各穴后，将两手捻儿两耳下垂揉之，再将两手捧儿头摇之。

凡推皆先用此四法以开关窍然后择用诸法。

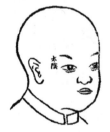

## 揉太阴穴法

治女，揉太阴穴发汗，若发汗太过，揉太阳穴数下，以止之。治男，揉太阴穴反止汗。

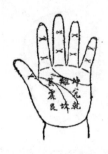

### 揉太阳穴法

治男，揉太阳穴法，若发汗太过，揉太阴穴数下以止之。治女，揉太阳穴反止汗。

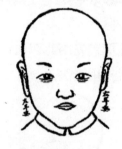

### 二龙戏珠法

以两手摄儿两耳垂揉之，治惊，儿眼向左斜，则揉右垂；右斜则揉左垂；上斜则揉下垂，下斜则揉上垂；如初惊，眼不斜，揉皆轻重如一。

### 运内八卦法

从坎到艮，左旋推治热亦止吐；从坎到艮，右旋推治凉亦止泻；掌中离南、坎北、震东、兑西、乾西北、艮东北、巽东南、坤西南，男女皆左手。

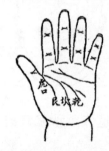

### 乾坎艮入虎口穴

虎口穴即大指与食指手交叉处，自乾由坎艮入虎口穴揉之，能去食积。

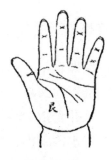

## 揉艮宫穴法

重揉艮宫治饮食不入。

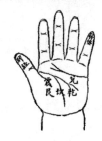

## 运水入土法

从儿小指梢，肾经推去，由兑乾坎艮震位至大指梢脾经，按之补脾土虚弱。

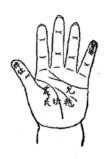

## 运土入水法

从儿大指梢脾经推去，由震艮坎乾兑位至小指梢肾经，按之治小便赤涩。

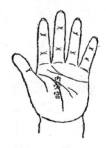

## 揉内劳宫穴法

内劳宫穴在略偏大指边，天心穴之左屈儿中指，于掌心其中指头按处即是；欲发汗将儿小指屈住，用手揉儿内劳宫向左按而运之，若向右运反凉。

243

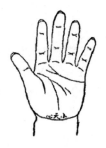

### 掐小天心穴法

小天心穴在儿手掌尽处，儿有惊症，眼翻上者，将此穴向掌下掐；眼翻下者，将此穴向总筋上掐，即平。

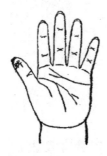

### 揉掐脾经穴法

244

脾经即大指尖，左旋揉为补治小儿虚弱饮食不进，肚起青筋，面黄，四肢无力，若向下掐之，为泻去脾火。

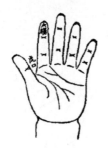

### 大肠侧推到虎口穴法

大肠经即食指尖侧，即靠大指边，虎口即大指与食指之手叉处。从儿食指尖斜推到虎口，治鼓胀水泻痢疾，红多再揉肾经，白多再推三关。

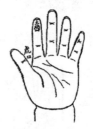

### 虎口侧推到大肠经法

儿有积滞，从虎口侧推到大肠经，能使儿泻。

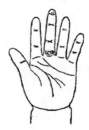

### 推掐心经穴法

心经即中指尖。向上推至中指尽处小横纹，行气通窍，向下掐之能发汗。

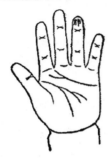

### 掐揉肺经穴法

肺经即无名指尖。向下掐之去肺火，左旋揉之补虚。

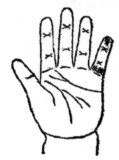

### 掐推肾经穴法

小指梢属肾。向掌边掐之，再掐儿小指与掌交界之小横纹，治小便赤涩、肚腹膨胀；在肾经，向上推清小便，向下推补肾。

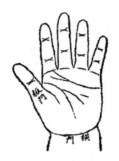

### 横门穴推到板门穴法

横门穴即掌与肱交界之横纹，板门穴在大指节下五分。从横门推到板门能止儿吐。

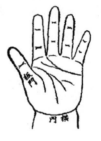

### 板门穴推到横门穴法

从板门穴推到横门穴，能止儿泻。

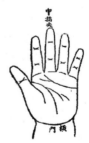

### 中指尖推到横门穴法

从中指尖推到横门穴，止小儿吐。

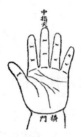

### 横门穴刮到中指尖法

从横门穴刮到中指尖，掐之，使小儿吐。

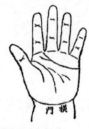

### 掐横门穴法

在儿横门穴掐之，治喉中痰鸣。

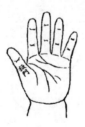

### 揉板门穴法

在儿板门穴揉之，治气攻气吼气痛呕胀。

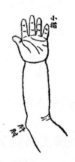

### 丹凤摇尾法

一手掐儿内劳宫，一手掐儿中指尖，心经治惊。

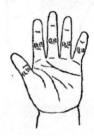

### 运五经纹法

五经纹即五指第二节下之纹。用大指在儿五经纹往来搓之，治气血不和，肚胀，四肢抽掣，寒热往来，祛风除腹响。

中间轻掐，两头重掐，化痰治咳嗽、昏迷呕吐。

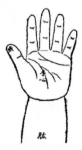

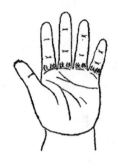

### 运四横纹法

四横纹即食指中指无名指小指第三节与掌交界之横纹。用大指在儿四横纹往来搓之，和气血，治瘦弱不思饮食，手足抽掣，头偏左右，肠湿热，眼翻白，喘急肚疼。

### 孤雁游飞法

从儿大指尖，脾经外边推上去，经肱面左边至肱下节大半处，转至右边，经手心仍到儿大指头止，治黄肿虚胀。

247

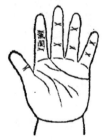

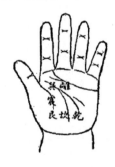

### 掐离宫至乾宫法

从离宫掐起至至乾宫止，

### 揉气关法

气关在食指正面第二节，揉之行气通窍。

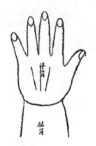

### 按弦搓摩法

用二大指搓儿手与肱之背面各数下，再拿儿手掌轻轻慢慢而摇顺气化痰。

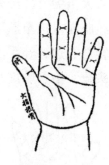

### 老汉扳罾法

一手掐儿大指根骨，一手掐儿大指尖脾经，能消食治痞块。

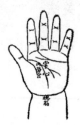

### 水底捞月法

先掐总筋，清天河水医人以四指皆屈。随以中指背第二节第三节骨凸起，浇新汲凉水于儿掌心，往右运劳宫医人，以口气吹之，随吹随推，大凉，一切热证最效。

### 掐威灵穴法

此穴在手背虎口上两旁有圆骨处，遇儿急惊暴死掐此穴，儿哭叫，可治，无声，难治。

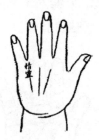

### 掐精灵穴法

此穴在手背无名指小指夹界上半寸，掐之，治痰喘气吼干呕痞积。

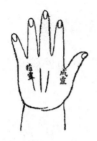

## 凤凰鼓翅法

用两手掐儿精灵威灵二穴，前后摆摇之，治黄肿又治暴死降喉内痰响。

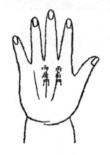

## 掐二扇门穴法

二扇门穴在手背中指上两旁离中指半寸许。如欲发汗，掐心经，掐内劳宫，推三关，汗犹不出则掐此穴至儿手心微汗乃止。

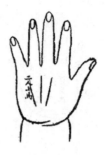

## 掐二人上马穴法

此穴在手背小指上里侧，对手心，兑宫处，是穴掐之能清神顺气补肾水，醒沉疴，又治小便赤涩。

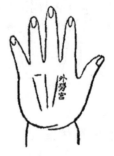

## 掐外劳宫穴法

此穴在手背对掌心内劳宫处即是，脏腑积有寒风热气，皆能和解，又治遍身潮热，肚起青筋，粪白不变，五谷不消，肚腹鼓胀。

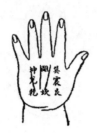

## 运外八卦穴法

此穴在手背对手心内八卦处，运之能通一身之气血，开五脏六腑闭结。

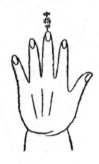

## 掐中指甲法

将儿中指甲上面轻轻掐之，止儿泻。

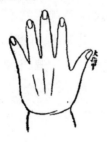

## 揉大指甲法

大指甲为外脾揉之，补虚止泻。

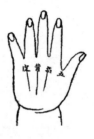

## 捻五指背皮法

将五指背面夹缝上皮轻轻捻之，治惊吓，又燥湿。

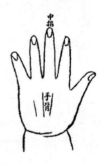

## 刮手背法

从儿手背刮到中指梢，能使儿泻。

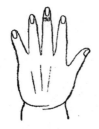

### 掐老龙穴法

此穴在中指背靠指甲处，相离如韭叶许，若儿急惊暴死，对拿精灵威灵二穴不醒，即于此穴掐之，不知疼痛难救。

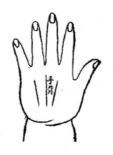

### 揉手背法

重揉手背能平肝和血。

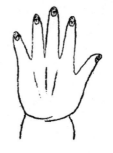

251

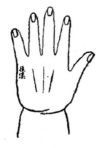

### 推后溪穴法

此穴在手背小指尽处，靠外边向上，推能清小便闭赤，向下推能补肾虚。

### 掐五指爪甲法

掐五指爪甲治惊吓，若不醒再拿精灵、威灵二穴。

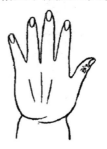

### 掐少商穴法

此穴在手背大指甲向上内侧离指甲如韭叶许，掐之治湿痰疟痢。

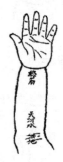

### 清天河水法

天河水穴在内间使穴上，先掐总筋，用新汲水，以手浇之，从此穴随浇，随推至洪池止，洪池穴在肱弯为清天河水又名引水上天河，治一切热证。

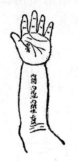

### 打马过天河法

右运劳宫毕屈指向上，弹内关阳池、间使天河数穴，治寒热往来。

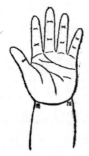

### 分阴阳法

正面掌肱交界之横纹两头，即阴阳二穴小指边，为阴穴，大指边为阳穴，就横纹上两指中分向两边，抹为分阴阳，治寒热往来、鼓胀泄泻、呕逆、脏腑结。

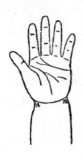

### 和阴阳法

用二大指自阴阳穴两头向中合之，能和气血。

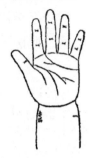

### 掐赤筋法

掌肱交界之横纹上，靠大指边第一赤筋，属火，以应心与小肠掐之，治内热外寒霍乱。

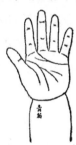

### 掐青筋法

掌赤筋里边第二青筋，属木，以应肝与胆外通两目，掐之，治眼赤涩多泪。

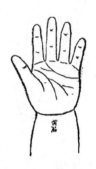

### 掐总黄筋法

总筋即黄筋，乃五筋正中一筋，属土总五行以应脾与胃，掐之，治肠鸣霍乱吐泻。

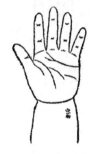

### 掐白筋法

靠总筋边第四白筋，属金以应肺与大肠，外通两鼻孔，胸腹胀满，脑昏生痰，掐之。

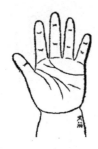

### 掐黑筋法

靠小指边第五黑筋属水，以应肾与膀胱，外通两耳，昏沉，掐之。

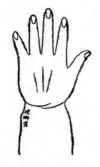

### 猿猴摘果法

摄儿螺蛳骨上皮扯之消食。

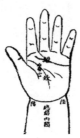

### 黄蜂出洞法

先掐总筋掐内劳宫分阴阳次以左右两大指，从阴阳穴正中处起，一撮一上至内关，又在坎离穴上掐，此法大热发汗用之。

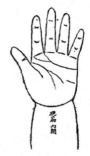

### 凤凰单展翅法

用大指掐总筋四指，皆伸在下大指又起又翻四指如一翅之状，掐至内关，大热，治一切寒证。

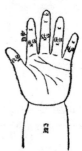

## 飞经走气法

先运五经纹后五指开张在内关打拍，再推心经揉气关，能行一身之气。

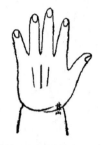

## 掐靠山穴法

此穴在手背大指下掌根尽处，掐之，治疟疾痰壅。

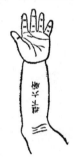

## 推下六腑法

六腑在肱正面男向下推之，为加凉，女向下推之反为加热，阴极阳生也，如推下六

腑三下，必推上三关一下，以应之，若止推不应，男恐过凉有滞，女恐发热有火。

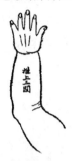

## 推上三关法

三关在肱背面，男向上推之，为加热，女向上推之，反为加凉，阳极阴生也，如推上三关，三下亦必推下六腑一下，以应之，若止推不应，男恐发热有火，女恐过凉有滞。

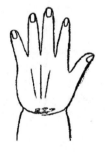

### 掐一窝风法

此穴在手背尽处腕中，掐之治肚疼唇白，急慢惊风，又掐此穴，兼掐中指尖能使小儿吐。

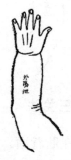

### 掐阳池穴法

此穴在肱背面离掌根三寸是，掐之治风痰头痛二便闭塞赤黄。

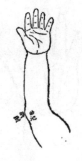

### 掐斛肘曲池穴法

掐斛肘下筋曲池上筋，曲池即肱弯处，掐之治急惊。

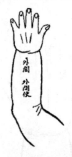

### 掐外关外间使穴法

外关在肱背对肱面内关穴处，外间使在肱背对肱面内间使处，掐之，治转筋、吐泻。

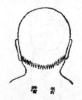

### 揉肺俞穴法

此穴在肩膀骨之夹缝处两边两穴揉之化痰。

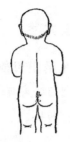

## 揉龟尾法

此穴在脊梁骨尽处，揉之治水泻、膨胀、慢惊风。

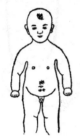

## 搓脐法

以左大指按儿脐下丹田，不动以右大指在儿脐旁周围搓之，治水泻、鼓胀、脐风等症。

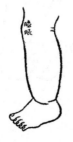

## 掐膝眼穴法

此穴在膝盖里旁，一名鬼眼穴，小儿脸上，惊来急在此穴掐之，若儿身后仰即正。

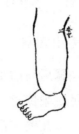

## 掐委中穴法

此穴在膝弯内，儿惊时急，在此穴掐之，若儿身前扑即直。

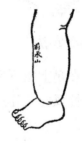

## 掐前承山穴法

此穴在腿下节前面膝下，亦名中廉穴，儿惊风往后跌，在此穴久掐最效。

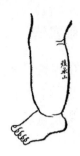

### 掐后承山穴法

此穴在腿后与前承山穴对处，儿手足跳掣惊急，使人隔步轻咬之，至儿哭方止。

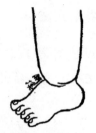

### 掐解溪穴法

此穴在足上腿下之弯结鞋带处，儿惊风吐泻往后仰，在此穴掐之。

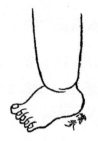

### 掐仆参穴法

此穴在足跟里侧微上处，掐之治脚掣口咬吼喘，左转揉之，补吐右转揉之，补泻又惊又吐又泻，急掐此穴，必止；如儿忽死，将此穴上推下掐，必醒。

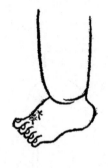

### 掐大敦穴法

此穴在足大趾与足背交界处，儿患鹰爪惊，掐之。

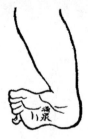

### 揉涌泉穴法

此穴在足心，男左转，揉之止吐，右转，揉之止泻，左转不揉，使儿吐，右转不揉使儿泻，女反是。

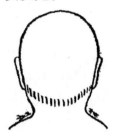

### 掐井肩穴法

此穴在颈两旁靠肩膀骨窝处，不拘何症，推拿各穴毕，掐此，能周通一身之血。

以上共八十六法，临症择而用之，以代药治病，皆极神效。

## 增图考释推拿法　下卷

## 经穴部位考释

### 天庭

神庭（发际）：素注灸三壮铜人灸二七壮，禁针。

主：风痫癫急角弓反张不识人，头风目眩，足太阳督脉之会，为前头筋。

分布：前头神经即三叉神经之第一支也。

### 准头

素髎（面正）：外台，不宜灸，针一分；素注，针三分，主鼻室喘急不利。

督脉所络：当鼻软骨之尖端分歧，口角动脉分布外鼻神经。

## 人中

水沟：素注，针三分，灸三壮；铜人，针四分，日灸三壮；明堂，灸三壮至二百壮；下经，灸五壮。

主：癫痫，失笑，无时不识尊卑，中风口噤牙关不开，卒中恶口歪噼。

督脉手足阳明之会，即上颚骨部，有口轮匝筋，为分布鼻中隔动脉及下眼窝神经之区域，下眼神经者，即三叉神经之第二支也。

## 太阴太阳

丝竹空（巨髎目窠）：铜人，针七分，灸三壮。

主：头痛、目眩、偏正头痛。

手足少阳手太阳三脉之会，为前头筋分布，颞颥动脉前支及颜面神经。

## 内劳宫

劳宫（五里鬼路掌中）：铜人，屈无名指，取之；资生，屈中指取之；滑氏云，以今观之，屈中指、无名指二者之间，取之为允；素注，针三分；铜人，灸三壮；明堂，针二分，禁灸。

主：手痹，热病，数日汗不出。

心包络脉所溜此处，有浅深，屈指筋为第三之掌骨部，有尺部动脉之动脉弓，并手掌部之正中神经。

## 虎口

合谷：铜人，针三分，灸三壮。

主：寒热疟、喉痹、面肿。

手阳明大肠脉所过，有重要之静脉，桡骨动脉并骨神经。

## 小天心

大陵（心主鬼心）：铜人，针五分；素注，针六分，灸三壮。

主：热病，汗不出，手心热，肘臂挛痛，喜悲惊恐呕哕无度，目赤目黄，小便如血。

## 大肠

商阳（绝阳）：铜人，灸三壮，针一分。

主：热病，汗不出，寒热痎疟，胸中气满，手阳明大肠脉所出，有指背静脉，动脉及桡骨神经。

## 心经

中冲：铜人，针一分；明堂，灸一壮。

主：热病，烦闷，汗不出。

心包络脉所出，为总指伸筋连附之部，有指掌动脉及正中神经。

## 肾经

少冲（经始）：铜人，针一分，灸三壮；明堂，灸一壮。

张洁古治前阴臊臭泻汗，行间后针此穴，以治其标。

少阴心脉所出，有指掌动脉及尺骨神经之指背支。

## 威灵

中渚：素注，针二分；铜人，灸三壮，针三分；明堂，灸二壮，主热病，汗不出，目眩头痛，手少阳三焦脉所注相当于无名指之第三节骨后，在总指伸筋之腱侧，有第四骨间背动脉，及骨神经之手背支。

## 精灵

当合谷之上五分许，亦手阳明之脉所经，有重要静脉桡骨动脉，桡骨神经。

## 后溪

铜人：针一分，灸一壮。

主：目赤生翳，鼻衄耳聋。

手太阳小肠脉所注，有外转小指筋重要静脉及指背静脉皆循行支配尺骨神经之分支。

## 少商

（鬼信）宜三棱针刺之；明堂三壮；甲乙灸一壮。

主：烦心，善哕，心下满，汗出而寒，振寒腹满唾沫，唇干，喉中鸣，小儿乳蛾，肺脉所出有拇指内转筋，分布桡骨神经枝。

## 天河水

郄门：铜人，针三分，灸五壮。

主：呕血衄血，心痛惊恐，畏人。

手厥阴心包络脉，占浅屈指筋与内桡骨筋间，分布重要静脉尺骨动脉及正中神经。

## 洪池

曲泽：铜人，灸三壮，针三分。

主：心痛善惊，身热烦渴，涩血风疹。

动脉是心包络脉所入，在二头膊筋之腱间，分布重要静脉、上膊动脉及正中神经。

## 内关

铜人，针五分，灸三壮。

主：卒中风热，心痛目赤。

手厥阴心包络脉主之，占浅屈指筋与内桡骨筋间，分布重要静脉，尺骨动脉及正中神经。

## 间使

素注，针六分；铜人，针三分，灸五壮；明堂，灸七壮；甲乙，灸三壮。

主：恶风寒，怵惕，寒中，掌中热，中风，气寒，霍乱干呕，脉络神经，与内关同。

## 阴穴

大渊（大泉，鬼心）：素注，针二分，灸三壮。

主肺胀，咽痛，赤咋寒咋热。

肺脉所注有长外转拇筋，分布桡骨动脉枝，外膊皮下神经及桡骨神经之皮下支。

## 阳穴

神门（兑冲，中都，锐中）：铜人，针三分，灸七壮；东垣曰：气之在于心者，取之手少阴之俞，神门，同精导气以复其本位，主心性痴呆健忘，郁烦，大小人五痫，手少阴心脉所注，有深掌侧动脉，中静脉交通支及尺骨神经。

## 赤筋

经渠，针入二分，禁灸。

主：疟寒热，伤寒热病，汗不出，暴痹，喘促咳逆上气。

肺脉所行，与大渊为一经，且距离较近，故脉络神经亦同。

## 黑筋

阴郄：铜人，针五分，灸七壮。

主：鼻衄吐血洒淅畏寒，厥逆气惊心痛，霍乱，胸中满。

手少阴心脉之络，为内尺骨筋部，分布中静脉尺骨动脉及中膊皮下神经，尺骨神经。

## 靠山

阳谷（中魁）：铜人，针三分，灸三壮。

主：厥逆头痛，胸中满不得息，寒热疟疾，寒咳，呕沫。

手阳明大肠脉所行，即桡骨与舟状骨之关节部，分布头静脉桡骨动脉支及外膊皮神经桡骨神经。

## 一窝风

阳池（别阳）：素注，针二分，灸三壮；铜人，禁灸，指微赋云，针透抵大陵穴，不可破皮，不可摇手恐伤针转曲。

主：烦闷寒热，手腕捉物不得。

手少阳三焦脉所过，在固有小指筋健之内旁动脉，分布于腕骨手背，其状似网，有后下膊皮下神经即尺骨神经。

## 阳池

外关：铜人，针三分，灸二壮；明堂，灸三壮。

主：耳聋，浑浑焞焞无闻，五指尽痛不能握物。

手少阳络别走手心为总指，伸筋部，分布骨间动脉及后下膊皮下神经与桡骨神经。

按：明堂图，阳池穴，适当手表腕上陷中即本篇之一窝风穴也，而本篇之阳池穴则在外关明堂去腕后二寸是穴，与内关相对，名称虽同，部位大异。

## 外间使

支沟（飞虎）：铜人，针二分，灸二七壮；明堂，灸五壮；

素注，针三分，灸三壮。

主：热病汗不出霍乱呕吐。

脉络神经与外关同。

### 肺俞

甲乙，针三分；甄权，百壮；明堂，灸三壮。

主：劳热，上气，寒热，喘满，骨蒸，肺痿，小儿龟背。

足太阳膀胱所络，有僧帽筋及背长筋，其深层则有后上锯筋，分布副神经及背后枝之肩甲背神经。

### 龟尾

长强（穷骨，骶上，骨骶，气之阴郄尾脆骨，龙虎穴，曹溪路，三分间，河车路，朝天巅，上天梯，橛骨，尾闾，气郄）：铜人，针三分，日灸三十壮；甲乙，针二分；明堂灸七壮。

主：头重，洞泄，痔蚀下部，小儿囟陷，惊痫瘈疭。

足少阴、少阳之会督脉络别走任脉，有大臀筋，分布下臀动脉及尾骨神经。

### 脐

神阙（脐中，气舍）：素注，禁针，灸三壮；铜人，灸百壮。

主：腹中虚冷，泄利不止，水肿鼓胀肠鸣，痛绕脐及肠骨下腹神经。

## 丹田

关元（下纪，此门，脬胦，大中极，小肠募，下盲）：铜人针八分，可灸百壮；明堂，灸七壮。

主：腹胀肿冷，病面赤藏虚，气惫真气不足，腹暴胀按之不下。

亦任脉所络，同为白线部，有小肠动脉，属交感神经丛，亦有下腹动脉及肠骨下腹神经。

## 膝眼

犊鼻：素注，针六分；铜人，针三分，灸三壮。

主：膝中不仁，难跪起。

足阳明胃脉，所溜是处，为膝盖骨之外侧，有膝盖固有韧带中通关节动脉，分布内上腿皮神经及腓骨神经。

## 委中

（血郄）：素注，针五分；铜人，针八分；甲乙，针五分，禁灸。

主：膝痛及拇指腰夹脊沉沉然，遗尿，腰重，不能举。

足太阳膀胱脉所入，分布膝腘静脉及胫骨神经。

## 解溪

铜人，针五分，灸三壮。

主：厥气上冲，瘈惊膝股胻肿，转筋癫疾，烦心悲泣，霍乱。

足阳明胃脉所行是处，又为前胫骨筋腱部，分布前内胫动脉及腓深神经。

## 大敦

（水泉，大顺）铜人，针三分，灸三壮。

主：尸厥，如死遗便不禁，汗出，阴上入小腹足厥阴肝脉所入，为大趾之第二趾骨部，有大趾伸筋，分布趾背及浅表腓骨神经。

## 涌泉

（地冲）：铜人，针五分，灸三壮；明堂，灸不及针；素注，针三分。

主：霍乱，寒厥，泄而下重热，风疹，周身酸痛而心烦热厥。

足少阴肾水所出，为外转拇筋部，乃内足跖动脉，内足跖神经，分布之区域。

## 肩井

肩井（膊井），针五分，灸五壮。

主：中风气塞气逆项痛。

手足少阳，足阳明，阳维之会，连入五脏是处，有僧帽筋分布横颈动脉，外颈静脉及上肩胛骨神经。

按：推拿之法，行施处所，大部在小儿手间，原寸口，为百脉总汇之地，而小儿气血，充盈恒动，彻于寸口之外，故掌之前后，小儿脏腑之脉络存焉；究推拿之理，实参合针灸脉法，二者而成以脉法之义，为体以针灸之法为用。经穴部位，一本明堂，间有成人不适用之经穴，而为小儿所必用者，如内外八卦，五脏六腑，五经纹，无横纹……明堂不载以成人之脉，不能达及此也，虽龙绘堂言脉，有时审至中指，亦只一脉耳，非若小儿之百脉齐会与掌间也，夫明堂之图为针灸，而设针灸乃通治之法，故于小儿特用之经穴则不及焉，是以推拿有不施于十龄以外之禁良有以也。

## 主要学术思想及贡献

《保赤推拿法》系儿科推拿专著，共 1 卷，载推拿方法 86 种。归纳其特点主要有三。

### 一、语浅义显，意在普及

夏云集所论推拿诸法，皆简明扼要，浅显易晓。如议开天门法，指出："凡推，皆用葱姜水浸医人大指；若儿病重者，须以察香末粘医人指上用之。先从眉心向额上推，推二十四数，谓之开天门。"所述虽寥寥数语，然将儿科的推拿方法，包括辅助药物、推拿部位、推拿顺序、推拿次数以及临床应用，叙述得一目了然。又如释分阴阳法，曰："正面掌肪交界之横纹两头，即阴阳二穴。小指边为阴穴，大指边为阳穴。就横纹上，两指中分，向两边抹、为分阴阳。治寒热往来，鼓胀，泄泻，呕逆，脏腑结。"所论文字通俗易懂，颇便于初学者领会掌握，据以施用。

推拿本与针灸相类，颇有效验，且简便易行，因小儿不能配合治疗，服药有一定困难，故儿科用之尤为适宜。但由于历史的原因，此术未能受应有的重视。故世少善本，学者鲜有精通者。甚至有些庸医村妇，术业未精，即"乱推乱拿"，对小儿治病"不唯无益，而又害之"。

夏云集目睹之一现状，十分痛恨那些误人之庸医，深悯一那些无辜的幼儿，故撰此"百姓昭明世书"，"语极浅近，义极显明"，使凡有此书者，均可据以认证施治，"伸有恙之要儿，不至为庸医村妇所害"。云集之良苦用心，十分可敬。

## 二、论述"手法"，简洁全面

"手法"即推拿手法，包括按、压、点、拿、推、擦、摩、搓、拍、抖、摇等多种。夏云集议推拿手法，既简明扼要地论述了各种手法的操作方法，又对运用手法的时间以及操作时的注意事项等进行了比较全面地阐述。如述各种手法，他指出：拿者，总言以医手在儿经穴以用诸法也；推者，医指按儿经穴，挤而上下之也；掐者，医指头在儿经穴，轻入而向后出也，搓者，医指在儿经穴，往来摩之也；摇者，或于儿头，或于儿手，使之动也；捻者，医以两指摄儿皮，微用力而略动也，扯者，于儿皮轻轻频摄之而频弃之也；揉者，医以指按儿经穴，不离其处而旋转之也等等，文字多简洁明了，颇便于习用，具体操作之时，夏云集又告诫医者："己之大指食指皆不可修留爪甲，但以指头肉用力，以防伤儿皮肤"；并认为人之指头箕斗旋纹处有火，若治小儿热证，医者只可用大指头尖，勿以指箕斗旋纹处推拿。关于推拿时间，他主张以下半日为宜，因"上半日阳气正盛，在儿关窍推拿，多不能入"；同时他还强调，医者于用法时，要"具全副善念慈心，无半点浮词躁气"；医手最宜轻稳，不可致儿皮肤疼痛等。夏云集这些论述，既切合实际，又概括全面，对于正确施用儿科推拿手法和提高推拿疗效具有一定意义。

### 三、手法比药，辨证而施

夏云集认为，不同的推拿手法，正如不同的中药一样，具有不同的功用，即"推拿法与药相通"。如"推上三关"，可以代麻黄、肉桂；"推下六腑"，能够替滑石、羚羊；"水底捞月"，功同黄连、犀角；"天河引水"，效如菩、柏、连；"大指脾面旋推"，味似人参、白术；"脾经向下掐之"，性比灶土、石膏；"涌泉右推不揉"，与厚朴、芒硝无异；"一推一揉右转"，与人参、白术无殊；"食指泻肺"，功比桑皮、桔梗；"旋推止嗽"，效赛五味、冬花；"黄蜂出洞"，胜过防风、羌活；"捧耳摇头"，超越生地、木香；"左揉涌泉"，类砂仁、菠叶；"重揉手背"，仿白芍、川芎等等。

271

手法不同，功能有别，其所治病证亦当详分。若不明医理，未辨虚实，昧于寒热，错用手法，则不唯无益，反而有害。因此，夏云集强调，施推拿之法"认证宜确"。如推上三关法，男向上推为加热，宜于寒证；女向上推为加凉，宜于热证；运内八卦穴法，从坎到艮左旋推，属凉，治热，止吐；从艮到坎右旋推六属温，治寒，止泻；凤凰单展翅法大热，主治一切寒证；清天河水法大寒，主治一切热证。揉掐脾经穴法，左旋揉为补，小儿虚弱，饮食不进者宜之；向下掐为泻，脾火诸证宜之。运四横纹法能和气血，宜用于气血塞滞所致的痰弱不饮食。掐外劳宫穴功主和解，适用脏腑积有寒风、热气等等。

此外，推拿次数的多少，亦当因证而别。虽属同一推拿方法，因小儿有大小强弱之异，疾病有轻重缓急之殊，其所用推拿次数亦不相同。儿之大者强者，病之重者，用数宜多；儿之小者弱者，病之轻者，用数宜少，临证须予明审。

总之，夏云集为我国清代一位有一定影响的儿科推拿医家，他的《保赤推拿法》系一部颇有实用价值的儿科推拿著作。该书对于推拿术的总结、普及以及在儿科的广泛应用，均有较大的贡献，值得重视和研究。

## 著述流传情况

《保赤推拿法》，又名《推拿精要保赤必备》。清代夏云集撰，光绪十一年（公元 1885 年）成书。现有光绪十一年刻本等版本。

## 主要参考文献

1. 夏宇祥著，许敬舆释. 增图考释推拿法［M］. 上海：上海中医书局，1955.

2. 蔡永敏. 夏云集及《保赤推拿法》［J］. 按摩与导引，1995（3）：7－8.

# 刘鸿恩

## 生平

刘鸿恩（公元 1821～1887 年），字位卿，号春舫，河南尉氏县人。道光二十七年弱冠举进士，官至陕西布政使。平素多病，故在习儒、做官期间，留心医药，徐春元称其"虽不以医名而实精于医"。同治三年近五十岁辞官返乡，潜心钻研医道，殚思极虑，汇书考证，于光绪六年著成《医门八法》四卷，专论八纲及外感杂病证治方药。因用药善使乌梅，故人称"乌梅先生"。

## 原著辑录

### 医门八法

#### 卷一

#### 阴阳

阴阳之理，莫精于周子太极图说，其在人身，则可以两言概之，曰血曰气，血阴而气阳也。阴阳不和，则气血不调而病生焉，其证有六：曰表证，曰里证，曰虚证，曰实证，曰寒证，曰热证。表与实与热，阳之属也；里与虚与寒，阴之属也。证有阴阳，故脉有阴阳。浮与数阳脉也，沉与迟阴脉也；药亦有阴阳，入气分者阳性药也，入血分者阴性药也。阴阳为医道之纲领，此阴阳之大概也。然阴中有阳，阳中有阴，阴证有阳脉，阳证有阴脉。用药之道，有取其专走阳分者，若杂以阴分药，则其功缓；有取其专走阴分者，若杂以阳分药，则其力分；有阴阳并用者，取其以阴济阳，以阳帅阴，阳阴相助，而其用愈神。医之道通于易，惜予学易之功太浅尔。

## 表里

表者肢体也，里者脏腑也。表证者，证在肢体也，里证者，证在脏腑也。证与病有辨，证者病之标也，病者证之本也，因证可以知病，不可舍病而治证，施以时疫一端言之。憎寒发热，头痛牙痛，皆表证也。邪热分布乃病也，治宜解表以清热；烦躁胀满谵语昏沉，皆里证也，邪热内蕴乃病也，治宜攻里以泻热。证在表病亦在表，不可舍表而治里；若贼在四裔，而剿戮于国中，是谓诛杀无辜，病势将乘虚而陷。证在里而并亦在里，不可舍里而治表。若贼已入室，而徘徊于境外，是谓坐失机宜，病势将郁蒸而内腐。更有证在表而病实在里者，则所轻在表，所重在里。时疫即诸实证皆然，其他虚证，何独不然。表里者，病之部位也，知病之所在，则知药之所施矣。

## 虚实

虚实者何，中庸之所谓过不及也，治之之法，在于损有余，补不足而已。然使认贼作子，认子做贼，则虚虚实实之弊生焉，是不可以察也，在脉有力为实，无力为虚，浮而无力为血虚，沉而无力为气虚，迟而无力为阳虚，数而无力为阴虚。表邪实者，浮而有力；里邪实者，沉而有力；寒邪实者，紧而有力；热邪实者，数而有力；方书谓肾无实证，予谓心亦无实证。目中不容沙，齿际不容芥。心而有实，实者何物乎？即云有热，亦属外来之热，如时疫邪热传入心经，则谵语昏沉是矣，用硝黄以泻热，方为釜底抽薪；用犀黄以清心热，不过滚锅点水。心气不足者有之，无实证也。肝亦无实证。肝之藏血，如笔之含墨，墨少则毫岔，血少则肝张，岔而拔之，愈拔愈岔，张而平之，愈平愈张，此损所不当损也。方书谓诸病多生于肝，肝为五脏之贼，如人中之小人。故五脏之中，唯肝最难调理，诚为三折肱之论。然祇言其难，而不言调理之法，后人每遇血少肝燥诸证，无所适从。诊其肝脉洪大，辄视为有余之证，每用柴胡、青皮以平肝；不思肝血不能有余，肝脉之大，特由肝血之燥，虚证也，非实证也。燥而平之，正系虚虚，适以甚其燥耳。肝主怒，肝燥则不安其常，而肆行克制；肝属木，脾土正其所克，是以先受其伤，于是乎不能消食，而为泻痢，不能消水，而为癃闭，方书于此等证，大率为之健脾，倒悬方急，而不速为解之，虽参术并进，适重其困耳，泻何能止。且为之利水，阴血不足，正系水亏，更服苍猪苓泽，直系竭泽之计，闭何能通。有谓肝木以敛为泻，以散为补者，辄用郁金香附以开郁，其失更甚。若果能救其失，则菲薄方书之嫌，何可重避也，先儒谓良医之功，同于良相；庸臣误国，不啻庸医杀人，间长取其义而绎之。脾土本能融水谷之精，以生气血，犹农民自能耕田纳课，以供国用也。特为肝木所克，脾土失职，水谷入腹，停而不化，是以诸病丛生，道在于敛肝；敛肝则脾舒，融水谷以化气血，有自然而然者，犹大吏能禁暴。农民自乐生，出作入息，倏为太平景象也。方书所载白芍甘草汤，原系此意，然力量微弱，不甚见功。数十年来，凡遇阴虚血少，肝燥克脾之证，谓宜用归地以滋阴，方合虚者实之之义。无奈其虚不受补，更加胀满，因思肝木正在恣肆，施之以补，直不啻助桀为虐。唯有敛之之法，可以戢其鸱张，待其就我范围，然后渐施补剂。可惜无此药品耳。思之既久，忽得乌梅，用以敛肝，应手辄效。推而广之，凡系肝经病证，用之皆效，因名之曰独梅汤。此诚肝木脾土之救星。而予亦可为乌梅之知己也。老学究千虑一得，即自号为知梅学究以自誉，并著此肝无实证之说，肝木有知，亦当许予为知己也。肺亦无实证，脾之实证，其责在胃，吾因而断之曰，五脏皆无实证，唯六腑之胃，乃实证之所聚也，至于小肠大肠膀胱，不过间有实证耳。

### 寒热

寒自寒，热自热，本不难辨，寒热合一则难辨，是宜分以辨之。寒有三，有实寒，有虚寒，有假寒。实寒自外至，如风雪所感，生冷所伤是也。有余之证也，治宜攻散。虚寒由内生，如久病所积，大欲所损是也，不足之证也，治宜温补，要之皆真寒也。真寒之外，更有假寒。假寒者，大热证也，时疫众多有之。时疫初起，阳气为疫邪所郁，不能宣通，以致四肢厥逆，有凉过膝时，必欲拥被向火者，一半日即见热证。此假寒之易知者也。时疫传里之后，应下失下，以致热深而厥亦深，周身俱现冷证，甚有爪甲俱青者，此正所谓假寒也。时疫原系热证，邪热传里，非下不可。然热入太深，正恐下后厥回，至于亡阴尔，吴氏黄龙汤可借用。假寒之证少，真寒之证多。真寒者自可正治其寒，然实寒能变而为实热，虚寒能转而为虚热，是又不可不察也。热有三，有实热，实为本，热为标，治宜泻其实，此承气汤所由设也；有假热，热为标，寒为本，治宜暖其寒，此理阴煎回阳饮所由设也；假热之外，更有虚热，热为标，虚为本，虽虚而不可补，热不受补也，虽热而不可寒，虚不任寒也，此其病由于阴亏血少，其责在肝。肝藏血，血少则肝燥，肝燥则热生，法宜滋阴以养血，唯四物汤去川芎为宜。当归不用全而用身，防其破血也，土炒虞其滑肠也；地黄不用熟而用生，恐其助热也；白芍用醋炒，取其入肝也；尤宜重用乌梅肉，因名之曰乌梅四物汤，盖乌梅最能补肝，且能敛肝，用于阴分药中，功效甚大。凡虚不受补之证，用之尤宜。当真阴失守，虚火上炎之时，须用纯阴至静之剂，万不可杂以气分药以挠其权。待至热退，则为纯虚，法当峻补，仅用纯阴之品，又苦地道无成，必须气分药以为之帅，然唯党参可用尔。合而言之，寒有三，实寒虚寒假寒；热亦有三，实热者泻其实，假热者暖其寒，虚热者滋阴退热，而兼补其虚，治热之法，于是乎始备。

……

## 主要学术思想及贡献

刘氏注重八纲辨证，尤以虚实为要，论实重六淫，论虚重气血，论脏腑则尤重肝经，他认为"诸病多生于肝，肝为五脏之贼"，在治疗过程中重视敛肝补肝，对乌梅的运用颇具特色。刘氏论治瘟疫，尊崇吴又可、戴麟郊，擅以大黄攻下取效，内伤杂病则每取李东垣、朱丹溪、张景岳诸法，且能随证化裁。刘氏不拘泥于古论，他以自己的临床效验为依据，对与自己观点不合者大胆提出质疑，创立新说，也是刘氏学术的一大特色。刘氏晚年汇其近二十年临证经验及研医心得著成《医门八法》一书，该书有很高的临床参考价值，对后世影响深远。

刘氏著《医门八法》四卷，共计七十六篇，约十余万言，成书于清光绪六年（公元1880年），由其子校订，并由其弟子徐春元作序。全书首论四诊八纲及八法之中百法兼备之理，并枚举历代方书、方药之误，剖辨瘟疫治法，以阐扬其学术主张；其后各卷则分别讨论外感时疫、内伤杂症及五官、妇人、小儿、外科诸病证治，汇各家医书，互相考证，举一证为题，每题作论一篇，凡六十二篇。该书组方严谨，用药精当，且文字浅显，通俗易懂，故在民间广为流传，临床用之多获良效。

刘氏非常重视肝在辨证论治中的地位，疑难疾患善从肝治，尤擅长敛肝补肝之法。他认为："肝为五脏之贼，如人中之小人……最难调理"，故诸病多生于肝，肝经之病其害及于诸经，其证每多蜂生，而阴虚肝燥，肝木纵横为疾病之源。在治肝时他主张以敛肝、补肝为主，两者之中，尤以敛肝为要，他认为："肝无实证，肝之克脾，非肝之有余，乃肝之不足，宜补不宜平，宜敛不宜散。"其治疗的根本大法是养血润燥，收敛肝气，肝敛则气逆乱平，木不鸱张则脾胃舒展，气血自能和顺，诸病易愈。

刘氏论述瘟疫证治六篇，大多尊崇吴又可、戴麟郊之说，他在《自序》中说："自汉迄明，名医辈出，奚啻数百十人？其论证不误，立方有效者，仅有著《瘟疫论》之吴又可、著《广瘟疫论》之戴麟郊二人而已。"刘氏继承了吴、戴二者治疫的理论，他采两家之长，尤其于攻下诸法，颇有心得，擅以大黄攻下取效。他认为：疫疠之邪，其性迅烈，最多传变，疫证传里，必用大黄方能清下，且必以重剂大黄为主，辅以槟榔、厚朴等药以助其力，所谓"瘟疫传里非下不愈"是也。若邪毒壅盛，攻泄之后，仍可再攻，直至邪衰为止，对阴阳俱虚之人，则要攻补兼施，攻下之后注意调养。刘氏对瘟疫愈后的遗患也颇为重视，提出预防劳复、食复、自复等三复，并设方药治法。

刘氏诊治疾病，不是从症状入手，举用治标之品，而是求其所以，治其根本，其辨证尤善察病证之微，其治病以有效、速效、巩固疗效为最高原则，每多采用内外兼治之法，且注重病后调理。刘氏在用药方面不拘泥于古论，而是以自己的临床效验为依据，以药物的性味功能为准则。刘氏对乌梅的应用更有独创，他认为：五味子其性不纯，山楂有耗血之弊，唯乌梅其性纯正，可以多用，可以独用，乌梅最能补肝，且能敛肝，凡肝经病证用之皆效，亦可用于吐血、泄泻及妇科诸疾。刘氏在临证中以乌梅取效者良多，其代表方剂是独梅汤，用治阴虚肝燥之痢疾、泄泻、吐血、鼓胀等病甚效。刘氏对大黄的应用亦颇具特色，对一切实证，不论伤寒、温病，刘氏均主张及早用大黄攻邪。他将"舌苔的有无、苔色的黄白"作为是否应用大黄攻下的依据；对于实热之证，力主用大黄攻逐实邪，如此则实去热消。他还强调，若非实证，大黄为应禁之药，瘟疫初起，大黄为必忌之品。

敢于疑古是刘氏学术思想的一大特色，他认为古书中讹误颇多，如提出方书中误将《天元玉册》《本草》《灵枢》等书为伏羲、神农、黄帝而作，乃系托名。刘氏对与自己意见不合的古今名医大胆提出质疑，对仲景学说的评述亦是直言不讳，他在书中多次对《伤寒论》条文提出异议，但他主张以"感冒"代替"伤寒"，取消"六经辨证"等论点多有偏颇。刘氏批评戴氏《广温热论》有三失："不敢正言张仲景之失一也；不敢直斥桂枝麻黄汤之误二也；借《伤寒论》做陪衬，以示瘟疫忌用热药，风寒宜用热药者三也"。经刘氏批评质疑的古医书尚有《保产辑要》《达生篇》等多本。刘氏的一些论点虽有偏激，但其敢于疑古、敢于创新的精神是难能可贵的。

## 著作流传情况

《医门八法》四卷成书后在尉氏、通许、杞县等地流传甚广，后因兵乱灾荒，印本流失几尽。幸得尉氏县卫生局搜获得手抄本数种，几经对照补漏，重印成帙。现存清光绪六年石印本及1986年中医古籍出版社之影印本等刊本。

## 主要参考文献

1. 中国医籍大辞典编纂委员会. 中国医籍大辞典［M］. 上海：上海科学技术出版社，2002.

2. 韩冠先，连华敏．刘鸿恩学术思想初探［J］．河南中医，1994，14（1）：8－9．

3. 毛德西．刘鸿恩及其《医门八法》［J］．河南中医，1986（4）：39－42．

4. 贾燕平．刘鸿恩应用大黄的经验［J］．河南中医，1998（5）：276．

5. 刘冠玮，侯恒太．刘鸿恩《医门八法》探要［J］．河南中医药学刊，1994，9（1）：18－19．

6. 刘霖，刘道清．刘鸿恩及其《医门八法》［J］．四川中医，2006，24（11）：29－30．

# 王燕昌

## 生平

王燕昌（公元 1831～1895 年），字汉皋，河南省固始县人。王氏出身于中医世家，至王燕昌已历七世。现存的著作只有《王氏医存》，另有《验方新编校正》和《千金鉴》二书，未能付印，下落不明。《王氏医存》一书是王氏回忆整理先辈的医术经验，汇编成册，该书可以概括为医论、医话、医案、验方、医经札记等五个部分，是王氏一门临床经验和心得体会的结晶，切合临床，方便实用。

## 原著辑录

### 王氏医存

#### 卷一

#### 中气约言

人受天地之中以生。中者，赞河洛为中土，生物之始气，又曰元气。此气未兆，是曰无极；既兆，是曰太极。宋玉小言赋无朕之中，微物潜生，视之无象，观之无名是也。太极动而生阳，静而生阴。阳则为气、为热；阴则为血、为寒。热发为火，寒凝为水。阴足配阳则气平，阳足配阴则血平，故不病。

中气在身，自动自静，出没有处，生发有时。清阳上升，浊阴下降。阴降于肾，凝而为精；阳升于心，发而为神。心愈用而愈灵，极则神虚，肾愈泄而愈流，极则精竭。神虚则头重，精竭则足痿，耄老至矣。

中气生阳而化温暖，生阴而化清凉。以温暖、清凉之重轻，占动静之强弱，即以动静之强弱，占中气之盛衰。中气盛，则动静俱盛，神气壮健；衰则俱衰。故一动则由温至暖，化神化气，遍蒸诸虚，比未及热燥，而动极欲静矣；一静则由清至凉，化液化血，遍润诸实，比未及寒冷，而静极欲动矣。其动也，不疾、不徐、不壅、不滞，如蒸气之渐融腔，充盈无馁；其静也，非歇、非结、非消、非化，如流水之渐盈科，涵濡不溢。动不可遏，静不可挠，其机然也。故温属木，肝司之；暖属火，心司之；清属金，肺司之；凉属水，肾司之；其率之各效厥职，无过不及，属土，脾司之。故温不足则木郁，温太过则木摇；暖不足则火减，暖太过则火炽，清不足则金燥，清太过则金顽；凉不足则木涸，凉太过则水凝；四者有一失职，而土即不足为率。故四者强，土皆受其损；四者弱，土皆随之虚。唯土能自强，四者皆受生而和顺，苟土自弱，四者之病百出矣。然所由为病，乃在中气，动胜静，则真阴不足，其病皆阴虚火盛；静胜动，则真阳不足，其病皆阳虚火弱，动静俱衰，则真元亏损；多动静俱盛，则诸病不生。若有动无静，则孤阳猖獗，有静无动，则纯阴用事，皆立死矣。

## 中气分为精气神

一中气也，而三其名。氤氲而充塞于身，曰气；灵慧而光莹于身，曰神；凝融而温养于脉络，曰精。盖阴阳之中，精、气、神俱在也。保守精、气、神，即保守中气。精、气、神伤，即中气伤也。

思虑伤神，怒叫伤气，淫欲伤精。死于伤神、气者少；死于伤精者多。人皆指肾水为精，非也。精乃中气之凝，融和涵养放百脉之中。肾乃脏腑肉团之一，脏腑各有津液，癸水乃肾之津液，岂精乎？当交媾时，心君骏发其令，百体齐应，神为之凝，气为之聚，全精俱动；及将欲泄，百脉精力猛聚百会穴中，头身炙热，直由玉枕下窜脊中，箭疾而达命门，炙得肾水猛沸，包裹精气而顿泄入子宫。然则肾水特包裹精而同泄者，而精乃一缕暖气尔。此暖气，便是结胎之真种，即己之性命。若滥淫无度，非零星抛性命乎？

……

## 卷四

## 君臣佐使

《内经》君臣佐使，以铢两论，不皆以药品论。四诊既详，病情已定，先其所急，后其所缓，救其已伤，固其未伤，或专用成方，或酌应加减，或另制新方，务须活法，期于中病，不得稍存偏见。如四君子，古来补气主方也。若气虚则左寸、右关俱弱，宜重用参为君；若右关弱，左寸未甚弱，虽气虚而心有热也，若参多则助热为害矣，宜重用术为君。又如萹蓄、车前，皆使药也。若热蓄膀胱，则宜以此为君；又如水溢脾土，宜以茯苓为君；多风塞肺窍，宜以前胡为君；寒中经络，宜以附子为君；寒中肾阴，宜以肉桂为君；寒凝脾胃，宜以干姜为君；寒结肝血，宜以吴茱萸为君；湿郁脾经，宜以茵陈为君；阳暑自汗，宜以条参为君；阴暑无汗，宜以香薷为君；燥伤津液，宜以乌梅为君；燥生肝热，宜以白芍为君；燥生胃热，宜以石膏为君；心火灼肺，宜以山栀为君；心火助肝，宜以黄连为君；胆热生火，宜以柴胡为君；湿痰上涌，宜以半夏为君。如此之类，皆因一病自有治之之主药、佐药尔！又有只用一品、二品之方，或互相助，或各为力，或取彼此相制、相使，务期有当于病也。运用之妙，在乎一心而已。

君臣佐使，于虚人则有两用，标、本是也。若标急本缓，则以君、臣药治标，佐、使药固本；若本急标缓，则以君、臣药治本，佐、使药治标。若治壮人，但皆标药，然古方亦各固本，如甘草、红枣、麦冬之类是也。

285

四物，血分主方也。归多则重在温血；芍多则重在平肝；地多则重在凉血；芎多则重在升散。又如一食疾也，实则大黄泻之，虚则术、苓补之，新停则饥之，久积则消之，皆可愈也。大凡一经病，诸经皆因之亦病，若深心细裁，果能得其病之主脑，则药之补泻消解，任用皆当。故向来名医，或偏于补肾，乃见为先天果虚也；或偏于补脾，乃见为后天果弱也，或偏于用二陈，乃见为气血瘀滞而不运，痰化自愈也；或偏于用柴胡，乃见为气血郁结而不开，利其机关自愈也。他如偏于消导、偏于攻下、偏于清润、偏于逐寒、偏于清热之类，各有心得。愈病之权，其妙皆在药品之加减，铢两之重轻，互为君臣佐使也。

……

## 卷八

### 老年证治说

老年津液亏则生燥，故有头晕、耳聋、发白、眼花、怔忡、健忘、不寐、久咳、口臭，一切上焦热证，皆燥也。又有大便干结、小便数赤，则燥热在二肠。又有口渴，而多饮茶水则作胀闷，食干物则噎而难下，燥热在上脘。凡诸燥热证，皆不可认为实火。盖津液乃生化之源，人身内外赖以滋濡，况老年真阴不足以化生津液乎？亟须保养真阴，生津润燥，则上下一切假热证自愈。若但曰水不胜火，直补其水，则必作寒泻，中气易陷矣。若但曰脾胃弱，直补其土，则津液被茯苓所渗，而燥更甚，纵教胃热能食，而脾虚不化，积滞生矣。若但疏达肝木，则疏泄令行，易汗、易尿、易泻，津液益亡而燥益盛。若清理胃土，中气本虚，又受抑遏，必作胃寒之证。若但清其肺金，金冷不足以生水，而微阳受制，必生畏寒、手足冷等证。

老年病愈之后，亟须峻补元气。若元气足，则动而生阳而真火发，静而生阴而真水潮，神力自健，津液自生。神力健则周身爽利，醒睡皆安；津液生则口体滋濡，渴烦皆免。加以清补肺金而勿用寒凉，舒畅肝木而勿用热燥，使金自生水无待于补水，木自生火无待于补火，每日饮食留心，调养脾胃，务求胃强能食，而不致饱闷、嘈杂、吐酸、嗳呃，脾健能消，而不为飧泄、燥结、腹胀、脐疼、尿赤，斯真老当益壮矣。

# 卷九

## 肥人多痰

肥人多痰，大半因湿。如兼热郁，则痰上瘀作痛肿；如兼寒滞，则痰下注作痿软；若伤酒，则痰浸淫于肌肉而四肢不遂；流溢于肠胃而二便不匀，若伤淫，则腰腿酸痛。盖不病则津液为脂膏，病则作湿酿痰也。

## 肥人勿破气血

肥人诸病，忌用破气、破血之药。其动而喘者，乃隧道被脂膏瘀窄而气不宣畅，非气盛也，破气则痿。其咯血、牙血、鼻血、便血者，亦多由三焦气壅，变生热燥，致伤血络，且嗜饮则生湿热，郁怒则生肝热，非血盛也，破血则赢矣。

## 肥人之痰由湿与积非火非风

肥人痰多，由湿与积，非火也。其发颤者，气隧既狭，痰涎复壅，而卫气滞碍，非风也。其失跌者，乃痰涎灌引隧道，闭塞关节，初觉四肢无力，转侧不便，久则全身僵重，伸屈亦难，一旦勉强动作，偶然失足，则周身气血奔驰于狭隧之中，壅瘀于痰涎之内，遂致五官歪斜，四体动摇。其脾困于湿者，肉栗舌强，身不能动，因系湿痰，非火、非风，故不疼不麻也。

## 肥人湿在于脾痰生于胃

肥人之病，皆因脾湿致胃生痰。湿淫于内，溢及四肢；痰逆于胸，串遍腠理。湿伤乎实，痰害乎虚。当其胃无痰时，气常下降，上脘清空而能食；脾无湿时，气常上升，下脘温和而能消。待至脾受湿伤，不能消食，宿食唯在胃滋湿生痰；脾受湿则气下陷而不能温升，胃生痰则气上逆而不能清降。盖肺中之痰，由咳而出；胃中之痰，必由呕泻乃出。若不呕、不泻，则全无出路，唯有随胃上逆之气，胶延胸膈，乘卫气之隧隙，浇灌腠理而已。是知痰虽在胃，而生痰固由脾湿也。欲治此痰，当早健其脾，使不伤湿，痰无由生；或初觉生痰，速治脾湿，湿愈则痰不更作，然后益健其脾，不再伤湿，亦妙。若只治痰，则湿在而痰可复生；若误作热痰而用寒凉，则脾气益败。治之不早，待至痰串腠理，岂白芥子等能消乎？

## 主要学术思想及贡献

王氏认为：作为一个中医，必需品学兼优。《王氏医存·临证》中说："医有八要：一要立品；二要勤学；三要轻财；四要家学；五要师承；六要虚心；七要阅历；八要领悟。"八要中首重医德，并举例说："诊室女视如侄女，诊幼妇视如姊妹嫂娣。故在闺门言病，则有引证比例，无谈笑戏谑。"

阐发中气，研究命门。王氏重视中医理论，用理论指导临床实践。他对"中气"——精、气、神的奥旨多所阐发，认为中气是由精、气、神构成的，充满全身并能推动机体活动的动力叫气；聪明智慧反映在人体叫神；凝聚融合、温养血脉经络的物质叫精，强调保守中气——精。认为命门是有形之物，居两肾之中，是全身经络起始的地方，人体机能活动源于命门，这样就使耳能听，目能视，口能言，鼻能呼吸，全身血液能流通，从而保障了人体健康。

王氏认为："脉者，中气之见象，中气灌注于脏腑，串满于经络，散扬于肌表。中气病则身病，中气不病则身不病。"

"一病之脉干涉各部"，故上述分属，不可机械固定，而当机圆治法。如"左寸浮，可主小肠，亦可主膀胱、胞中……若病在上，则脉见于寸；若病在下，则脉见于尺"。"杂病脉多见于两寸两尺，时疾脉多见于两关。"兼脉论辨。王氏不但如实记录脉象，且论脉之精妙，令人叫绝，大有仲景遗风。如脉见"右寸洪滑而细"，论为："右寸洪，肺热也；洪而滑，又有痰，而中有一线之细，是其虽细而力强，乃能见象于洪滑之内，主上焦有痛，不为促、结、弦、大。而为细，其痛是郁热，非实火。治宜解郁，清肺，化痰。不宜寒凉，不宜攻伐，余仿此。"

王氏提出"以症为据"的诊断原则，论脉之时，无不贯穿着此精神，强调"临证须合四诊乃能分晓""有谓不须望闻问，但一诊脉即能悉病者，欺诊尔"。

强调药性、处方灵活。王氏在临证中处方用药强调一个"活"字，他在《王氏医存·君臣佐使》中指出，"四诊既详，病情已定""务须活法"处方。"四君子，古来补气主方也，若右关弱，左寸未甚弱。虽气虚而心有热也，若参多则助热为害矣，宜重用术为君。"他还认为处方中的君臣佐使，应根据证情而定。他说："愈病之权，其妙皆在药品之加减，铢两之轻重，互为君臣佐使也。"体现了处方须活的原则。

王氏论治老年病，处处谨记老年人"元气不足、五脏俱虚、阴虚阳亦微"的体质特点。书中以论杂病为主，兼及温病瘟疫，对妇、儿科病的证治亦多反复阐发；诊法强调四诊合参；辨证时以症为主，注重脉与症；论及基础理论中的精气神、命门、病因病机，以及治则、治法、方药等。其所选医案，本着"名医立案，各有心得"的精神，介绍了自己的临症经验与心得体会。所选验方，有古方，也有民间单方，均务求实效，并有便、廉之优点。

王燕昌治疗的肥胖病思想，将王氏对肥胖病的认识从脉象多细而并非虚证；病机多为"湿在于脾、痰在于胃"，皆由聚湿成痰而致；症状表现为湿聚成痰，随气上下，外则皮肤腠理发为浮肿、痈疽，内则三焦五脏伤及脏气；治疗则以健脾为主，进行了概括。

王氏对鸦片成瘾性的治疗，提炼出了王氏对鸦片性味的认识以及成瘾后的治疗手段。王氏认为"鸦片苦香，助火凝血散气"。在病机上，王氏认为"瘾者上焦皆燥痰，中焦皆积滞，下焦皆寒湿"；在治法上，王氏提出"渗湿、化痰、润燥、消积、固肺、健脾，乃治瘾者要法"；在用药禁忌上，王氏告诫鸦片成瘾者对大辛大热、苦寒攻下、辛温发表、燥湿化痰、香散理气、消导散结之品皆不能耐受，用之则生变端。

在对老年体质和养生方面，以阴阳俱亏说论体质，中气动静说论养生，内燥假热说论病机，值得学者揣摩。王氏论治老年病，处处谨记其体质特点——元气不足、五脏俱虚、阴虚阳亦微。摄生强调固元；治疗重脾肾；时时警惕危（脱）症；治燥弃苦寒而专事清润；治实热亦决不专施苦寒纯凉剂，且能清之适度；论补妙在掌握时机及体质的个体差异；对肠热实邪，敢于攻逐。

## 著述流传情况

据《中国医籍通考》记载，王氏著作仅有《王氏医存》一部，有清同治十年辛未（公元 1871 年）皖城刻本、清同治十二年癸酉（公元 1873 年）刊本、清同治十三年甲戌（公元 1874 年）皖城黄竹友斋刻本、清光绪元年乙亥（公元 1875 年）刻本、抄本。1983 年江苏科学技术出版社出版的现代版本，由王新华等人点校。

## 主要参考文献

1. 娄蓓蓓，徐江雁. 清代河南名医王燕昌研究概况 [J]. 中国中医药现代远程教育，2014，12（11）：26 - 27.

2. 张学义，白秀玲，梁春梅. 浅谈王燕昌对中医性医学的贡献 [J]. 内蒙古中医药，1995 增刊：99.

3. 龚继明. 试论王燕昌论治老年病的几大特色 [J]. 四川中医，1994，12（8）：3 - 5.

4. 洪必良. 浅探王燕昌防治老年病的学术思想 [J]. 江苏中医，1991，23（4）：38 - 40.

5. 曹鸿云. 王燕昌及其《王氏医存》[J]. 河南中医，1985，27（3）：35 - 36.

6. 冯志海.《王氏医存》论肥胖 [J]. 光明中医，2008，23（9）：1265.

# 张朝震

## 生平

张朝震（约公元 1830～1888 年），清代临床医学家，字东川，河南省渑池县人。少年时期初攻儒学，及至弱冠，开始对医学产生兴趣。他放弃一般青年人所向往的考举活动，发奋研读古典中医名著，并泛览历代方书。虽然缺乏名师指导，但由于刻苦学习，很有心得。特别是在临床方面，由于他对医术的精益求精，不少危重怪症，往往应手而愈。张朝震平日淡泊寡言，不求名利。他在中年以后去山西潞城，光绪十一年（公元 1885 年）主管潞城捕廉，公余为人治病。所撰《揣摩有得集》一卷，共载方 101 首，其中小儿科 37 首，妇科 21 首，男科 33 首，外科秘传奇方 10 首。载方虽少，然皆张氏"三十年历经亲验之方"。光绪十四年（公元 1888 年）在友人刘鼎新的赞助下，此书刊行问世。

## 原著辑录

### 揣摩有得集

#### 小儿科

小儿初生，虽属纯阳，而未受五谷，脾胃嫩弱，如有病证，切忌攻下凉散之药，使元气受伤，转轻为重，慎之慎之，总以和中养脾为主。弥月及周岁，正值乳食之际，而饥饱寒热，须要培养得宜，方保无疾永年。盖揣臆少有不当，则变幻百端，或致呕吐不食，或发烧昏迷，或手足发凉眼闭，或口流淡水，或惊搐不安，或喘嗽鼻煽，或泄泻肚胀，则种种不一，此即急惊慢惊之证成矣，总属中气之伤。脾胃之虚，决不可服风药凉药，使小儿之受害无底，宜服温中健脾之剂则愈，而千百之中，可保无一之失。迄至稍长三四岁，时则饮食之不节，寒暑之不慎，往往多致疾病，而各处之风土不一，须要因地制宜，详细辨清，以证查方，庶几无误。余不揣愚昧，按证集方，仰祈大儒方家，请尝试之。则信吾之不敢欺世也。方开于后，临证查对，斟酌服之，斯以自序。

### 吐乳散

治小儿脾胃积滞，乳食则吐，受寒则吐，受湿则吐，受热则吐，此方服之皆宜。或夏天或南省，加伏龙肝一钱，云苓一钱，竹茹一分，无不神效，其余照方服之。

扁豆钱半，炒　蔻米三分，研　砂仁三分，炒　法夏三分

水煎。

### 呕吐散

治脾胃寒湿，生来面色青白，或秋凉冬寒之日，或春寒不时，或夏月雨天过多，以致气虚寒邪入里，或吃寒凉之物，以致脾胃受伤，多有此病，服之即愈。

白术一钱，炒　云苓一钱　蔻米五分，研　法夏一钱　扁豆三钱，炒　炙草五分　煨姜一片　伏龙肝一钱　饮水煎。

### 惊搐散

治小儿急惊慢惊，口眼歪斜，手足发搐，天吊痰喘，此系脾胃虚寒，气血双亏之症。往往以风药治之，百无一生，服健脾温中气血兼补之剂，千无一失。

潞参钱半　白术一钱，土炒　茯神一钱　蔻米五分，研　法夏一钱　枣仁一钱，炒　归身一钱　川芎五分，炒　冬虫草五分　橘红三分　炙草五分　大枣一枚，烧黑去胡　水煎。

### 咳嗽散

治小儿脾寒肺虚，精神短少，口舌不燥，动则嗽重，静则嗽轻，不论四季，服之皆效。唯冬天则去枇杷叶，加虫草五分。

白术一钱，土炒　云苓一钱　法夏一钱　杏仁一钱，去皮尖，炒研　橘红五分　归身一钱，土炒　炙草三分　枇杷五分，去毛，蜜炙　煨姜一片　水煎。

### 发烧唇干煎

治小儿浑身发烧，面带红色，昼夜不安，或咳或不咳，或呕或不呕，总因感冒使然，照方服之即愈。

洋参五分　归身一钱　川芎五分，炒　扁豆钱半，炒　蔻米五分，研　葛根三分　银柴胡三分　桔梗三分　生草三分陈皮三分　生姜一片　水煎。

### 和中汤

治小儿脾胃受伤，内有积滞，小便不利，身体发烧，肚腹按硬而兼渴，服此汤即愈。

扁豆钱半，炒　云苓一钱　白芍一钱，炒　青皮五分，炒蔻米五分，炒　谷芽一钱，炒　神曲一钱，炒　滑石三分　白术一钱，炒　生草五分　水煎。

## 六君温脾汤

治小儿脾胃受寒，面色发白，四肢清冷，口流淡水，肚软泄泻，禁忌克散之药，健脾则愈。

潞参三钱　白术二钱，炒　云苓一钱　砂仁一钱，炒　陈皮三分　扁豆二钱，炒　山药二钱，炒　谷芽钱半，炒　龙骨一钱，煨　炙草五分　煨姜一片　大枣一枚　水煎。

## 面色黄瘦散

治小儿内有积聚，痞块胀满脾疳，总属内伤虚热之象，即有发烧，亦因内积之故。

扁豆三钱，炒　青皮七分，炒　蔻仁五分，研　鸡内金五分，炒　槟榔五分　谷芽一钱，炒。

## 面色白瘦散

治小儿气虚体弱，火不生土，脾肺不足，白兼青色，主慢惊，乃脾寒之甚，谨防泄泻，服此散自然强壮。

小米锅巴四两　蔻米五钱，研　砂仁五钱，炒　莲肉二两，炒　扁豆一两，炒。共研细末，用红糖和成块，每天早晚服二钱，开水送下。

## 温中汤

治小儿脾肺之虚，咳嗽不安，以温中健脾，俾土生金，不治嗽而嗽自愈，不治喘而喘自止，切忌表散凉药。

白术一钱，炒　诃子肉五分，炒　冬虫草五分　法夏一钱　杏仁一钱，炒　胶珠六分　云苓一钱　蔻米五分，研　炙草五

分　水煎冲入红糖三钱服。

### 撮口脐风散

治小儿初生为风寒所侵，遂至聚唇撮口，眼闭口噤，啼声如鸦，抽搐天吊，皆云不治之症，不思乃寒气入里，肚疼难忍，此方不论似风似痰，总以温中止痛，百无一失。

扁豆一钱，炒　法夏五分　蔻米三分，研　木香三分　干姜一分　附子片一分　上元桂一分，去皮，研　小茴香三分，炒　生草三分　水煎服一二次，自愈。

### 胎毒散

治小儿初生浑身湿烂，乃胎毒也，急以此散搽之，立愈。

五倍子三钱，焙黄　白芷三钱　花椒三钱，炒，去子　枯矾一钱　共研细末，香油调搽。

### 暑风散

治小儿夏月风火咳嗽，唇焦口干，浑身发烧，昏迷不醒，以润肺生津，则嗽自止，不可用风药治之。

冬花钱半，蜜炙　贝母五分，去心　枇杷叶一钱，去毛，蜜炙　橘红三分　天竺黄五分　玉竹一钱，蜜炙　归身一钱　犀角三分　生草五分　蔻米三分，研　胆星一分　藕节一寸　饮水煎。

### 秋风散

治小儿七八月天燥无雨，感冒咳嗽，以清金润肺，养血润燥，不可用风药凉药。

杏仁一钱，炒　云苓一钱　归身一钱　橘红五分　诃子肉六分，炒　生草四分　枇杷叶一钱，去毛，蜜炙　天竺黄五分白芥子三分，炒　水煎。

### 加减桂枝汤

治小儿感冒风寒，吐泻慢惊，先以温表即愈，鼻塞手凉，服之神效。

桂枝钱半　白芍一钱，炒　炙草一钱　蔻米五分，研　扁豆钱半，炒　生姜一片　大枣一枚引。

### 加减柴胡汤

治小儿头面发烧，通身发热，唇红口干，乃感冒内有热也，禁用攻下，和解即愈。

银柴胡七分　当归一钱　川芎六分，炒　葛根五分　蔻米三分，研　法夏五分　杏仁六分，炒　酒芩三分，炒　生草四分　姜一片　枣一枚　引。

### 加减平胃散

治小儿头热，手热，手心干热，内积有食，外受感冒，服之即愈。

扁豆一钱，炒　苍术一钱，炒　苏梗三分　陈皮五分　归身一钱　槟榔一钱　蔻米五分，研　川朴三分，炒　炙草四分　酒芩三分，炒　姜一片　水煎。

### 暑寒煎

治小儿夏月因天雨过多，或天时不正，感受寒凉，或体弱受阴寒之侵，或吐泻，或手足凉，或面唇发白，不可用凉散药，服温中汤即愈。

潞参钱半　白术一钱，土炒　法夏一钱　蔻米五分，研　木香三分　官桂一钱　云苓一钱　干姜三分　炙草一钱　姜一

片 枣一枚 引。

### 补脾汤

治小儿久病，面黄肌瘦，头发稀少，服此方自愈。

潞参钱半 白术钱半，土炒 云苓一钱 白芍一钱，炒 川芎五分，炒 归身一钱，土炒 蔻米五分，研 陈皮五分 炙芪一钱 炙草五分 扁豆一钱，炒 姜一片 大枣一枚 水煎。

### 调中汤

治小儿伤乳食，伤后脾胃虚，哕吐泻。

潞参钱半 白术钱半，炒 云苓一钱 蔻米五分，研 炮姜五分 砂仁八分，炒 木香一分 官桂一钱 扁豆一钱，炒 炙草五分 水煎。

### 温中汤

治小儿体弱，脾胃虚寒，吐泻，面色青白。

潞参钱半 白术钱半，炒 炙草五分 炮姜五分 蔻米五分，研 公丁香一分 水煎温服。

### 助胃汤

治小儿脾胃虚寒，以致吐泻，饮食不化。

潞参钱半 白术炒半钱 云苓一钱 炙草五分 山药一钱，炒 公丁香三分 砂仁一钱 木香三分 蔻米三分，研 肉蔻三分，煨 水煎。

### 人参白术散

治小儿虚热而渴，面色黄白，精神短少，饮食不进。

潞参三钱 白术三钱，炒 云苓三钱 炙草一钱 陈皮一钱 蔻米五分 谷芽一钱，炒 白芍一钱，炒 扁豆三钱，炒共为细末，每服三钱。

### 白术散

治小儿自汗盗汗，乃心虚血热也。

白术一钱，土炒　茯神一钱　枣仁一钱，炒黑　归身一钱
洋参五分　龙骨一钱，煨　浮麦一钱，炒　水煎。

### 调元散

治小儿蒸变，脾虚不乳，吐乳多啼，欲发慢惊。

潞参一钱　白术一钱，炒　陈皮三分　蔻米三分，研　藿香
三分　扁豆一钱，炒　法夏一钱　炙草四分　伏龙肝一钱　水煎。

### 当归散

治小儿夜啼不乳，或心肝热，服之皆效。

潞参一钱　当归一钱　白芍一钱，炒　炙草三分　桔梗五
分　陈皮三分　蔻米三分，研　水煎。

### 痢疾奇方

治小儿一切暑热痢疾，或红或白，或兼呕不食，服此方
神效。

扁豆钱半，炒　当归身五分　姜连三分　青皮五分　白芍
五分，炒　槟榔五分　焦楂一钱　黄芩五分　川朴五分，炒
半夏五分　地榆五分，炒　木香二分　滑石五分　生草五分
水煎，冲入红白糖三钱服。

### 肿脖喉痛方

此症多得于久旱不雨，久晴不雪，阴阳不和，以致血不养
肝，而有此证，绝不可用发散攻下之药，则以轻为重，总则养
血败毒，不论喉内有蛾无蛾，肿之轻重，服此方神效。

蒸首乌九钱　当归三钱　川芎钱半，炒　生地二钱　土茯苓三钱半　射干一钱　土贝母一钱　连翘一钱　乌梅肉五分　人中黄一钱　百草霜五分　霜桑叶五分　竹叶灯心饮水煎，如肿甚一日两剂服之，不可加减，百无一失。

### 肿脖子喉痛阴寒方

此症因久不雨雪，以致阴阳不和，血不养肝，而天色不正，多带寒气逼人，虽有肿脖喉痛之证，口不发焦，而舌带白色者，乃阴寒入里也。

蒸首乌八钱　当归五钱　川芎三钱　生地一钱　射干一钱　土茯苓三钱　土贝母三钱　连翘一钱　乌梅肉一钱　人中黄一钱　干姜五分　附子片五分　上元桂五分，去皮，研　竹叶灯心引水煎。

### 异功散

治小儿脾胃虚寒，吐泻不食。

潞参一钱　白术一钱，炒　云苓一钱　陈皮五分　炙草五分　蔻米五分，研　姜枣引水煎。

### 温中汤加减

治小儿受寒，四肢清冷，鼻流清涕，或哭不安，即中寒肚痛。

白术钱半，炒　法夏一钱　归身一钱，炒　木香三分　干姜三分　蔻米五分，炒　官桂三分，去皮，研　附子三分　炙草三分　水煎。

### 大健脾汤

治小儿肚泻日久，脾胃虚寒。

潞参三钱　白术二钱，炒　山药二钱，煅　扁豆二钱，炒肉蔻五钱，煨　龙骨一钱，炒　炮姜五分　附子五分　谷芽钱半，炒　炙草六分　生姜一片，大枣一枚引。

### 解暑汤

治小儿夏月受热，昏迷不醒，身烧口干，小便赤黄，不可表散，清热则愈。

香薷五分　扁豆钱半，炒　法夏一钱　茯神一钱　蔻米五分，炒　滑石一钱　熟军五分　黄芩五分　生草五分　竹叶灯心引。

### 养血清胃汤

治小儿一切水痘麻疹，不可表散，使气血受伤，攻下使元气益亏，温补使气血壅滞，只和血调胃，而百无一失矣。

泽兰叶钱半　归尾一钱　赤芍五分　川芎七分　青皮八分　降香五分　人中黄一钱　白芷五分　僵蚕一钱，炒　蝉蜕一钱　秦艽一钱　紫草六分　连翘六分　骨皮五分　白鲜皮五分　生草五分　三春柳一撮，饮水煎。如舌尖上有红点，加莲子心五分。

# 女　科

### 调经汤

治妇女一切月经不调，或前或后，或多或少，或经后腹痛，或呕吐，或发烧，或干血痨，或久不生育，或室女经来腹痛，服之皆效。

泽兰叶三钱　熟地钱半　当归钱半　川芎钱半，炒　川楝子一钱，炒　白芍钱半，炒　元胡一钱，炒　槟榔一钱　木香五分　小茴香一钱，炒　焦楂钱半　砂仁五分，炒　青皮八分，炒　生草一钱　水煎。

### 和血汤

妇女气血瘀滞，哭笑怒骂，不顾羞耻，刀斧不怕，不可当风，治之和血自愈。

泽兰叶三钱　丹参钱半　当归钱半　川芎钱半炒　赤芍一钱　桃仁一钱　降香一钱　元胡一钱　槟榔一钱　熟军一钱　木香五分　川楝子一钱，炒　焦楂二钱　生草一钱　红花一钱　水煎。

### 补中归脾汤

治妇女一切血崩。

生芪五钱　潞参五钱　归身炭三钱，土黑炒　白芍三钱，炒黑　白术三钱，土炒黑　姜炭五分　乌梅炭钱半，炒透　胶珠二钱　芥穗钱半，炒黑　生草八分　童便水黄酒煎服。

### 烧胃搐麻汤

治妇女一切腰骶疼痛，手足搐麻，乃肝肾之寒，气血之虚，不可服风药。

生芪三钱　潞参三钱　白术五钱，土炒　山药五钱，炒　巴戟天一两，去心，盐水炒　芡实三钱，炒　覆盆子一两，盐水炒　桑螵蛸三钱，盐水炒　续断钱半　归身三钱，炒　枣仁三钱，炒黑　水煎。

### 还神汤

治妇女一切生产血晕，不省人事，乃气血虚极，不可作风治，服此汤一剂立愈。

生芪五钱　潞参五钱　熟地炭五分　姜炭五分　茯神钱半　归身五钱　童便水黄酒煎服，如无黄酒用水煎。

### 泽兰生化汤

治产后中风发烧神效。

泽兰叶三钱　归身五钱　川芎二钱，炒　姜炭五分　黑芥穗二钱，炒黑　砂仁五分，炒　童便水煎。

……

## 主要学术思想及贡献

张朝震之所以能取得较高的临床疗效，是由于刻苦钻研，认真临症，善学古人而又不泥信古说。他不以空泛的说教误人，立方遣药以实效为基础。他曾对刘鼎新说："读古人医书，当融会其理，理既悟，然后察地气之燥湿，审病体之强弱，随证施药，不可拘古人成迹。"所留治疗方剂，几乎很少能找到他抄袭古方的痕迹。而据证所拟诸方，又多属配伍精当，有一定法度；他对处方中药物的炮制和用法等方面，也有较严格的要求。这部《揣摩有得集》记录了张朝震所治幼科、女科、男科、杂证共九十余方，详述主治及服用法，是一本有实际临床参考价值的医方著作。

### 一、重视脾胃，和中养脾

张氏在篇首即明言"小儿初生，虽属纯阳而未受五谷，脾胃嫩弱，一有病，切忌攻下凉散之味，使元气受伤，转轻为重，总宜和中养脾为主"。因此，强调要"培养得宜，方保无疾"，特别是"弥月以及周岁"及三四岁这两个阶段，前者"正值乳食，而饥饱寒热"，后者"饮食不节，寒暑不慎"，若"稍有不当，即变幻百端"，引起的种种后果，皆是因为"中气伤，脾胃虚"，当"温中健脾"，可使"千百之中可无一失"。

## 二、学宗王清任，创立新方

1. 气通血活，疾病可除。张氏以气通血活为治法，自创新方治疗各科疾病。如调经汤可治"妇女一切月经不调"，无论月经先期、后期、量多、量少、痛经、经期呕吐、肝血痨及常年不孕，服之皆效，是其治疗月经病执简驭繁的体现。

2. 灵机在脑，宜补气血。王清任倡立脑髓说，"元气一时不能上转入脑髓"，是痫症的病机，可惜未曾立方。张氏根据东垣"元气之充足，皆由脾胃之气无所，而后能滋养元气"之论，通过补脾胃之气才能实现"清阳出上窍"，因血为气之母，故还须同时和血，血和则能载气上行，故名补中和血汤。

304

### 著述流传情况

1.《揣摩有得集》1卷，清光绪十四年（公元 1888 年）上党郡守刘鼎新刻本。

2.《揣摩有得集》1卷，1936 年上海中医书局铅印本。

3.《揣摩有得集》1卷，1955 年上海中医书局重印本。

### 主要参考文献

姚文轩，刘桂荣. 张朝震生平著作及学术思想探析 [J].南京中医药大学学报（社会科学版），2012，13（4）：215－216.

# 胡毓秀

## 生平

胡毓秀（公元 1878～1940 年），字蔼然。河南信阳县东双河乡抽河村人，清末秀才。撰有《伤寒论集注折衷》七卷、《金匮要略集注折衷》十卷。二书于民国十七年（公元 1928 年）出版数万册。民国三十七年（公元 1948 年）申城沦陷，屡遭兵焚。现民间存有少数残本。

## 原著辑录

### 伤寒论集注折衷

#### 陈修园浅注《伤寒论》读法

按仲景《伤寒论》六经与《内经》热病六经，宜分别读。王叔和引热病论文为序例，冠于伤寒论之首，而论中之旨，反因以晦，甚矣，著作之难也。

按六气之本标中气不明，不可以读伤寒论。《内经》云："少阳之上，火气治之，中见厥阴；阳明之上，燥气治之，中见太阴；太阳之上，寒气治之，中见少阴；厥阴之上，风气治之，中见少阳；少阴之上，热气治之，中见太阳；太阴之上，湿气治之，中见阳明；所谓本也。本之下，中之见也；中见之下，气之标也；本标不同，气应异象。"《内经》此旨，深邃难测，即王太仆所注，亦不过随文敷衍，未见透彻。唯张景岳本张子和之说而发挥之，可谓千虑之一得也。

六经之气，以风寒湿火热燥为本，三阴三阳为标；本标之中见者，为中气，如少阳厥阴为表里，阳明太阴为表里，太阳少阴为表里，表里相通，则彼此互为中气义。

脏腑为本，居里。十二经络为标，居表；表里相络者，为中气，居中；所谓络者，乃表里互相维络，如足太阳膀胱经络于肾，足少阴肾经亦络于膀胱也。余仿此。

按《素问·至真要大论》曰：少阳太阴从本，少阴太阳从本从标，阳明厥阴不从标本，从乎中也。何则？少阳太阴从本者，以少阳本火而标阳，太阴本湿而标阴，标本同气，故当从本；然少阳太阴亦有中气，而不言从中者，以少阳之中，厥阴木也，木火同气，木从火化矣，故不从中也；少阴太阳从本从标者，以少阴本热而标阴，太阳木寒而标阳，标本异气，故或从本，或从标，而治之有先后也。然少阴太阳亦有中气，而不从者，以少阴之中，太阳水也，太阳之中，少阴火也，同于本则异于标，同于标则异于本，故皆不从中气也。至若阳明厥阴，不从标本，从乎中者，以阳明之中，太阴湿土也，亦以燥从湿化矣，厥阴之中，少阳相火也，亦以木从火化矣，故阳明厥阴不从标本，而从中气也。要之五行之气，以木遇火则从火化，以金遇土则从湿化，总不离于水流湿、火就燥，同气相求之义耳。此说本之张景岳，甚为明晰，知此而后知邪正之盛负，表里之传变也。

# 金匮要略集注折衷

## 卷一

### 脏腑经络先后病脉证第一

问曰：上工治未病，何也。师曰：夫治未病者，见肝之病，知肝传脾，当先实脾。四季脾旺不受邪，即勿补之。中工不晓相传，见肝之病，不解实脾，唯治肝也。夫肝之病，补用酸，助用焦苦，益用甘味之药调之，酸入肝，焦苦入心，甘入脾，脾能伤肾，肾气微弱，则水不行，水不行，则心火气盛，则伤肺，肺被伤，则金气不行，则肝气盛，则肝自愈。此治肝补脾之要妙也。肝虚则用此法，实则不在用之。经曰：虚虚实实，补不足，损有余，是其义也，余脏准此。

注：

陈修园曰：脾能伤肾以下十二句，是述中工误认克制之说，以为治肝补脾之要妙，故又申之曰，肝虚则用此法，此字指调补助益言，实则不在用之，言实者当防其传，不在补虚之例，又曰：四季脾旺不受邪，指春三月，夏之六月，秋之九月，冬之十二月。

唐容川曰：此总言上工治未病，谓治未病之脏腑，非治未病之人。上段言肝实必传脾，故脾未病而先实之。中段言，肝虚必受肺邪，故肺未病而先制之。伤字作制字看，助心益脾，扶土制水。水弱则火旺，火旺则制金，金受制，则木不受邪，而肝病自愈矣。隔二隔三真治未病之上工也。末段又承发虚实之理，而推及余脏，以明此为全书之通例，云尔，徐彬万世枻所释均同，犹修园注中段，言肝虚之法，当何处求之，以下十二句是述中工之误添出支节，转生迷眩。

胡毓秀曰：上工治未病，是治未病之脏腑，非治未病之人。举肝脏以概其余脏也。通节分三段，上段言肝实必传脾，宜先实未病之脾，脾实不受邪，则肝不传矣；中段言肝虚必受肺制，宜助心益脾，使火生土，土制水，水弱则火旺，火旺则制金，金被制，则木不受邪，而肝病自愈矣。我之气盛，则我能侮人，我之气弱，而人又侮我，世风如斯，脏腑生克之理，又如斯，亦云巧矣。凡人脏腑受病，皆因脏腑之气偏实偏虚，不得其平之故。虚则宜补其不足，实则宜损其有余，故末段引经结出正义曰："补不足，损有余。不唯肝虚实者准此，余脏亦当准此。"即伤寒金匮所举某经之证，何一非某经之气，偏实偏虚所举治某病之方，皆所以补其不足，损其有余也，即谓此二语，括尽仲景全书之义，亦无不可。

## 卷三

### 血痹虚劳病脉证并治第六

问曰：血痹之病，从何得之。师曰：夫尊荣之人，骨弱，肌肤盛，重因疲劳汗出，卧不时动摇，如被微风遂得之。但脉自微涩在寸口，关上小紧。宜针引阳气，令脉和，紧去则愈。

陈修园曰：此言血痹证，由于质虚劳倦，与他痹当分别也。血痹之病，从何得之。师曰："夫尊荣之人，形乐而志苦，志苦故骨弱，形乐故肌肤盛，然骨弱则不能耐劳，肌肤盛则气不固，若重因疲劳，则汗出，汗后愈疲而嗜卧，卧中不时动摇，如被微风遂得而中之。"风与血相搏，是为血痹。但以血痹人，两手寸关尺六部脉本自微涩，一见脉微，则知其阳之不足；一见脉涩，则知其阴之多阻；而其邪入之处，在于寸口，以左寸之心主荣，右寸之肺主卫也。今诊其关上之寸口而小紧，紧为邪微，又合各部之微涩，可知阳伤而邪因以阻其阴，必得气通，而血方可循其度，宜咸引阳气，令脉和紧去，则愈。

……

## 卷五

### 痰饮咳嗽病脉证第十二

问曰：夫饮有四，何谓也。师曰：有痰饮、有悬饮、有溢饮、有支饮。

唐容川曰：饮者，水也，停茶、停酒、涎液唾涕皆是，而分稠者为痰，清者为饮，合津液者为涎唾，走皮肤者为水肿，唯仲景立四饮之名，而大略已赅。但此四者，仲景皆就犯饮之处而分别之。今人不知膈膜油膜，即是三焦，为水所走之路径，是以四饮之分，不能确指其处，今特详于下节焉。

问曰：四饮何以为异。师曰：其人素盛今瘦，水走肠间，沥沥有声，谓之痰饮；饮后水流在胁下，咳唾引痛，谓之悬饮；饮水流行归于四肢，当汗出而不汗出，身体疼重，谓之溢饮；咳逆倚息不得卧，其形如肿，谓之支饮。

陈修园曰：痰饮者，即稠痰稀饮俱见也。悬饮，即悬挂之义也；溢饮，即流溢之义也；支饮者，如水之有派，木之有枝，附近于脏，而不正中也。

唐容川曰：支本木支，支饮者，水饮上出，似木支上发也，今按其证，即水饮上冲于肺之证。修园解支字，以为旁枝，附近于脏，而不正中，夫不正中则水饮究偏在何处？附近于脏，究在何脏？如何脏中无饮，而脏外独得附之？试请言明。修园必然哑口也。谨按四饮，仲景皆以所走之路道，分其留犯所在，以为名目，后人不知三焦，是以不解其意。《内经》云：三焦者，决渎之官，水道出焉。焦，古作膲，乃有形之物，非无形者也，即人身之膈膜油网是矣。凡人饮水从胃而散，胃之四面，皆有微窍，西医以显微镜照之乃见，水从微窍渗出，走膈膜油网之中，下入膀胱连于油网，即入水之道也。内之油网，透出肌肉，则为周身之白膜肥网，是名腠理，以其皮肉相凑之间，而有纹理也。水随网油，透出肌表，则为肥肿，及走四肢，则为疼重，总在此三焦网膜中也。水之道路，绝不在肠中，今人谓水至小肠下口，乃飞渡于膀胱，真是梦话。宜为西医所笑。不知内经三焦者，决渎之官，已将水道一一指出。证以仲景此节，义尤显然。仲景言痰饮之人，素盛者，水气充于肌腠也，今反瘦者，则以肌腠中之水气反入于内而走肠间，不走网膜，中矣，故肠中沥沥有声。悬饮者，水灾胁下，胁下有油一大片，俗名板油，上连胸膈，水停板油中，不得下，咳则引痛，悬庋如此，故名悬饮。必知板油然后知所悬之处，板油上连肝系，故肝属之部分，溢饮者，水入膈膜，不下走油膜，以达膀胱，而溢出腠理，故称溢焉。支饮者，水在油膜中，不下走膀胱，而上犯于肺，如木支上发之象，故称支饮。犯肺则走皮肤，故为肿。夫饮入于内则素盛者反瘦，饮出于外则素瘦者反肿，合观此节而三焦腠理，水道膜油之义，无不显然。唐宋后无人知之，吾特大声疾呼，冀天下万世复知轩岐仲景之理，以活世也，幸甚。

……

## 卷八

### 呕吐哕下利病脉证治第十七

夫呕家，有痈脓，不可治呕，脓尽自愈。

陈修园曰：此以痈脓之呕撇开，以起下文诸呕也。夫呕吐，或谷、或水、或痰饮涎沫，各不相同，今呕家因内有痈脓，与诸呕自当另看，不可治呕，待其脓尽，则呕自愈。

先呕却渴者，此为欲解，先渴却呕者，为水停心下，此属饮家，呕家本渴，今反不渴者，心下有支饮故也，此属支饮。

陈修园曰：此以呕后作渴为欲解，先渴后呕为停饮，呕而不渴为支饮也。

胡毓秀曰：此以痈脓之呕，与饮家之呕，作为撇笔以引起下文诸呕吐证也，盖痈脓之呕，与饮家之呕，皆见肺痈肺痿，痰饮咳嗽条，前论已详，此特举之作为撇笔尔。

问曰：病人脉数，当消谷引饮，而反呕者，何也。师曰：以发其汗，令阳微，膈气虚，脉乃数，数为客热；不能消谷，胃中虚冷故也；脉弦者，虚也，胃气无余，朝食暮吐，变为反胃，寒在于上，医反下之，今脉反弦，故名曰虚。

唐容川曰：脉数为热，若热在胃，则当消谷引饮，而不吐也；反吐者，非胃有热，乃客热也。因过发其汗，令太阳之气伤而微弱，不能充达于膈，膈与心包相连，太阳之气，从此而出者也。太阳之气，不充达于膈，则膈气虚，膈虚连及心包，致脉不静而数。凡人之脉，皆应心包而动，详余中西医解，脉

311

气动而脉数，故曰数为客热。以胃为主，则膈为客也。客热在膈中，不在胃中，胃仍虚冷，故脉数，而仍不能消谷也，此即五泻心汤，及连理丸之治。又即仲景所谓胃中空虚，客气动膈之谓。膈与胃近人不辨，是以此证脉多不能明。此是言客热为上段，其下段又是言虚寒，分为两段，各不相蒙，连接解之，便不可通。下节云，脉弦者，下焦虚寒也，乃反胃之候。而所以致此反胃脉弦者，何故。盖寒本在上，而医反下之，以致肝经下焦之阳亦虚，不能化谷，故胃反。今脉亦弦，是肝经下焦之虚寒，不仅胃冷而已也。按此两段，虽皆论胃，而一兼膈言，一兼肝言，当分别之。

胡毓秀曰：阳微膈气虚以下数句，唐注尚有未透，宜参看伤寒太阳篇百二十四节，其言下焦肝寒入胃而为呕吐，则不瘥也。

312

寸口脉微而数，微则无气，无气则荣虚，荣虚则血不足，血不足则胸中冷。

陈修园曰：寸口脉微而数，微则胃虚而无气，无气则荣气随胃气而俱虚。荣气随之虚，则日见不足。血不足，虽见阴火之数脉，而上焦之宗气大虚，则胸中必冷。

唐容川曰：此以脉微为主，而兼见数脉，故为真寒假热。若脱微字言数脉，则非真寒假热之脉矣。故主仲景书，一字不可略过。微则无气以下数句，注更不透，盖气化津液，微则阳气微而气乏，气乏则津液不足。《内经》云："水入于经，其血乃成。"是言津液上交于心，即化为血。西洋医书及余中西医解，言之甚详。此云无气则荣虚者，即谓津液不能化血也，故曰，荣虚则血不足。血者心之化，血足则火旺，血不足则胸中冷，指心包络血不温通而言。致呕之由，亦多有此。若脱去呕字，又于荣卫生化之理，不能透彻，则浮浅矣。

尤在泾曰：合上二条言之，客热固非真热，不可以寒治之，胸中冷亦非真冷，不可以热治之，是皆当以温养真气为主，真气冲和纯粹之气也，此气浮则生热，沉则生冷，温之则浮焰自收，养之则虚冷自化。若热以寒治，寒以热治，则真气愈虚，寒内贼，而其病愈甚矣。

胡毓秀曰：上节之客热，是因胸膈气虚，外邪内侵，故其热为客热。此节胸中冷，是血分之火，与气分之阳皆不足，胸中阳气不宣通，故胸中冷，且阳气不足，心火不能生土，胃虚不能化水，脾虚不能化谷，水谷停滞不化，久亦吐出。凡虚寒呕吐，属此类者亦多。寒则宜治以热，热则宜治以寒。尤注谓热非真热，冷非真冷，皆不可以寒热之法治之，当以温养真气为主，如何温养法，不免含混。

313

## 主要学术思想及贡献

胡毓秀精通《内经》《伤寒论》《金匮要略》等医学经典。以十余年时间研究陈修园、唐容川对《伤寒论》《金匮要略》的注释，对陈、唐之不足和存疑进行补注，对后学仲景书颇有裨益。

《伤寒论集注折衷》阐发"药品始于神农，审病始于黄帝，处方始于伊尹，而集古经方之大成者，则张长沙《伤寒论》也"之论。胡氏读伤寒，以其文义古奥，章节错落，读此颇以为苦，注家中独陈修园所注盛行一时，又在唐容川为之匡其缀谬，弥其缺陷的基础上，苦心研究，参阅《内经》《难经》等，补其缺漏不完善的部分，承前人继述，爰取陈唐两注，冶为一炉。精者存之，芜者沃之，缪者纠之。或发前人所未发之蕴，或竟前人所未竟之鳍。条分缕析，纲举目张，凡三易稿而书成。尤其是对唐容川发明三焦主膜腠之理，于伤寒少阳篇之旨，于其中气分血分之别，在太阳少阳两篇，发挥尤为精到。

《金匮要略集注折衷》以唐容川《金匮要略浅注补正》为蓝本，兼取陈修园之说，并补入己见而成。《伤寒论集注折衷》卷一为"脏腑经络先后病"与"痉湿暍病"两篇；卷二为"百合狐惑阴阳毒病"至"中风历节病"三篇；卷三为"血痹虚劳病"与"肺痿肺痈咳嗽上气病"两篇；卷四为"奔豚气病"至"五脏风寒积聚病"四篇；卷五为"痰饮咳嗽病"与"消渴小便不利淋病"两篇；卷六为"水气病"一篇；卷七为"黄疸病"与"惊悸吐衄下血胸满瘀血病"两篇；卷八为"呕吐哕下利病"至"趺蹶手指臂肿转筋阴狐疝蛔虫病"三篇；卷九为"妇人妊娠"至"妇人杂病"三篇。胡氏以为附方出自后人，多与原文正义毫不相涉，故尽行删去，以求"精纯"。凡遇原文费解处，皆阙疑不释。卷首"读法"，强调《金匮要略》条文的互勘、对举，并主张与《伤寒论》合参。如认为，奔豚汤证与茯苓桂枝甘草大枣汤证"两节之证与方，可以互勘"，又与"《伤寒论》桂枝甘草汤治叉手冒心、四逆散加茯苓治心下悸、理中汤去术加桂治脐下动气等理皆相通，亦可互勘"。甚至"须合数节通观之，方知其义例之严"。且谓"读仲景书，总宜反观互证，不可死于句下"。并认为金匮较伤寒尤为难解，其最著者有三："伤寒所论者系时证，金匮所载系杂证，杂证较时证尤不易明，其难释者一；伤寒如太阳篇，则论太阳病，阳明篇，则论阳明病，各经所论之证，皆有各经经气可寻，而金匮则否，其难释者二；仲景书自经王氏表章后，伤寒论即流行于世，而杂病论则散佚不可复见，逮宋儒臣王洙，始得之蠹简中，断简残编，不无鲁鱼亥豕，讹字阙文，且文字简奥，较伤寒论殆尤过之，其难释者三。"篇末每有简要的分析归纳，以黄疸、下利、瘀血、妇人带下、经候不匀等最为明了，对后学研习《金匮要略》颇有裨益。

## 著述流传情况

现有 1935 年信阳义兴福书局铅印本、1937 年上海中医科学书局铅印本。

## 主要参考文献

1. 裘沛然. 中国医籍大辞典（上）［M］. 上海：上海科学技术出版社，2002.

2.《信阳县卫生志》编辑室. 信阳县卫生志［M］. 河南：信阳县卫生局内部印发，1986.

第二部分

# 伏 羲

## 生平

伏羲，传说中上古人物，三皇之一，生于陇西成纪（今甘肃天水），有文字记载的出现时代在战国以后。又称宓羲、庖牺、包牺、牺皇、皇羲及太昊等，《史记》中称伏牺。徙治陈仓，定都于陈宛丘（今河南淮阳），风姓是中国传说时代伏羲的姓。伏羲不是一时一人，而应是一个宗族代表。

## 主要学术思想及贡献

古中医药学是远古时期先民开展生产及生活实践中求生存、保安康、解病痛等生活经验的总结，是先民创立发明对自然、动物、植物及人体的认识，对待生命和宇宙的基本观点。伏羲"味百药，制九针"是来源于生活实践，来源于自然资源与药食共用的原始奠基，是中华医药之根、之源、之魂。

伏羲是古医药学、针灸学的始祖。他源于生活实践，造书契、画八卦、尝百草、制九针、疗疾伤、弃生食、启熟食，从采野果、菜蔬中总结出疗疾的经验，尝百草、辨药食性味，从先民躯体染疾求生存的自然救治中，受到硬石的敲打及刺疗中受到启示，创制九针，应用硬石九针刺激人体疼痛部位而辨经穴，用八卦辨识开穴针刺，并用艾灸治疗疾病。阴阳、五行、八卦及尝百草、制九针开创了古中医药应用之先河，所以说伏羲是祖国中医药学的总源头。因此，中医药学的发展是与社会环境、文化传统、政治、经济等发展紧密相连的。祖国中医药学理论的形成是在伏羲古中医的基础上，历代医家在长期诊治疾病的临床实践中不断总结补充完善形成的。

伏羲继承祖业，大力发展牧业和农耕文化。（注：此时的伏羲已是东迁后的伏羲，不是在榆中或成纪时的伏羲）牧羊和蚕桑制丝，正是伏羲时期的重大贡献。人民自此可以有相对稳定的温饱生活，减少因饥饿和寒冷导致的疾病的发生，为人类健康作出了贡献。

"伏羲作八卦"。传说伏羲于公元前7709年获白龟，观河洛交汇悟太极原理，作太极图。视龟甲中五环八，背甲十三，腹甲九，裙边甲二十四，背园腹方，四足撑天地，遂明大道，推衍出八卦，重复为六十四卦。用以观天、计数、占卜，帮助人们记事促进文明，开化万民，测天时地理变化，以趋利避害，促进生产生活健康的发展。

## 主要参考文献

1. 杨国栋，杨波. 伏羲阴阳五行八卦对中医与易学的影响 [M]. 西部中医药，2013，26（8）：27-31.

2. 杨国栋，杨波，翟明敏. 伏羲古中医药学形成发展渊源探析：甘肃省中医药学会2013年学术年会论文集 [C]. 甘肃：

甘肃省中医药学会，2013：258 – 266.

3. 杨国栋，李金田，蒲朝晖. 伏羲中医中药学文化传承脉络探讨：2014 年甘肃省中医药学会学术年会论文集 ［C］. 甘肃：甘肃省中医药学会，2014：38 – 45.

# 箕 子

## 生平

箕子（约公元前11世纪），名胥余，商末周初朝歌人（今河南淇县），是文丁的儿子，帝乙的弟弟，纣王的叔父，官太师，封于箕，在商周政权交替与历史大动荡的时代中，因其道之不得行，其志之不得遂，"违衰殷之运，走之朝鲜"，建立东方君子国，周武王封箕子于朝鲜。

## 主要学术思想及贡献

箕子学术思想最早见于《尚书·洪范》，箕子在向周武王陈述的"天地大法"即"初一曰五行，次二曰敬用五事，次三曰农用八政，次四曰协用五纪，次五曰建用皇极，次六曰又用三德，次七曰明用稽疑，次八曰念用庶征，次九曰向用五福，威用六极"。其中五行："一曰水，二曰火，三曰木，四曰金，五曰土。水曰润下，火曰炎上，木曰曲直，金曰从革，土爰稼穑。润下作咸，炎上作苦，曲直作酸，从革作辛，稼穑作甘。"五行是中医学术理论体系的重要组成部分。五事讲道德修养；八政、三德、皇极、五福和六极讲政治事务；稽疑讲用卜筮和人事的结合。这些思想与中医经典中强调的"上知天文、下晓地理、中晓人事"是完全对应的，甚至在某些方面有具体的指导作用。

由于《尚书·洪范》记载简略，对内容含义难以深究，不敢妄自揣测。

## 著述流传情况

箕子的学术思想主要记载于《尚书·洪范》中。

## 主要参考文献

1. 韩国春，袁宏宾，李强华．箕子的文化地位及贡献 [J]．河北科技师范学院学报（社会科学版），2013，12（3）：41 -45.

2. 赵海军．古今文献之箕子记载与研究综述：东北师范大学硕士学位论文集 [D]．吉林：东北师范大学，2006：1 -25.

3. 陈蒲清．箕子与箕子的文化地位 [J]．长沙大学学报，2004，18（1）：1 -4.

# 姬 昌

## 生平

姬昌，周文王（公元前 1152 ~ 公元前 1056 年），即殷商西伯（意即西方诸侯之长，《封神演义》演绎为西伯侯），又称周侯，周季历（周朝建立后，尊为王季）之子，姬姓，名昌，生于西岐（今宝鸡市岐山县）。先秦时期贵族有姓有氏，男子称氏、女子称姓。故周文王虽姓姬，却不叫姬昌。"姬昌"一说在东汉时期成型，后世因之，遂称文王为姬昌。周文王姬昌在羑里（今河南汤阴县境内）根据伏羲氏（人皇始祖）的研究成果继续演绎易经八卦，后世称为《周易》。

## 主要学术思想及贡献

《周易》揭示和描述了宇宙万事万物运动变化发展的内在规律。这个规律最通俗地说就是生、老、病、死的规律，再简单一点就是从生到死的规律。万事万物都有生有死，没有永恒的生，亦没有永恒的死。生生死死是轮回的、循环的、无穷的。《周易》用两种方式揭示和描述了这种规律，一种是以图

324

的形式即太极图所表示的，白的为阳，黑的为阴，阳死阴生，阴死阳生，阳盛阴衰，阴盛阳衰，物极必反，循环无端。另一种是以文字即命理十二宫所描述的，万物由长生、沐浴、冠带、临官、帝旺、衰、病、死、墓、绝、胎、养、再到长生而循环不已，这种生老病死的规律，万物都是相似的，之所以说是相似，因为还有寿命的长短和过程的曲折不同。根据这种规律就可以大体上对万事万物进行预测了。万事万物这种相似的规律（不仅是生老病死上相似，在其他方面亦是相似的）是《周易》预测所依据的最重要的原理。

易理的形成虽然在上古时期，发展却是在《周易》。《周易》不仅使以河图洛书为代表的"象、数、理"理论更加系统和完善，而且把这种理论体系和社会、政治、经济、物候、气象、军事、生命、事物等各个方面更具体地联系起来，极大地促进了中国后世文化、科技的发展。

325

## 一、《周易》对中医学思维模式的影响

思维模型是指人们按照某种特定的目的而对认识对象所做的一种简化的描述，用物质或思想的形式对原型进行模拟所形成的特定样态。现今《内经》理论的构建即借用了《周易》的太极象数思维模型。归纳起来《内经》中大体有如下几类思维模型：阴阳模型、五行模型、脏象模型、河洛模型、八卦模型等。张其成认为，太极象数模型是中医思维所采用的理论模型。《黄帝内经》的太极象数模型主要体现在以下几种模型：①阴阳模型。认为人体和宇宙世界万物一样充满"阴阳"对立统一关系。阴阳模型是中医的最基本模型。②五行模型。中医

把五行作为人体与事物的归类及相互联系的模型，体现了人体的功能分类及生克乘侮、亢害承制的变化规律，并用以解释人体生理、病理现象，用以说明诊断、辨证和治疗原则，以此说明人与自然的统一性和人本身的整体性。③河洛卦象数理模型。如《灵枢·九宫八风》直接将洛书八卦与脏腑配合，以九宫八卦占盘作为观察天象、地象及人体、疾病的工具，将八卦、八方、虚风与病变部位有机对应，以文王八卦作为代表符号，表示方位（空间），显示季节物候（时间）变化特征。再如《素问·金匮真言论》中以"八、七、五、九、六"配属五脏，乃是河图中五行之成数，说明《内经》已开始用河洛数理模型构建人体生理、病理现象。张氏总结说，以上模型其实是同源、同质而且同构的关系，只是有的偏于表数理（如河洛模型），有的偏于表关系（如五行模型），有的偏于表方位和时间（如八卦模型），有的偏于表分类（如阴阳模型），综合起来可称为"太极象数统一模型"。

## 二、《周易》的天人合一观与中医学整体观的研究

《周易》对自然和人类社会纷纭复杂现象的认识和实践，体现着朴素的辩证思维观点，其中突出的表现在整体观上，它在观察、分析、综合万物时着眼于整体，把自然界和人看成是一个不可分割的统一体。"天人"是周易的一个重要内容，而"天人合一"则是它的重要命题。天人合一是中国哲学和传统文化的基本观念。天人合一内化为先哲们的精神追求和价值目标，就是"天人合德"的理想境界。在天人合一为基础的思维模式中，或者以人和人道体悟、规范天和天道，或者以天和天

道来论证、规范人和人道。实质上以人为中心要素体现出整体性思维。中医的整体观念就是在《周易》"天人合一"整体观的影响下，逐渐形成、发展和完善的。

"天人合一"的思想实源于《周易》。《易传·文言》："与天地合其德，与日月合其明，与四时合其序，与鬼神合其吉凶"。《系辞》曰："有天道焉，有人道焉，有地道焉。兼三才而两之，故六。六者非它也，三才之道也。"均显露"天人合一"的理念。《孟子·尽心上》的"尽其心者知其性也，尽其性，则知天矣"一句亦表明此意。"天人合一"旨在揭示人与自然的统一，属于一种原始的整体观念和思维方式。中医学汲取"天人合一"说，强调人与大自然是一个统一的整体，保持人与环境的和谐、平衡、统一、协调，提倡思想恬淡、意志清静、呼吸精气、合适寒温、精神内守、真气相从，让气血营卫在心神的主导下，通过十四经脉，相谐而循环运行于全身各部，使五脏六腑、四肢百骸、五官九窍得到血气濡养而发挥其各自的功能活动，并通过全身孔窍以与大自然息息相通，而促进人体生、长、壮、老的正常活动。《内经》认为，"人与天地相应，与四时相符"。《素问·六节脏象论》谓："天食人以五气，地食人以五味……气和而生，津液相成，神乃自生。"

327

## 三、《周易》阴阳观对中医阴阳学说的影响

阴阳概念的最初含义是指日光的向与背。《易经》始对阴阳的阐述体现辨证思维，如《周易·卦说传》在阐述六十四卦的本质时说："观变于阴阳立卦，发挥于刚柔立爻。"《易·系辞上》："一阴一阳谓之道，继之者善也，成之者性也。"则提

纲挈领地说明了阴阳的消长是化生万物的根本。先哲们把阴阳视为万物之本，运动变化之源，阴阳对立统一，互相渗透与转化，阳中有阴，阴中有阳，阴阳互根，阴阳消长。阴阳学说渗透到医学领域，与医学的理论和实践融为一体，就形成了中医学独特的阴阳学说，用以阐述人体的生理病理，并指导临床诊断与治疗，用来说明人类生理病理变化与客观存在的相互关系。如《内经》指出："阴在内，阳之守也；阳在外，阴之使也"，说明了物质代谢与功能活动之间的关系。这一方面保留了阴阳高度概括的哲学意义；另一方面又与医疗实践相结合，用以说明内外环境，体与用的统一，可以说阴阳学说作为一个辨证思维的总纲，贯穿于中医理论体系的各个方面，以阴阳学说为核心构成了中医药哲学中的辩证法思想。

## 四、《周易》辨证法思想对中医辨证论治的影响

《周易》的"变易"思想，对中医认识疾病乃至辨证论治理论体系的形成和确立，影响颇深。《素问·六微旨大论》说："夫物之生从于化，物之极由乎变，变化之相薄，成败之所由也。"与《周易》的"变易"思想是一脉相承的。具体来说，阴阳的消长转化，人体功能与物质、疾病的病理演变如寒热之多寡、虚实之演变、气血之盈亏、正邪之进退等，都具有"变易"的特点。以人体为例，各种机能活动（阳）的产生，必然要消耗一定的营养物质（阴），这就是"阳长阴消"的变化；而各种营养物质的产生，又必须消耗一定的能量，这就是"阴长阳消"的变化。以疾病的发生发展而言，各个阶段的临床表现是不同的，不可能是一成不变的。因此就有治疗原则、

临证方药加减的变易等情况。正是如此，中医在"变易"思想的基础上，形成了自己独特的辨证论治理论体系。

## 五、《周易》对中医精气学说的影响

中医学的精气生命理论，是以人体之精与气来阐释人体生命的产生和维系的理论，精是人体生命的本原，气是人体生命的维系。《周易》将精气是宇宙万物的共同构成本原的思想渗透到中医学中，对人体之精（又称"精气"）是人的形体与精神的化生本原，是构成人体和维持人体生命活动的最基本物质的认识的产生，无疑在方法学上起到了类比思维的启发作用。《周易》认为，存在于宇宙中的精气的自身运动，表现为天地阴阳二气的氤氲交感，从而化生万物。这一精气阴阳交感而生物的思想，源于古人运用"近取诸身，远取诸物"的思维方法对自然现象和人类自身繁衍等的观察与体悟。

329

## 著述流传情况

周易就是周代之易，孔子定为五经之一。《周易》即我们现在见到的《易经》，它分本经和大传两部分。本经包括八卦、重卦、卦辞，为易有主体，故称为经；大传包括上象、下象二、上象三、下象四、上系五、下系六、文言七、说卦八、序卦九、杂卦十，此十者合称十翼，十翼为阐明易经而作，故曰传。

上海古籍出版社出版了《战国楚竹书》，首次公布了楚简版《周易》，使几千年前的战国《周易》重见天日，它是迄今为止我们能见到的《周易》最早的版本。

《周易》通行本出自汉代费氏古文本。在汉代《周易》主要有两个版本，一个是立于官学的今本易，即由汉初田何传授、施孟、梁丘等人使用的《周易》版本；一个是民间流传的古本易，由费直传授、东汉马融、郑玄、荀爽等人使用的本子。经过汉儒整理和校勘，《周易》今古文版本不会有差别，唐代取王弼易为官学而为之疏，古文《周易》定为学界一尊。在疑经惑经影响下，宋儒有改经之习惯，但经清阮元等人校勘，《周易》古本成为今之标准本或通行本。很少人对于《周易》版本提出质疑，直到民国疑古之风兴起，学者对于个别文辞无法解释时怀疑《周易》经文有缺漏文字存在，遗憾的是未见到出土文献。

马王堆帛书《周易》出土，成为学界能见到最早《周易》版本，《周易》版本问题又成为学界关注的焦点，帛书《周易》的不同卦序和不同文字引发学界激烈争论。但是对于版本中许多问题很难说清楚，近期公布战国楚简《周易》，对于我们进一步研究《周易》版本问题提供了新的证据。

## 主要参考文献

1. 张厚福.《周易》对中医学理论构建作用的研究［J］. 中国中医药现代远程教育，2009，7（3）：83 - 84.

2. 林忠军. 从战国楚简看通行《周易》版本的价值［J］. 周易研究，2004，3：16 - 20.

# 李 耳

## 生平

老子（约公元前571~公元前471年；一说为百六十岁，一说为二百余岁。），姓李名耳，字伯阳，又名老聃（谥号聃）。被唐朝帝王追认为李姓始祖，被唐皇武后封为太上老君。春秋时期楚国苦县厉乡曲仁里（此地本是封于西周的陈国，今河南鹿邑），春秋时期思想家、道家学派创始人。著有《老子》（又名《道德经》）一书，共81章。

## 主要学术思想及贡献

老子以"道"解释宇宙万物的演变，以为"道生一，一生二，二生三，三生万物"，"道"乃"夫莫之命（命令）而常自然"，因而"人法地，地法天，天法道，道法自然"。"道"为客观自然规律，同时又具有"独立不改，周行而不殆"的永恒意义。这些思想和《内经》的自然观是一致的。

老子认识社会事物、遵从社会的规则与《内经》中原则是一致的。如《素问·上古天真论》曰："故美其食，任其服，乐其俗，高下不相慕，其民故曰朴。"其文与《老子·八十章》的"甘其食，美其服，安其居，乐其俗"之意相同。《素问·奇病论》曰："刺法曰：无损不足，益有余"；《素问·气交变大论》曰："夫五运之政，犹权衡也，高者抑之，下者举之。"《素问·至真要大论》中也有类似的话。刺法法于天道，二者之理皆与《老子·七十七章》论述"天之道，其犹张弓乎？高者抑之，下者举之，有余者损之，不足者益之。"又如《素问·六微旨大论》曰："无形无患。"其意也同于《老子·十三章》的"吾所以有大患者，为吾有身。及吾无身，吾有何患？"此处不一一列举。

老子和《内经》皆强调顺乎自然，清静无为观。在治法理论上，《内经》"实则泻之，虚则补之"的治疗原则与老子提倡的："天之道，损有余补不足也"相近。在养生方面，王冰深得老庄养生之旨，充分发挥了道家的"清静无为""顺乎自然"的养生思想，认为顺应自然，是"言天以示于大""言人之真气亦不可泄露，当清静法道，以保天真"。《素问·四气调神大论》《素问·上古天真论》等诸篇多次指出"道"就是"谨于修养，以奉天真"，提出了保养真气以预防疾病的法则，认为清静为天道自然之根，无为乃万物生化之本。

《老子》论"道"，《内经》则以"神"统贯全书，两者均把自然分为"天地人""精气神"加以解释，很多内容不仅在形式表述上是一致的，其精神实质也是一致的，这也正为后世道医的发展创造了理论基础。

## 著述流传情况

《老子》研究史上最引人注目的三个文本就是楚简本、帛书本、和王弼注本。其中，王弼注本几乎成了老子五千言的标准注释本，或号称传世本，流行最广，影响最大。帛书本和楚简本作为辅助材料，近年来最为老学研究者所倚重。

郭店楚简《老子》（以下简称简本《老子》）是目前所能见到的最早的《老子》文本。此本的断代大体可以定在战国中期。先于郭店楚简本《老子》的发现，1973 年长沙马王堆三号汉墓出土的甲、乙两种帛书《老子》，向世人展示了《老子》文本发展演变过程中的另一种形态。帛书《老子》的材料来源广泛，许多内容见于《庄子》和其他先秦典籍，而为简本《老子》所不见。另外，在马王堆汉墓出土的帛书中，《黄帝内经》和《老子》乙本两篇之间并无间断，它们之间甚至没有用空行隔开，这是很不寻常的。汉魏时期，《老子》一书受到广泛关注，出现了一批专门注解《老子》的作品，保存到现在的主要有《老子指归》本、河上公注本、王弼注本、傅弈注本等。这几部注解作品可以说奠定了后世《老子》流传的基本格局，其中王弼注本成为后世的《老子》标准版本，也是最具代表性的版本。

## 主要参考文献

1. 孙理军，张登本．王冰以道释医以医述道学术思想特征

诊释 [J]. 中医药学刊，2005，13（3）：447－450.

2. 张超中.《黄帝内经》的道与神：中国社会科学院博士学位论文集 [D]. 北京：中国社会科学院，2002.

3. 程雅君. 医道相通的三重内涵 [J]. 宗教学研究，2009，27（2）：26－30.

# 郭 玉

## 生平

郭玉（生卒年月不详），四川广汉人，东汉中医学家。郭玉年少时拜程高为师，"学方诊六征之技，阴阳不测之术"，汉和帝时（公元89～105年）在洛阳为太医丞，医道高明，兼重医德，病者虽贫贱，亦必尽其心力诊治，卒于官。

## 主要学术思想及贡献

郭玉医术十分高明，尤其精于诊脉和针灸。未有著述传世，仅从传记中知其一二。一是善脉诊。汉和帝时，郭玉被提升为太医丞，切脉诊证，言之甚验，疗效也很好。汉和帝感到奇异，决定当面考试一番。于是挑选一名亲近的大臣和一名宫女，两人杂坐于一个帷幕中，然后各伸出一只左手或右手，乔装成一个人，让郭玉诊脉，并询问患的是什么病。郭玉按脉以后十分诧异，总觉得不像一个人，便说："左阴右阳，脉有男女，状若异人，臣疑其故"。可知，郭玉诊脉技术确实不一般。

二是提出治病四难。有些病人只相信自己而不相信医生，一意孤行而不遵医嘱，这是第一难；有的病人饮食起居没有规律，素来不善于调理，这是第二难；身体羸弱，不耐攻伐之药，这是第三难；四体不勤，好逸恶劳，从来不锻炼身体，这是第四难。

三是非常关心病人，凡遇到患者前来求救治，不分贫富贵贱，皆一视同仁。

## 著述流传情况

郭玉的学术思想借《后汉书·方术传》记载得以流传。余未见。

## 主要参考文献

1. 周一谋. 东汉医家郭玉 [J]. 中国农村医学，1983，11 (3)：53.

2. 辛夫. 历代蜀医考（一）——涪翁及其弟子程高、郭玉 [J]. 成都中医学院学报，1980，3 (1)：53 -54，65.

3. 邹刚. 郭玉传（译注）[J]. 辽宁中医杂志，1986，10 (10)：53 -56.

4. 梁雄飞，梁丽霞. 东汉名医郭玉及其针灸术 [N]. 中国中医药报，2004 -7 -5.

5. 许敬生. 郭玉"四难" [J]. 河南中医，2007，27 (4)：82.

# 张仲景

## 生平

张仲景（公元 150~219 年），名机，字仲景，东汉南阳涅阳人（今河南南阳），东汉末年著名医学家。其著作《伤寒杂病论》是中医史上第一部理、法、方、药俱备的经典，喻嘉言称此书为"众方之宗、群方之祖"。元明以后被奉为"医圣"。至明清时，《伤寒论》中的方剂，被尊为"经方"，影响远至朝鲜、日本。

## 主要学术思想及贡献

张机《伤寒杂病论》自成书以来，备受历代医家推崇，成就远在后世诸书之上，因而与《黄帝内经》《难经》《神农本草经》合称为中医"四大经典"，成为中华医学的神圣象征。张仲景被后世誉为"万世医宗""方书鼻祖""医中之圣"。《伤寒杂病论》被后世医家拆分为《伤寒论》与《金匮要略》两书，分别讲述六经辨证与杂病证治。张机勤求古训，博采众方，总结先秦两汉时代的医学成就，继承与发展了《内经》《汤液经法》的基本理论，创造性地将医学理论与临床实践紧密结合。他的最大贡献在于创立了中医学临床诊疗辨证论治体系，他以六经论伤寒、脏腑论杂病、三因类病因、辨证寓八纲、治则述八法，证因脉治，理法方药，融为一体，垂法后世。在《素问·热论》六经分证的基础上，将六经作为辨证论治的纲领，提示了外感病发生、发展的一般规律，并对其发展过程中可能出现的合病、并病、坏病等，也相应提出了治疗原则。"六经辨证体系"继承了《内经》中关于经络、脏腑、气化、气血、营卫以及邪正斗争、阴阳消长等理论，赋予"六经"以新的内容，奠定了中医学辨证论治的基础，对临床各科均有指导意义。他的另一大的贡献是创制了完善的方药体系，开辟了方书先河，弥补《内经》《难经》法多方少的不足。仲景用方配伍严谨，体现了君臣佐使的组方原则，并包含汗、吐、下、和、温、清等法，具有广泛的适应证。剂型有汤剂、散剂、丸剂、栓剂等，有很高的临床实用价值，后世称为"众方之祖"。所用药物约九十六味，有植物药、动物药、矿物药、加工品药物等。炮制方法有火制、水制、水火同制等，且注重煎服之法，具有很高的科学价值。并创药物与针灸并用之法，对临床具有指导意义。其学术思想与成就，对中医学的发展产生了巨大影响。

仲景之所以在医学上取得如此伟大的成就，与他所处时代的医药情况和社会背景有关。东汉时期，由于农业生产的高度发展，人们已广泛使用草木药物治病；而在医学基本理论方面，也开始由封建迷信的神学巫医走向以先进的科学哲学概念阐析医理阶段；炼丹服食的仙家道士对化学生物的研究给医药学发展运用提供了若干帮助。

# 一、张仲景对中医诊断学的贡献

张仲景《伤寒杂病论》以六经论伤寒，以脏腑论杂病，创造性地提出了包括理、法、方、药为内容的辨证论治理论体系，使中医学的基础理论与临床诊断治疗紧密结合起来。

对于外感伤寒病，张仲景在《素问·热论》基础上，从整个外感病的发生、发展、变化过程入手，根据病邪侵害经络、脏腑的盛衰程度、病人的正气强弱以及有无宿疾等条件，寻找出伤寒发病的规律，提出了以六经论伤寒的辨证方法，阐述了各种病理情况下的治疗原则。

《伤寒论》以六经论治为纲领，载方113首，著论22篇，合计397法，条文简约，字字珠玑。伤寒六经即太阳、阳明、少阳（三阳）和太阴、少阴、厥阴（三阴）。三阳病多实热证，三阴病多虚寒证。由于手足经络同名，又分别络属整个脏腑，因此脏腑、经络、疾病的发生、发展、演变相互关联，不可分割。张仲景将经络所属脏腑作为辨证的理论依据，提出了伤寒传经途径。在证候的变化方面，指出了八纲辨证的具体原则，并通过望、闻、问、切四诊，分析和检查疾病部位性质。虽然文中未明确提及"八法"二字，但将临床基本治疗大法汗、吐、下、和、温、清、消、补等融会于诸篇经文及附方之中，更执简驭繁地确立了中医学治疗体系。千百年来，外感内伤杂病，证情万变，治则概莫能外之者。

对于杂病，张仲景以整体观念为指导思想，以脏腑病机理论进行证候分类，并阐述了不同病因与杂病发病的关系。《金匮要略》是治杂病之经典，共25篇，载方262首，以内科杂病为主，涉及 40 余种病证的辨证治疗，同时论及妇科、外科等。在妇科方面，主要论述妇人妊娠病、产后病和妇科杂病，是我国现存最早的、较系统的妇产科文献。在疾病防治方面，主张未病先防、既病防变的预防原则，"见肝之病，知肝传脾，当先实脾"，使"五脏元真通畅，人即安和"。并提出疾病病因的三因学说，一是经络受邪，传入脏腑，为内因；二是感受外邪，四肢九窍，血脉相传，壅塞不通，为外因；三是房室所伤、金刃伤、虫兽伤，为不内外因，即意外伤害病因。约两千年前如此有条不紊地详述疾病发生原因，是极其难能可贵的。

仲景在危重证的治疗上也很有成就，除伤寒六经病中亡阴、亡阳证候及各种严重逆证、坏证外，《金匮要略》中记载了多种抢救卒死的方法，如吹鼻取嚏法、舌下含药法等，还首创了灌肠法。特别是仲景提出用人工呼吸法抢救缢死、溺死病人，其操作与注意事项的合理，与现代的人工呼吸及心脏胸外按摩术非常相似。公元三世纪即发明应用此项技术，令人惊叹不已。对诊疗实践的精炼总结，标志着中医学辨证论治理论体系的确立。

## 二、张仲景对方剂学的贡献

《伤寒杂病论》方剂配伍严谨，用药精当，化裁灵活，疗效可靠，许多名方一直被历代医家所沿用。仲景方剂被称为"经方"，经方在君、臣、佐、使的配伍运用和加减变化上具有严谨的法度，遣方用药，各具特点。不仅如此，仲景建立的辨证求因、审因立法、依法定方的原则为后世医家组方用药所效法。如伤寒六经各有主证，主证有其主方，主方有其主药，根据病证变化，加减化裁，极其灵活。方药剂量也颇有讲究，方中某一药物剂量的增损，即左右整个方剂性能，时至今日仍屡屡见诸于临床，难怪后人有云"中医不传之秘在量上"。

在药剂制备方面，仲景也有着很广泛的研究，《伤寒杂病论》所载诸方中，采用剂型种类甚为完备，除以汤剂为主要剂型外，还有丸剂、散剂、栓剂、灌肠剂、酒剂、醋剂、饮剂、煎膏剂、洗剂、浴剂、熏剂、滴剂、软膏剂等，这些剂型都有较详细的记载和施用方法，为中医药制剂的多样化奠定了基础，并记载了许多急救的方法和饮食禁忌，对现代亦有指导意义。

而经方在现代临床中更是被广泛应用于各科疾病的治疗，可谓不胜枚举，此不赘述。

## 三、张仲景对药物学的贡献

张仲景对药物学的认识和运用具有很高的科学水平，主要表现在：一是重视生药的选择加工。生药加工是中药制药不可分割的重要操作过程，根据药物的种类、功用不同，其加工方法有切、劈、破、碎、研、捣、洗、浸等。对药物净选加工，选取规定的药用部位，除去杂质，洁净药物，保证用药剂量准确，保证疗效。仲景对药物"治削"的方法主要有去皮、去心、去子、去节、去毛、去芦、去核、去须、去足翅等。更重要的是借此除去可产生毒副作用的非药用部位，确保用药安全有效，如石韦去毛、麦冬去心、麻黄去节、葵芦去芦、附子去皮、杏仁去皮尖、巴豆去皮心等。二是重视药物炮制，先把药物粉碎，以便于煎煮和有效成分提取。认为对有毒生药必须依法处理后才可应用，否则，非但得不到预期疗效，反而给病人带来危害和痛苦。他对毒性中药采用洗、煮、熬、泡等方法进行炮制，其科学性被后世医家的实践所证明，也与现代研究结果相吻合。如炮制方法有泡、炙、烧、炼、熬、熏、煮等多种方法，炮制加工处理更为后世炮制学以立法和启迪。药物煎煮不是千篇一律，有的主药先煮，以使主药有效成分能够充分溶解或去掉其副作用；采用去渣重煎的方法，可提高药物有效成分的浓度。用酒和醋煎药说明汉代已经了解到用特殊溶剂来提取不溶于水的一类药物的有效成分。

当然张仲景对药物学的认识和贡献远不至于此，根据临床的需要，结合药物性质，采用渍、炙、蒸、煨等炮制方法，改变药物的性味、功效、归经和作用趋向，使其升降有序、补泻调畅、解毒纠偏，以期更合乎临床要求，获得理想疗效。其方药效验历千年而不衰，其中蕴涵着更多的科学机理有待我们去认识、挖掘、发扬、光大。张仲景中药炮制学术思想，上承《内经》《本经》，下启《雷公炮制论》，在中药炮制史上具有承前启后的作用，正如李东垣所说："仲景药为万世法，号群方之祖。"

## 四、张仲景对温病学的贡献

张仲景《伤寒论》对后世温病学的形成发展有着直接启迪和影响。首先《伤寒论》提出了温病病因有新感和伏气之分；《伤寒序例》中把温病成因分为两种，一种是后世所论的伏气温病，另一种则属于后世所谓的新感温病，为后世温病的"新感"和"伏气"学说奠定了基础。

第二，《伤寒论》最早提出温病证状和忌用辛温法治疗。《伤寒论》第六条指出了发热不恶寒而渴的温病症状，治疗虽未提出辛凉解表法，却明确指出不能用辛温发汗来解表，为后世温病学首用辛凉，忌用温热治疗大法提供了重大启示。

第三，伤寒六经辨证为温病的卫气营血、三焦辨证论治奠定了基础。《伤寒论》将外感热病分作六经进行辨证论治，反映了中医辨证论治的基本诊疗思想。随着历史的发展，后世医家在运用六经辨证纲领分析、观察外感疾病的同时，进一步总结、补充了一套新的外感热病辨治方法即卫气营血和三焦辨证方法。伤寒六经辨证为温病辨证论治规律探索作出了贡献。

## 五、张仲景对针灸学的贡献

《伤寒杂病论》除以药物治疗为主外，尚记载许多针灸治疗内容，它在《内经》基础上有所发展和创新，是仲景对中医学的又一贡献。

张仲景针灸治疗内容包括针刺和灸刺两大方面，归纳起来有：三阳宜针、三阴宜灸；阳实热证用针，在于散邪泄热，阳虚寒证用灸，在于温阳救逆；针药并行，随证灵活施用；烧针艾灸，注意流弊变证。

运用针灸辨证论治规律包括：依据标本缓急进行辨证论治；以针刺预防疾病传变，以灸刺诊断辨别预后；针灸治疗重点在扶正祛邪，贵在因势利导；针法灸刺明确禁忌，防止误治，并指出了误用烧针灸熨、易致伤阴亡阳的变证。其阳证宜针、阴证宜灸的治疗原则给后世针灸治疗树立了治法大纲。

在治疗操作过程中对于手法的基本要求，针刺要缓急合度，符合营卫循行规律，不能违背人体针刺的补泻规律。此外，他还指出针刺施术者要求精神专一。

343

## 六、张仲景对护理、养生、时间医学的贡献

从《伤寒杂病论》中的大量原文可以看出，仲景通过长期观察病情和护理病人，在实践经验积累中总结出一套"医护合一"的医疗方法，开创了中医护理学之先河。仲景对护理工作的观察掌握，是建立在辨证基础上的，每一个证都有着各自不同的护理方法。护理的重点，在于全面观察病情，及时掌握病势转变以及指导病人用药、饮食、摄生等。从医学史角度来看，"医护合一"曾是一个先进的医护方法，仲景为现代中医护理学作出了启蒙贡献。

张仲景养生思想主要表现于《金匮要略》中，其理论源自《内经》，内容以内养正气、外慎风寒的疾病防治、养生理念贯穿始终。养生方法强调五脏元真通畅，人即安和，注意饮食果菜禁忌，施用导引吐纳，房室勿令竭乏，不令邪风干忤经络，方可享百年之寿。仲景养生思想言简意赅，切中要害，是仲景学术思想中不可缺少的组成部分。

在《伤寒论》中，四时八节、二十四气、七十二候决病法是时间医学、物候医学的核心思想，时间医学体现最为具体的是六经病欲解时和其他病证的愈期推断。在《金匮要略》中，仲景认为病情向愈有周期变化，通过病人不同时间的证情变化，有助于鉴别诊断，如疟疾往来寒热，当十五日愈，设不瘥，当月尽解；黄疸病当以十八日为期，治之十日以上瘥，反剧为难治。另外，对于人体的生理节律、发病的时间特性、辨证的季节影响、治疗的时间法度都有比较详细的论述，是仲景临床经验思维的总结。

## 著述流传情况

### 《伤寒论》

1. 明万历二十七年赵开美校刻《仲景全书》本。

2. 日本宽政九年（公元 1797 年）刻本。

3. 1912 年武昌医馆刻本。

4. 1923 年恽铁樵据明万历赵开美刻本影印本。

5. 晚近通行本有 1976 年上海人民出版社铅印本、1991 年人民卫生出版社《伤寒论校注》本等。

6. 并见于《武昌医学馆丛书》《四部备要》等。

### 《金匮要略》

1. 现存元后至元六（公元 1340 年）邓珍本。

2. 明万历二十六年（公元 1598 年）徐镕本（见《古今医统正脉全书》）。

3. 明万历二十七年赵开美本（见《仲景全书》）。

4. 明嘉靖年间（公元 1522～1566 年）俞桥本、日本仿明俞乔本等。

5. 通行本为 1955 年、1963 年商务印书馆铅印本，1963 年人民卫生出版社铅印本。

张仲景还著有《辨伤寒》十卷、《评病药方》一卷、《疗妇人方》二卷、《五脏论》一卷、《口齿论》一卷，可惜都已经散佚。

除《伤寒论》《金匮要略》版本之外，后世各种注本、集成本、研究非常多，不再一一赘述。

# 范　汪

## 生平

范汪（约公元309～374年），字玄平，曾任东阳太守，故又称范东阳，河南南阳淅川人。范汪的主要著作是《范东阳杂药方》，又称《范汪方》或《杂药方》。

## 主要学术思想及贡献

范汪才华出众，善谈名理，仕途坦捷，在任职东阳太守期间，大兴学校，甚有惠政。但范汪所留下来的著作和学术思想被发现的只有《范东阳杂药方》，其他未见，《范东阳杂药方》是继公元三世纪葛洪《玉函方》之后的又一医方巨著，在前人成就的基础上，搜罗广博，用药简且验的方书，对祖国医学的发展产生了一定影响，唐代孙思邈在《千金要方·大医习业》中强调："欲为大医，必须谙张仲景、王叔和、阮河南、范东阳——诸部经方。"孙思邈将其与仲景相提并论，可见此书之重要。《范东阳杂药方》由范汪一人独自完成，作为晋代著名医家，范汪的学术思想主要集中在《范东阳杂药方》一书中。《范东阳杂药方》内容充实，卷帙浩繁，包括了伤寒、热病、内伤杂病、外伤疮痈、小儿、五官、救急、养生等方面的内容。

第一，《范东阳杂药方》所载疾病及治法非常广泛。书中载有各科疾病，其中，内科病包括：风病、哮喘、胁痛、吐血、九窍出血、腹疼、腰疼、脱肛等三十余种。外科病包括：疮疖、手皲裂、痈肿、发背、血瘤、恶疮等二十余种。妇科病包括：乳痈、乳疮、阴疮等。儿科病包括：头疮、疮疡、牙齿出血等。五官科病包括：䪴面、疣目、耳聋、鼻中息肉、口舌生疮、龋齿等近二十种。此外，还记载了有关整容等内容。有些病还包括多种证型，除风病、水肿分为许多类型外，如痢疾就分为杂痢、冷痢、白滞痢、脓血痢、休息痢、重下、利后不食、利后逆满、利后谷道痛等；疟疾又分为鬼疟、痰实疟、连年疟等。所采取的治疗方法也是多种多样的，如服药、灸法、熏蒸、热熨、洗浴、涂抹、栓塞、点眼、含漱、烧烙止疼等。有时对一种病采取数种疗法。可见《范汪方》的内容是相当丰富的，可以推测原书百余卷所载疾病种类、治疗方法应该是包罗万象、应有尽有了，可谓一部名符其实的"杂药方"。

347

第二，范汪所用方药既简且验。据统计，"手抄本"载有二百多首方剂，其中单味药几乎占三分之一，三味药以下的约占六成，六味药以下者约占八成，七味药的有六首，八、九、十、十二味药者各有三首，十一味药者一首，十五味药者二首，药味最多的处方是十六味，但仅有一首。对许多疾病的治法很简便，如治阴疮方，芜荑一把，切，水煮令熟，食之。治蛲虫方：楝实浸苦酒中再宿，以绵裹之，塞谷道中令入二寸，日愈。治小便血方，吴萸根五升，捣取汁，服一升。至于灸法那就更简便了。对有些病的治疗根本不用药物，而是用所谓"单方"。如治霍乱转筋方，鼠壤土和涂其上。治龋齿方，齿有孔，取细铁，大小如孔中也，曲铁头，火烧令热，以内（纳）孔中，不过四五日，疼止。用药不仅简单，而且效果良好。可称之为验方者有：治休息痢方，酸石榴皮捣取汁服之；治淋用滑石散，葵子、滑石、通草；治大便下血方，干地黄、阿胶，水煎服；治烧伤方，食蜜、乌贼骨，外涂；治猝心腹疼用张仲景的三物备急丸等。

第三，首次提出"十水"及其治法。关于水肿，该书记载："治十水肿丸方：第一之水，先从面目肿遍一身，名曰青水，其根在肝，大戟主之。第二之水，先从心肿，名曰赤水，其根在心，葶苈子主之。第三之水，先从腹肿，名曰黄水，其根在脾，甘遂主之。第四之水，先从脚肿，名曰白水，其根在肺，藁本主之。第五之水，先从足胕肿，名曰黑水，其根在肾，连翘主之。第六之水，先从面肿至足，名曰玄水，其根在胆，芫花主之。第七之水，先从四肢起肿满大身尽肿，名曰风水，其根在胃，泽漆主之。第八之水，四肢小，其腹肿独大，名曰石水，其根在膀胱，桑根白皮主之。第九之水，从肠满，名曰果水，其根在小肠，巴豆主之。第十之水，乍盛乍虚，乍来乍去，名曰气水，其根在大肠，赤小豆主之。"范汪对水肿的这种认识和分类方法，即把水肿病的主要发病、证候，逐一落实于脏或腑，是比较合理的，而且对每类水肿所给主药准确性较大。水肿早在《内经》《金匮要略·水气篇》里已有论述，可以看出，范汪关于水肿的论述，是以《内经》《金匮要略》的有关理论为依据的，结合自己的临床实践，或收集当时医学界的新经验，总结出了"十水"及其治则。

第四，发展了前人对风病的认识。《范汪方》在"治一切风病方"中言"治风有十品"。"一曰：入头，头重、耳塞、鼻衄、目视茫茫。"即风气侵入头部，则头面诸窍不通。"二曰：入胞，肤皮隐疹、发痒、生疮。"即风邪侵袭皮肤、肌肉，络脉受阻，而致血行不畅，出现隐疹发痒，长之生疮。"三曰：入筋，筋急缩痛。"即风淫于筋，筋脉不利，收缩弛张受阻而挛急疼痛。"四曰：入脉，脉动上下无常。"即脉为血液流动的渠道，若为风所扰，则血行不畅，血液流动周身则失其所常。"五曰：入骨，齿摇、胫疼酸不能久立。"即风淫于骨，多是由肝肾不足，髓海空虚而致骨弱，风邪趁虚而侵袭。"六曰：入心，憔悴喜怒、自悲自喜。"即风淫于心，心气逆乱，血脉受损，神明失常，故悲忧喜怒无常。"七曰：入肺，令人咳逆、短气、昼倦、夜剧。"即风淫于肺，肺气不畅，肃降受阻，治节不行，故数逆短气，白天尚可倦卧，夜间阴寒较盛，影响肺气宣散，故加剧。"八曰：入肝，头眩、目视不明。"即肝开窍于目，风淫于肝，肝血不能正常上注于目，目失所养，故视物不清。"九曰：入脾，令人肠鸣、舌上疮，两胁下心满坚闭不利。"即风淫于脾，脾气不畅，运化失常，则肠鸣而心胁之气机不行，中焦生化减弱，血液来源不足，致使心苗阴血不充，阳亢郁热成毒而生疮。"十曰：入肾，令人耳中雷鸣，鸣止则脓，脓出，治之防风丸方。"即风淫于肾，肾开窍于耳，风邪善行，故耳鸣。风又为阳邪，阳气受阻，郁而化热，血肉腐败，则为脓液。以上《范汪方》所论中风，是从广义角度上去认识风病的，与《伤寒论》所述之中风，名同而质异。它把许多风病都囊括进来，这是对风病认识的一大特点。

　　第五，柴胡汤的运用和痰饮病的治法。《范汪方》对张仲景所说的少阳、阳明、太阳诸经病证都有发挥，最突出的是对小柴胡汤、大柴胡汤的具体运用和对痰饮病的治疗。关于小柴胡汤，《伤寒论》中固然规定了加减变化，但对"伤寒四五日，身热恶风，颈项强，胁下满，手足温而渴者"只提到"小柴胡汤主之。"而《范汪方》对此条，一方面袭用其方名，一方面把原方柴胡、黄芩、人参、半夏、甘草、生姜、大枣，改为柴胡、栝楼、桂心、牡蛎、黄芩、干姜、炙甘草。这样既继承了张仲景用药的法度，又因证制方，针对性更强。关于大柴胡汤，《范汪方》在治疗"伤寒七八日不解，默默烦闷，腹中干粪，谵语"时，也是袭用"大柴胡"的名字，而实际方药组成为：知母、芍药、大黄、葳蕤、黄芩、炙甘草、柴胡、人参、枳实、生姜"，即原方去大枣，加知母、葳蕤，这样既增强了荡涤肠胃热邪的力量，又避免了热邪伤阴之遗患。关于痰饮病的治疗，《范汪方》引《金匮要略·痰饮咳嗽病脉证并治》"病痰饮者，当以温药和之"治法，补充"疗心腹虚冷、痰气上、胸胁满、不食、呕逆、胸中冷，半夏汤方：半夏、生姜、橘皮。"半夏汤是行之有效的方剂，也可用于痰饮病的兼症。

第六，《范汪方》外治法亦甚为细腻独到，对中医研究有着重要的学术价值。《范汪方》以伤寒热病和内科杂病为主，兼及外科、妇儿、五官、救急和养生诸方面。外治法运用于内科疾病的治疗，《范汪方》中，就外治法而言可谓集魏晋南北朝以前外治法之大成，外治法近 30 种，除了用于治疗常见内科疾病，还用以救急。如范汪"疗伤寒热病，手足肿欲脱方：生牛肉裹之，肿消痛止"；治疗卒死之壮热疾病，用矾石半斤，煮以渍脚，浸没足踝；有疮脓出者，用盐水清洗后，用天雄、乌头、莽草、羊踯躅等药调敷；范汪治疗伤寒后期下部瘙痒、天行下部疮烂等，使用阴部塞药法。范汪较早使用阴部塞药疗法，并具有很好的治疗效果，不愧为临床治疗大家。治疗尸厥疾病，"以梁上尘如豆者箸筒中，吹鼻中与耳，同时吹之"。这是在急救过程中配合运用了外治法，对现今临床急救具有指导意义。

第七，范汪治疗小便不通采用导尿术，治疗大便难采用灌肠术都是中医历史上较早的记载。"不得小便者为胞转，或为寒热气所迫，胞屈辟不得充张，津液不入其中为尿，及在胞中尿不出"，"当以葱叶除尖头，内入茎孔中吹之，初渐渐以极，大吹之，令气入胞中，津液入便愈也"。此为导尿术较早的记载，比孙思邈的葱管导尿术还早。

第八，范汪治疗眼病常采用洗眼法、点眼法、涂敷目眦法等，比西方医学早一千多年。对五官疾病，卷八专论，包括目病、鼻病、耳病、喉病、口病、舌病，共有外治方 30 首，搜集有滴剂、粉剂、冲洗剂、漱口剂、含咽剂等多种剂型；范汪治疗鼻病喜用塞鼻疗法；治疗耳病惯采用塞耳、灌耳法；治疗口齿舌病方中有治人口生疮方：杏子、黄连、甘草，绵絮裹之，内口中含之，含汁咽之。

第九，《范汪方》还记载了面部皮肤保养的悦面方、护发染发的美发方、香身香腋的香薰方、护手美足的靓肤方等治疗方，融美容保健和美容治疗为一体，充分反映了中医美容的特色，其丰富的临证经验，对于今天追求美丽的人们，仍有重要的指导作用。

综上所述，《范汪方》既继承了汉方古朴严谨、讲究用药方法的传统，又不墨守陈规，而是根据当时社会疾病发生流行的情况，立足于实践，丰富发展了祖国医学。与同时期的方书相比，如葛洪《玉函方》《肘后方》、殷仲堪《殷荆州要方》、陈延之《小品方》等，具有成书较早、内容丰富、切合实用的特点。在研究两晋时期医学发展情况时，不应抹杀他的贡献。

## 著述流传情况

《范汪方》集成后在社会上影响很大，流传极广。比范氏稍晚的医学家陶弘景曰："余祖世已来务谙讳方药，本有《范汪方》一部，斟酌详用多获其效。内护家门，傍及亲族，其有虚心告请者，不限贵贱，皆磨踵救之，凡所救治数百千人。自余投缨宅岭犹不忘此，日夜玩味，常觉欣欣。"一席话道出陶氏对《范汪方》的推崇。该书在唐代成为学医者必读之书。

该书版本流传，历代有所不同：

《隋书·经籍志》：范东阳方一百五卷。

《唐书·艺文志》：尹穆纂范东阳杂药方一百七十卷。

《通志·艺文略》：范东阳杂药方百七十卷。

《古今医统大全》卷一采撷诸书：范汪方五卷。

从以上著录可以看出，《范汪方》在明代以前，一直有线索可循，至清代则渐被淹没，很少有人提及。

## 主要参考文献

1. 张斌. 范云及范氏家族文学考论：浙江大学硕士学位论文集［D］. 浙江：浙江大学，2007：5.

2. 赵清理，王安邦. 河南历代名医荟萃［J］. 河南中医，1981，2（6）：24－28.

# 甄 权

## 生平

甄权（公元540～643年），是我国唐代初期著名医学家，针灸学家，许州扶沟（今河南扶沟）人。甄权一生著述颇多，绘有《明堂人形图》一卷；撰有《针经钞》三卷，《针方》《脉诀赋》各一卷，《药性论》四卷，《本草音义》七卷。

## 主要学术思想及贡献

公元627年，甄权奉敕修《明堂》，又与弟太医甄立言、承务郎司马德逸等人校定《图经》。他所绘制的彩色人体经络《明堂人形图》，以图为主，并有详细文字说明，是一部对唐代及以后较长时期医者学习针灸的指导性权威著作，影响深远。唐太宗李世民于贞观十七年（公元643年），亲自到年逾百岁的甄权家中探望，慰问他的饮食起居情况，向他探求药物知识和养生之道。甄权特将所著《药性论》四卷呈报太宗，太宗任命他为朝散大夫，赐给他几杖、衣服。此事至今仍在家乡传为美谈。

除针灸外，甄权兼通药治。安平公（李德林）患偏风，甄权治以防风汤（方见《千金要方》），兼针刺风池、肩髃、曲池、支沟、阳陵泉、五枢、巨虚下廉七穴。服药九剂，针刺九次，李即逐渐痊愈。

1. "贞观本"的内容

"贞观本"，亦即《明堂人形图》孙思邈简称为《明堂图》，其内容主要保留于《千金要方》卷二十九，《翼方》卷二十六中。

《千金要方》"明堂三人图"以仰、伏、侧三人形分类，依照由上而下、从内到外、先阴后阳的次序记录腧穴，共有穴名三百四十九，单穴四十九，双穴三百（孙思邈误将会阴穴记入双穴）。每穴记有穴名、别名、定位、取法等内容，四肢分经穴位间见有穴性、禁刺、禁灸等。全篇没有主治症。

2. "武德本"的内容

"武德本"的内容，现今可见于《外台》《圣惠方》《铜人》等书所引录的条文，分别以"甄权云"或"甄权《针经》云"等形式出现。去除重复转抄的相同条文后，现存有三十一穴。每穴记载基本内容，主要包括穴名、定位、取穴法、主治、刺灸法和宜忌等。穴名以下文字均不同于《甲乙经》和其他《明堂经》本。定位和取穴法亦不同于《千金》所收的"贞观本"。刺灸法被置于各穴主治症之后，与唐代早期各家"明堂"的记载形式相违。又增设"宜忌"项，记有该穴禁忌食物、灸害处理、术后医嘱等，这些类似于药性禁忌的内容，即首见于甄权著作。显然这些内容具有临症经验记述的特点，与他晚年为倡导"正经"而修定完成的"贞观本"有很大差别。

《明堂人形图》是一部以腧穴图为主，同时又配有文字说明的著作。对于这部《明堂人形图》的编绘，甄权付出了辛勤的劳动。他说："余退以《甲乙经》校秦承祖图，有旁庭藏会等一十九穴，按六百四十九穴，有目无名，其角孙、秉风一十九穴，三部针经具存焉。然其图阙漏仍有四十九穴，上下倒错，前后易处，不合本经，所谓失之毫厘，差之千里也。"可见甄权的《明堂人形图》编撰是以秦承祖所绘的针灸图为蓝本的，并用《甲乙经》等著作对秦图进行了校定，发现了许多错误之处，因而甄权在纠正和补充秦图的基础上，新撰了明堂针灸经穴图。此书是在"头身分部，四肢分经"的基础上，以"仰人、伏人、侧人"三位绘图，可以"依图知穴，推经识分"，清晰明了，有条不紊，便于掌握腧穴定位。因此编成后很快取代了秦图，成为唐代以来较长时期针灸医生的必读本，并为许多著名医家所推崇，以至被反复参用和转录。正如孙思邈所言"尔后缙绅之士，多写权图，略遍华裔。"《甲乙经》传至唐朝已有数百年，由于种种原因，无法避免的会出现错误，甄权及时的纠正了这种错误，并且大范围的流传，这样就使针灸能够继续朝着正确的方向发展。虽然今天甄权的《明堂人形图》已经不复存在，但是由于《千金翼方》《太平圣惠方》等医学著作的引录，《明堂人形图》很好的完成了它的历史使命，对于针灸腧穴的正确定位，甄权功不可没。

3.《药性论》所讨论的内容，有药物正名、性味、君、臣、佐、使、禁忌、主治功效、炮制、配制及附方等。尤以君、臣、佐、使、禁忌等资料收罗较多。全书标明为君药有76

355

味，如黄精、干地黄、菟丝子、车前子、五味子等注为君药。标明臣药有 72 味，如黄连、牛膝、丹参、防风等注为臣药。注明为使药有 108 味，如白蔹、白及、乌头等注为使药。

此外，对有些药还注明为单用，或注明某某为使，或注明用某某良。注明单用的药有 50 味：如紫草、大蓟、牛蒡等，注明某某为使的药有 18 味：如人参、马蔺为之使，半夏、海藻、饴糖、柴胡为之使，阿胶，薯蓣为之使。注明得某某良：如巴豆得火良，豆豉得薤良。

又有些药注明畏恶或禁忌。如蜀椒畏雄黄，牛黄畏干漆，矾石畏麻黄等。类似这样的例子有 20 味。黄连恶白僵蚕，柏子仁恶菊花，白蔹恶乌头。类似此例有 27 味。在禁忌方面有：藿香禁食大蒜，乌头、天雄忌豉汁，桂心忌生葱，茯苓忌米醋。注有禁忌的药物共 20 味。其中忌羊血的药最多。如硇砂、阳起石、矾石、钟乳石、孔公柏、云母、半夏等均忌羊血。有些药注明相反、相杀。例如大戟反芫花、海藻，桂心杀草木毒，豆豉杀六畜毒，巴豆杀斑蝥、蛇虺毒。

有些药注明归经。如龙胆归心、蓼实归鼻。蓼实治经络中结气。蒲黄、续断通经脉。牛蒡通十二经脉。

有些药物功效，是《药性论》最先记载的。如藕节止血即是。《药性论》云："藕节捣汁，主吐血不止，口鼻并皆出血。"

本书对药物炮制亦有记载。

总之，本书是我国本草药性最早的专著，它对药物性味、主治功用论述很详细。对后世本草都有影响。

## 著述流传情况

甄权《针方》和《明堂人形图》都没有原书保存下来，在其内容流传过程中出现了"武德本"和"贞观本"，由《外台秘要方》《千金要方》《千金翼方》《太平圣惠方》《铜人腧穴针灸图经》等的引文转载而得以流传。《针经钞》三卷、《脉经》、《针方》一卷、《明堂人形图》一卷（俱见《新唐志》《脉经》）。《通志·艺文略》作二卷，《脉廖赋》一卷，《本草音义》七卷。

## 主要参考文献

1. 韩锺. 甄权《针方》和《明堂人形图》考辨 [J]. 上海针灸杂志 1989，6（3）：35－37.

2. 尚志钧."药性论"的考察 [J]. 中成药研究，1985，8（6）：45－64.

3. 尚志钧. 对《药性论》作者及成书时间的讨论 [J]. 安徽中医学院学报，1992，11（2）：57－58.

# 甄立言

## 生平

甄立言，甄权之弟，生于南朝梁大同十一年（公元545年），卒于唐贞观年间（公元627～649年）。许州扶沟人也。唐武德年间（公元618～626年）升太常丞，与兄甄权同以医术享誉当时。立言医术娴熟，精通本草，善治寄生虫病。著有《本草音义》七卷、《本草药性》三卷、《本草集录》二卷、《古今录验方》五十卷。

## 主要学术思想及贡献

《古今录验方》在《外台秘要》中所引录"消渴小便至甜"是我国有类糖尿病的最早记载。据目前的资料来看，对消渴病患者尿甜现象记载最早的医生是甄立言，甄立言所著的《古今录验方》虽然已佚，但其有关消渴病的论述要点可见于《外台秘要》，转载甄立言关于消渴病尿甜的论述"渴而饮水多，小便数，有脂，似麸片甜者，皆是消渴也"，又指出"每发即小便至甜"，是迄今为止世界上最早有关消渴患者小便发甜的记载，使消渴病诊断取得了突破性进展。在世界范围内，我国最早发现消渴病患者具有尿甜的特点，在消渴病的诊断方面取得了突破性的进展。

《古今录验方》包括《素女经》四季补益和妇人八瘕等证，方论 20 首及外感热病、内伤杂病、妇人、小儿、皮外、五官以及服食、养性、房中、骨伤等证方千余首，十二经脉针灸孔穴主治证 665 条，其资料上自先秦，下至唐代。具有很高的医史文献研究和临床实用价值。

甄立言与少府孙思邈、承务郎司马德逸、太医令谢季卿等，校定《图经》。擅长本草学，尤其擅长诊治寄生虫病，治疗多有奇效。

《古今录验方》是一部成书于唐初的由甄立言编著的方剂学著作，由于南北朝时期长期战乱，再加之印刷术尚未发明，书籍全赖手抄，汉字书写的不易，古代手抄本的难得，致使医学著作因战乱而大量散失。至唐初仅有《灵枢》之残卷、《素问》之部分篇章，及从医必读而得以保存之《伤寒论》。这三部书即为隋唐医学理论之基础，而《伤寒论》又因其为一部含有初步辨证论治思想的融理、法、方、药于一体的方书，故对隋唐医家影响更深，《古今录验方》正是在此条件下成书的，因而本书受《伤寒论》影响较深，但作者没有一味的继承，而是在《伤寒论》的基础上进行了发挥，使其更适应临床的需要。《古今录验方》正是在不背离仲景治疗原则的前提下，随患者的感邪轻重、体质强弱的不同，对《伤寒论》的方剂进行变通，如《古今录验方》中的"疗伤寒发热、身疼痛"的解肌汤，方用"葛根四两，麻黄去节三两，茯苓三两，牡蛎二两熬，上四味切，以水八升，煮取三升，分三服，徐徐服之，得汗通则止。"由原文可知，此方适用于外感风寒较重者。由此可见，《古今录验方》是在仲景治疗大法指导下，"遵于古方，而又不泥于古方"，将仲景的辨证思想灵活地运用于临床实践。

## 著述流传情况

《本草音义》七卷、《本草药性》三卷、《本草集录》二卷、《古今录验方》五十卷，均已散佚，部分佚文尚可在《千金要方》和《外台秘要》中见到。他撰有《本草音义》七卷（见《隋志》）。《新唐书》注：立言一作权，《本草集录》二卷（见《隋志》），《古今录验方》五十卷（见《旧唐书》），《本草药性》三卷（见《旧唐志》）。

## 主要参考文献

1. 赵丹阳.《古今录验方》对仲景辛温解表法的继承与发展 [J]. 黑龙江医药，1997，10（1）：56 - 60.

2. 隋唐兄弟名医——甄权与甄立言 [J]. 中国中医药现代远程教育，2013，11（2）：125.

# 崔知悌

## 生平

崔知悌（公元 615 ~ 685 年），许州鄢陵（今河南鄢陵）人，著有《纂要方》十卷、《骨蒸病灸方》一卷、《产图》一卷，均已佚，可于《外台秘要》中见其梗概。另有《崔知悌集》五卷，《法例》二卷。

## 主要学术思想及贡献

崔氏素好岐黄之术，于政事之暇，喜从事医疗活动。崔知悌自少善于针灸，尤其擅长灸骨蒸之法。其所著《崔氏纂要方》中，也以"灸骨蒸病方"为最著名。另有单行本《崔氏别录》，《外台秘要方》采入，题名"灸骨蒸法图"，即世传崔丞相《灸法》。《苏沈良方》说："崔丞相之《家传方》，及王宝臣《经验方》，悉编载之，然皆有差误。毗邻郡有石刻最详，余取诸本参校，成此一书，比古人方极为委曲。依此治人，未尝不验，往往一灸而愈。予在宣城，久病虚赢，用此而愈。"又考崔氏《灸骨蒸方·自序》，其中描述骨蒸病的别名、病状，至为详尽。按崔氏所说脑后近下两边小结，是瘰疬，是颈部淋巴腺结核；腹部有块，是肠间膜淋巴结核。此为我国讲瘰疬与结核同源之始。欧洲论此始于林匿克氏，乃在 18 世纪，晚于我国 1000 余年。

## 一、取穴严谨

从《外台秘要》所记崔氏灸法医案中可以看出，崔氏对穴位的选取非常严谨。如在"崔氏灸痔法：以绳围病者项，令两头相柱，展绳从大椎正中量之，垂绳一头当脊正下，以墨点讫；又量病者口吻如前，便中属绳，接前口吻绳头正下，复点之，望使相当所三处并下火，重者各五百壮，轻者三百壮，即愈。"崔氏所言"三处"，相当于现在的脊中、悬枢、命门部位。另有"令疾者平坐解衣，以绳当脊椎骨中向下量，至尾株骨尖头讫，再折绳更从尾株尖头向上量。当绳头正下即点之。高虢州初灸全一百壮得瘥，后三年复发，又灸之便断，兼疗胫脚。"此"绳头正下"之点相当于脊中穴部位，这与现代研究针刺脊中治疗痔核的认识是完全相同的。再有对大椎穴的定位："大椎平肩斜齐高大者是也，仍不得侵项，分取之则非也，上接项骨，下肩齐，在椎骨节上是，余穴尽在节下，凡灸刺不得失之毫厘。"这与现在大椎穴的取法是完全相同的。另外崔氏治疗疾病注重奇穴的运用，如"疗猝狂鬼语方""疗卒中恶气绝方"等，在《外台秘要》中有详细的记载。

## 二、独创四花灸

在"灸骨蒸"一节中，崔氏曰："骨蒸病者……无问少良，多染此疾，婴孺之流，传注更苦。其为状也，发而骀，或聚或分，或腹中有块，或脑后近下两边有小结，多者乃至五六，或夜卧盗汗，梦与鬼交通，虽目视分明，而四肢无力，或上气食少，渐就沉羸……未若此方扶危拯急，非只单攻骨蒸；又别疗气疗风，或瘅或劳，或邪或癖，患状既广，救愈亦多，不可具录，略陈梗概。"具体地说明采用灸法不仅治疗虚劳效果神奇，还能治疗多种疾病。另外在取穴上，崔氏独创四花灸。据《外台秘要》所载此四穴以绳度量定位，取膈俞（双侧）、胆俞（双侧）。以艾炷直接灸之，四穴同时点燃，犹如四朵火花，故名曰："四花灸"。至于此穴能灸疗骨蒸病，《针灸大成》认为："当必合于五脏俞也。《难经》曰：血会膈俞。疏曰：血病盖骨蒸劳热，血虚火旺，故亦取此法补之。胆者，肝之腑，肝能藏血，故亦取是俞也。"

## 三、灸药配合

崔氏灸法中，对不同的疾病，往往掺入其他药物，因病治宜。如"崔氏疗耳风聋，牙关急不得开方：取八角附子二枚，釅酢渍之二宿，令润彻，削一头内耳中，灸上十四壮，令气通耳中，即瘥。"又如"崔氏疗狂犬咬人方："凡被狂犬咬，即急溯去血，急吐之……捣杏仁和大虫牙捻作饼子，贴疮上，顿灸二七壮。从此以后，每日灸一两壮。贴杏仁饼子，灸之，须要满百日乃止。"另外还有："崔氏疗黄疸年六十以上方：茅根、猪肉，上二味合作羹，尽一服愈，当灸脐上下两边各一寸半，一百壮，手鱼际白内侧各一，随年壮。"这些方法的临床价值，值得当今医者仔细研究。

363

## 四、灸不废针

崔氏诸多灸法之经验在《外台秘要》中有所记载，但《外台》中对崔氏针法几乎没有记载。然"崔氏如此多闻博学，似应针灸通擅，"而"针灸二法，相须为用，各有所宜"，但王焘编纂《外台秘要》"以为针能杀人，不能起死人，其法云亡且久，故取灸而不取针。"而"崔氏疗小便不通方："足大趾间有脉，针挑出血，灸三壮愈"一条中可以看出此为针灸并用，由此可见崔氏于针法亦必高明，而王氏编纂《外台秘要》宗旨重灸轻针。以致崔氏针法遗案失传。

从《外台秘要》所载的崔氏灸方中可以看出，唐代灸法在实际应用中，特别是在防治传染性疾病中超过了秦汉两代。灸法的扶正祛邪，杀虫解毒，治疗癥瘕的功效，在崔氏灸方中，均可窥其奥义。

364

### 著述流传情况

1. 《纂要方》十卷，见《旧唐书·经籍志》。《新唐书·艺文志》以为"崔行功撰"，不确。新旧《唐书·崔行功传》都未说他知医。而崔氏方中，列有崔知悌的官阶家世，必不致误。多纪元胤《中国医籍考》说，此书亡佚。

2. 《骨蒸病灸方》一卷，并见新旧《唐书》。《通志·艺文略》作《灸劳法》一卷，《宋史·艺文志》有《崔氏骨蒸方》三卷。《外台秘要》作：《崔氏别录》《灸骨蒸方图》，方中侍郎知悌撰。《中国医籍考》说亡佚。《国史经籍志》作：

崔知悌《灸劳》一卷。

3.《产图》一卷,并见新旧《唐书志》。《崇文总目》作《产鉴图》,《中国医籍考》说亡佚。此书可以于《外台秘要》中见其梗概。

4.《崔知悌集》五卷,见《唐书·经籍志》。

5.《法例》二卷,见《唐书·经籍志》,为乙部的书,与诸人合撰,而《新唐书·艺文志》著录,以为崔知悌《法例》一卷。

## 主要参考文献

1. 王焘.外台秘要 [M].北京:人民卫生出版社,1987.

2. 冯国明.唐代灸法学术思想特色的研究:山东中医药大学 2011 年硕士学位论文集 [D].山东:山东中医药大学,2011:4-6.

# 刘禹锡

## 生平

刘禹锡（公元 772 ~ 842 年），字梦得，号庐山人，洛阳人。主要著作是《传信方》。

## 主要学术思想及贡献

刘禹锡医学主要学术思想体现在《传信方》一书中。

《传信方》计两卷，载方五十余首。治疗范围相当广泛。有传染科处方，如盐黑丸、盐汤治干霍乱及治痢诸方。有内科，如脚转筋以蜡治之。有儿科，如小儿热疮以乱发鸡子膏外敷。有外科，如杉木汤治脚气。有疡科，如葱治金疮，稻秆灰治伤折。有皮肤科，如芦荟治癣。有妇科，如案纸烧灰治月经。有眼科，如羊肝丸治青盲内障。有喉科，如皂荚矾治喉痹。除了上面这几个方面外，他如痔漏、急救、综合疗法等均有记载，还有香法、造桂浆法等等。

该书所记载药方，都是曾经试用有效的，所谓"皆有所治"，这是该书的一大特点。其处方有的是采自前人的方书，有的是采自民间，有的是采自宫廷，有的是从婆罗门僧人那里学来的。其中 14 个是以医案的形式记录下来的，更证明了本书的真实性。这些方子屡用屡效，有的是他自己患病服药的记录。

该书的另一特点是用药简便验廉。如：治干霍乱盐汤方，用盐一大匙，熬令黄，童子小便一升，二物温和服之，少顷吐下即愈。疗赤白痢如鹅鸭肝方，用黄芩、黄连各八分，以水二升，煎取一升，分二服。治目赤痛方，取诃黎勒入白蜜，研注目中。治喉痹方，用皂荚矾，入好米醋，同研含之，咽汁立瘥。治打扑损方，取葱新折者，便入塘灰火煨，趁热剥皮擘开，其间有涕，便将罨损处，仍多煨取，续续易热者。治伤损方，用稻杆烧灰，用新熟酒未压者和糟入盐和合，淋前灰取汁，以淋痛处立瘥。治蛇咬蝎蜇方，烧刀子头令赤，以白矾置刀上，看成汁，便热滴咬处，立瘥。以上处方，药味少，药价低，均为易得之品，且服法简便，疗效显著，至今仍应学习和推广。同时，可以看到他用药专精，主张以药攻疾，不崇参芪补剂。作为官员出身的刘禹锡来说，有这种治学思想也是难能可贵的。

兹从《传信方》中录下四首良方，以供读者临证参考：

（治一切痢神效方）黄连二两半　黄柏一两半　羚羊角半两　茯苓半两　上四味为散，蜜和丸用姜汤下。

（治喉痹方）治喉痹用皂荚矾，入好米醋，同研含之，咽汁立瘥。此方出于李谟，甚奇妙，皂荚矾即绿矾也。

（治疔方）元和十一年，得疔疮凡十四日，日益笃，善药傅之，皆莫能治。长乐贾方伯，教用蜣螂心，一夕而百苦皆已，明年正月食羊肉，又大作，再用亦如神验。

其法，一味贴创疮半日许，可再易，血尽根出遂愈。蜣螂心腹下度取之，其肉稍白是也。所以云食羊肉又大作者，盖蜣螂畏羊肉故耳，用时须禁食羊肉。其法盖出葛洪《肘后方》。

（治一切咳及上气者方）用干姜须是合州至好者。皂荚炮去皮子取肥大无孔者，桂心紫色辛辣者，削去皮。三物分别捣下筛了，各称等份，多少任意，和合后，更捣筛一遍，炼白蜜和丸，又捣一二千杵，每饮服三丸。丸稍加大如梧子，不限食之先后，咳发即服。日三五服。禁食葱油咸腥热面，其效如神。

《传信方》深受后世的推崇。如苏颂的《图经本草》、沈括的《苏沈良方》、唐慎微的《政和证类本草》、许叔微的《本事方》、洪遵的《集验方》、陈师文的《太平惠民和剂局方》，以及金人杨用道的《广肘后方》等，都抄录了《传信方》中的药剂，甚至日本人丹波康赖于永观二年（宋雍熙元年，即公元984年）所撰的《医心方》中，也录有《传信方》内的处方。此书至元已散佚。解放后，冯汉镛氏辑出四十五方，并加以解说，名曰《传信方集释》，于1959年由上海科学技术出版社出版，为医家临床参考和对刘禹锡学术思想的研究提供了方便。

除上述思想外，《刘禹锡集》中还记载了许多医论，如《答道州薛郎中论方书书》，是一封讨论方书的信，信中对薛郎中（即薛景晦）所集的奇方作了赞扬："一物足以疗病""取诸屑近"；简便易行；"非累试辄效，不在是族"，讲究实效；"久病于将然为先，而以攻治为后"，强调预防。这些医学思想正是刘禹锡所一贯提倡的。

关于鉴药，刘禹锡通过个人病情的几次反复，强调务辨证用药，"用毒以攻疹，用和以安神"，否则就要"时则而踬"。应当根据变化了的病情采用新的治疗方法。"苟循往，以御变，昧于节宣"，就会适得其反。当然刘禹锡此文又是以用药来喻政，即告诉人们治国跟治病一样，都应从实际出发，不能沿袭老办法，借此表达了对唐王朝因循守旧，不图改革的不满。

从以上医论，足可以看出，唐代著名文学家、哲学家刘禹锡对医学理论也有很深的造诣。

## 著述流传情况

1.《新唐书·艺文志》著录。唐、宋方书中颇多引用。自元以后，渐次散佚。

2. 今人冯汉墉辑佚并加以考证，定名为《传信方集释》，1959 年上海科学技术出版社出版。

## 主要参考文献

1. 刘禹锡与《传信方》[J]. 中国中医药现代远程教育，2013，11（4）：54.

2. 相鲁闽. 刘禹锡和《传信方》[J]. 河南中医，2011，31（1）：75.

3. 刘志龙. 刘禹锡及《传信方》 [J]. 江西中医药，1992，23（8）：56，60.

# 王怀隐

## 生平

王怀隐（约公元925~997年），北宋睢阳（现河南商丘）人，宋代著名医家。与王佑、郑奇和医官陈昭遇等，共同编纂《太平圣惠方》。

## 主要学术思想及贡献

王怀隐的学术思想主要体现在《太平圣惠方》一书中。

### 一、《太平圣惠方》编著背景

太宗即位前，就经常留意医术，收藏名方千余首，皆尝有验者。太平兴国年间他诏翰林医官院各具家传经验方以献，又万余首。《太平圣惠方》是太平兴国三年，宋太宗"令尚药奉御王怀隐等四人，校勘编类……仍令雕刻印版"。至淳化三年（公元992年）编印完成，于"月乙亥正式颁布天下，诸州各置医博士掌之"。宋太宗亲自写序，题名为《太平圣惠方》。

## 二、《太平圣惠方》内容与特点

1. 先论后方，确立方剂学。

《太平圣惠方》编刊于宋代，从太平兴国三年（公元 978 年）开始编修至淳化三年（公元 992 年）成书，历时 14 年才告完成。该书内容浩繁，全书共 100 卷，分 1670 门（类），收编医方 16834 首，全书洋洋 282 万言。规模之大，内容之丰富实为空前。全面收集宋以前历代医家学术思想、治症经验、用药特点。

编者遵循"搜隐微，求妙删繁，探绩要，诊括简编"的原则，以"采众家之长，集医著之精"作为编著的指导思想。摘取隋唐时期能反映时代学术水平，并带有总结性的医药名著为基础，再将"翰林医官院及各献家传经验方"，散在民间的医疗经验方、时方以及外来药品和少数民族用药经验作为补充。强调医生治疗疾病必须辨明阴阳、虚实、寒热、表里，务使方随证设，药随方施，并论述了病因病机、证候与方剂药物的关系。王怀隐等人采用按脏腑和各科病证分类的体例，先论后方，每个门类首列巢元方《诸病源候论》有关理论，次列方药，以证统方，以论系证。收方内容涉及五脏病证、内、外、骨伤、金创、胎产、妇、儿、丹药、食治、补益、针灸等。同时兼收了《内经》《难经》《脉经》《千金方》《外台秘要》等古代名著的医理和治疗方法，对于病证、病机、方剂和药物都有论述。

《太平圣惠方》还非常注重医德医术，注重脉法和脏腑辨证，遵古著之原貌，留医道之完整，采众家之长，集医著之精

371

的学风和理法统一、方药俱全、分类详尽、科目齐全的编纂原则。具备综合性医书的主要学术特色。内容丰富，实用性强。

2. 重视保健养生，体现道医特点。

进入宋代，上至皇家贵族，下至平民百姓，以饮食养生，以饮食治病，成为人们的普遍要求。王怀隐作为道士，非常重视"食治"，认为"安人之本，必资于食。食能排邪而安脏腑，精神爽志，以资血气。"把养生的论述，重点着落在药饵和食疗上。

《太平圣惠方》以《千金要方》《千金翼方》《外台秘要》为蓝本，广集汉唐以来各家方书和民间医疗经验。第 94 卷列神仙服饵共 40 法，其中所选食药，多为抗衰老食药；第 97 卷列有药茶专篇，收集药方 8 首；第 98 卷列补益药 50 多种；第 96、97 卷末专列"食治门"，对中风、消渴、水肿、咳嗽、烦热、霍乱、心腹痛、痢疾、五淋、妊娠、产后、小儿、养老、眼痛、耳鸣耳聋、骨蒸劳、五劳七伤、虚损羸瘦、脾胃气弱不下食、腰脚疼痛等 28 种疾病情况，介绍了将各种营养丰富的食物调制成粥用以治病的方法。如消渴病人饮牛奶；水肿病人吃"鲤鱼粥"或"黑豆粥"；咳嗽病人吃"杏仁粥"；痢疾病人吃"细鱼粥"等；特别是对妇儿老弱等特殊群体，设计了专门的食疗方法。这些食养、食疗方药，多为后世医家所引用，使饮食养生在宋代初步形成一门专一的学科。

另外，书中涉及妇科、儿科处方数量很多，体现宋朝时对妇女、儿童健康的关注；书中有关美容的内容占有一定的篇幅，至今许多美容药方仍在使用；而神仙、食治、补益方的独立归类表明当时对养生保健有着广泛的需求。这些均说明《太平圣惠方》不仅是一部大型方书，其内容还涉及到日常生活的方方面面，对普及医学知识、倡导健康生活提供了较为科学的方法，这与王怀隐身为道士，注重养生也有密切关系。

### 三、《太平圣惠方》价值与影响

《太平圣惠方》是宋朝官方组织编纂的第一部大型方书，是一部理论联系实际，具有理、法、方、药完整体系的医方著作，全面系统地反映了北宋初期以前医学发展的水平，内容丰富。该书首先阐明诊断脉法，其次叙述用药法则，然后按类分述各科病证的病因、病理、方药，是一部具有完整理论体系的医学著作，具有较大的临床实用价值。在宋代医学发展史上作出了重要贡献。

《太平圣惠方》由朝廷组织编纂，官方颁布施行，临床运用广泛，影响巨大。北宋中期（公元1046年）福建何希彭，选其精要，辑成《圣惠选方》60卷（已失传），载方6096首，作为学习医学的教材应用了数百年，足见其影响广大和深远。《太平圣惠方》不仅对中国医药的发展有深远的影响，而且传至国外。在祥符九年（公元1016年）与天僖五年（公元1021年），宋真宗赵恒两次将《太平圣惠方》赠给高丽，促进朝鲜医药的发展。《太平圣惠方》后来传至日本，对日本医药的发展有深远的影响。日本梶原性全1303年所编的医学名著《顿医抄》50卷就是以《太平圣惠方》等中国医书为宗编撰的。该书迄今在中医临床实践上有相当重要的参考价值，对医学文献研究也有重要作用。

王怀隐等人重视脏腑疾病，把"脏腑疾病"置于所载各种疾病之首，对脏腑的生理病理、虚实寒热、主证诸方，均作了论述。根据每一类型中所出现的不同症状，施以不同的治法，有纲有目，条分缕析。对五脏用药，加以明确归类，甚是详备。这种归类方法，对后世医家有很大影响。如金代易水学派的代表张元素的《脏腑标本寒热虚实用药式》就是在该书编次方法的启发下总结出来的。

### 四、继承发展，开拓创新

《太平圣惠方》是我国历史上第一部由政府组织编写的方书，在继承发展前代医学的基础上，也有许多创新之处。

《太平圣惠方》不仅补充了唐代以后的大量药方，还为许多无名的古方确立了方剂名称。如"蓝叶散""胡粉散"，均为隋唐医者所用，无方名，也是《太平圣惠方》始为其定名。

《太平圣惠方·针经》新增脑穴 13 个，其中经穴有 6 个，经外奇穴有 7 个，除眉冲、膏肓、厥阴俞 3 个经穴见载于《脉经》《千金方》和《外台秘要》外，其余 3 个经穴、7 个经外奇穴均为《太平圣惠方》首载。

有关外科的"五善七恶"之说，也首先出现在《太平圣惠方》中。该书卷61"辨痈疽证候好恶法"明确记载，"然则痈疽之发，有五善七恶之证"，并逐一介绍了"五善七恶"的临床表现及诊断结果。

《太平圣惠方》中有许多含有大黄的复方及单味大黄治病的方法，在中医药史上第一次提出不论阴黄或阳黄都可用单味大黄治疗。

书中明确提出"惊风"病名，并对急慢惊风的病因及症状详加辨析：慢惊风属于"乳哺不调，脏腑壅滞"，其病"乍静乍发，心神不安，荏苒经时"；而急惊风，则多因"气血不和，夙有实热"，"遍身壮热，痰涎壅滞，四肢拘急。筋脉拘挛，项背强直，牙关紧急"。这在我国古代医籍中实属首见，对后世医家很有启发。

书中首次记载了新生儿断脐后，用药物对脐部进行消毒处理、预防脐风的治疗方法。该书卷67"孩子要用药物"条下有"烙脐圆方"和"封脐散方"，首次记载了采用药物对初生儿断脐后进行妥善处理、避免"脐肿"的方法。这一成果，比欧洲医生提出用漂白粉泡洗接生者的手和器械来预防新生儿"脐带风"的主张，早了将近500年，堪称我国医学史上的一项创举。

此外，植牙术、枯痔钉疗法、"肛肠"一词的应用等，在《太平圣惠方》中都属首创记载。

375

## 著述流传情况

《太平圣惠方》自淳化三年（公元992年）颁行后，于绍兴十七年（公元1147年）由福建路转运司重刊过一次，名为《大宋新修太平圣惠方》。目前所有抄本，大多据自此本。嗣后明清两朝，即未闻有重刊者。1958年，人民卫生出版社据现存多种抄本进行互校增补，排印出版，即为大家现在看到的版本。1958年版《太平圣惠方》虽堪称目前最完整版本，但仍未能恢复原书全貌。书中卷33、卷61、卷67三处缺漏，计15方1论。

台湾新文丰出版公司于1980年亦有影印抄本问世。

本书卷帙庞大，故在北宋庆历六年（公元1046年），何金希选其精要辑为《圣惠选方》60 卷，作为教材应用了数百年之久。

## 主要参考文献

1. 付笑萍. 王怀隐与《太平圣惠方》：第十届全国易学与科学学术研讨会论文集 [D]. 北京：中国自然辩证法研究会易学与科学委员会，2008.

2. 王怀隐. 太平圣惠方 [M]. 北京：人民卫生出版社，1958.

# 卢多逊

## 生平

卢多逊（公元934～985年），宋朝怀州河内（今河南省沁阳市）人。《详定本草》二十卷，目录一卷，《补注本草》二十卷，目录一卷，卢多逊撰。

## 主要学术思想及贡献

《开宝本草》（《开宝新详定本草》）是对宋代以前中国本草医药学的总结和发展，共收药物983种，其中新增药物139种，新增大多为当时名医常用的有效药，增加新注文270多条，刊行后，是我国乃至世界上第一部雕版印刷的药物学书籍。卢多逊亲自主持《开宝本草》的刊正、编修和刻印，对宋以前本草文献进行整理，为中国医药发展作出了贡献。

《开宝本草》编纂者成功地制定了严谨的体例，这一体例为宋代其他官修本草著作所继承。首先是首次采用黑白（阴文）字来代替朱墨分书，清晰醒目，不易年久混淆；其次，《开宝本草》用不同简称标明文字出处：如以"唐附"表示

《新修本草》新增药，以"今附"表示《开宝本草》新增药，以"陶隐居"为《集注》注文，以"唐本注"为《新修本草》注文。而《开宝本草》根据文献资料所作的注文，则冠以"今按"，根据当时药物知识作的注文冠以"今注"。这一体例为保存古本草文献作出了重大贡献，其严谨求实之风足堪称道。

## 著述流传情况

开宝六年（公元973年），宋太祖诏令修纂本草。由尚药奉御刘翰、道士马志、翰林医官翟煦、张素、王从蕴、吴复生等九人，取《新修本草》为蓝本进行修订，并采摭陈藏器《本草拾遗》等书相互参证，订正错讹，补充遗漏，再由马志统一作出注解。最后由翰林学士卢多逊等详加刊定成书20卷，命名为《开宝新详定本草》，简称《开宝本草》。本书早已散佚，但其内容还可从《证类本草》《本草纲目》中见到。

## 主要参考文献

1. 王家范，谢天佑. 中华古文明史辞典 [M]. 浙江：浙江古籍出版社，1999.

2.（元）脱脱. 宋史·四 [M]. 张焕君，皮庆生，译. 北京：现代教育出版社. 2011.

# 陈士良

## 生平

陈士良（生卒年月不详，约公元937~975年），汴州（今开封）人，唐代医家。撰成《食性本草》十卷，后世药物学家的著作中多有引用。

## 主要学术思想或贡献

陈士良集《本草经》《名医别录》《本草经集注》《唐本草》《食疗本草》《本草拾遗》等书中有关食用药物，并增加本人见解，又附食医诸方及脏腑调养等术，编纂成《食性本草》一书。本书对药物性味、主治、功用、禁忌、药物性状、鉴别、制剂等均有论述，但所附己说部分并不多，主要是对前代本草中有关食物的药品进行汇编，故本书创新意义并不大。《本草纲目》评此书曰："《食性本草》，书凡十卷，总集旧说，无甚新意。"

《食性本草》成书时间不明，原书早佚，它的部分资料散在于《嘉佑本草》中。《嘉佑本草》摘录《食性本草》药物有

13 味，另有 36 味药之下引本书资料作注。陈氏曾述著书之由道："古有食医之官，因所养以治百病，故取《神农本经》，陶隐居、苏恭（敬）、孟诜、陈藏器诸药关于饮食者类之，附以己说。"又载食医诸方及五时调养脏腑之术。

《嘉佑本草》所引陈士良《食性本草》资料计：草类 1 种（通草），兽类 3 种，（马肉、麋、鼹鼠），禽类 1 种（鹜肪），虫鱼类 7 种（秦龟、鲤鱼、鳗鲡鱼、夷鱼、紫贝、玳瑁、石首鱼），果类 11 种（蓬蘽、覆盆子、藕实、鸡头实、栗子、樱桃、仲思枣、橙子、林檎、榅桲、庵罗果），菜类 15 种（茅、蕺菜、甜菜、假苏、薄荷、雍菜、菠菜、苦菜、鹿角菜、莙达、胡荽、石胡荽、邪蒿、茼蒿、罗勒），米类 11 种（胡麻、麻黄、赤小豆、大麦、粟米、陈仓米、酒、稻米、白油麻、曲、荞麦）。其中果菜类最多，草类只有 1 种，缺木石类。

本书在药性方面，凡前代本草未言明者，予以补记。计有：庵罗果、赤小豆微寒；燕覆子、鼹鼠、秦龟、鳗鲡鱼寒；鹜肪、仲思枣大寒；大麦叶微暖；夷鱼、橙子暖；玳瑁肉、石首鱼、紫贝、樱桃、蕺菜等性平；林檎味涩。

本书在主治功用上，以收集可食用的药物为主。如木通不能食，但木通种子能食，本书即将木通子收入书中。木通子名桴棪子，又名燕覆子，主胃口热闭，反胃，不下食，除三焦客热，宜煎汤并葱食之。

本书还记载有一些食物禁忌。有些药食之宜人，如甜菜条云："食之宜妇人。"有些药不能多食，如麻黄条云："妇人多食发带疾。"榅桲条云："发热毒，秘大小肠，聚胸中痰壅，不宜多食。"有些药不能久食，如赤小豆条云："久食瘦人。"酒条云:"诸石不可长以酒下,遂引石药气入四肢,滞血化为痈疽。"有些药不能与他药同食,如糯米条云:"不可合酒共食,醉难醒。"

本书在药物鉴别方面也有记载,如蓬蘽条云:"诸家本草皆说是覆盆子根,今观采取之家,按草本类所说,自有蓬蘽似蚕莓子,红色,其叶似野蔷薇,有刺,食之酸甘,恐诸不识,误说是覆盆也。"在药物制剂方面也有描述。如燕覆子条云:"宜煎汤并食之。"仲思枣条云:"取肉煮研为蜜丸药佳。"龟条云:"凡扑损,取肉生研厚涂。"藕实条云:"莲子心,生取为末。"庵罗果条云:"可以作汤。"陈仓米条云:"宜作汤食。"

## 著述流传情况

《食性本草》十卷,五代南唐·陈士良(一作陈仕良)撰。见《通志·艺文略》。本书流传不广,新、旧两唐志未录本书,仅《嘉佑本草》所引书转载有本书的名字。《通志·艺文略》《宋史·艺文志》载有陈士良《食性本草》十卷。

## 主要参考文献

1. 尚志钧.《食性本草》考 [J]. 安徽中医学院学报,1984,7(1):58-59.

2. 卢化柱,蒋淼,朱红云. 几部重要食物本草文献概述 [J]. 中药与临床,2013,4(5):49-53.

# 王惟一

## 生平

王惟一（公元 987～1067 年），一名王惟德，北宋著名医家。著有《铜人腧穴针灸图经》《穴腧都数》，集注过《难经》，并奉旨铸造针灸铜人两座。为我国著名针灸学家。

## 学术思想及贡献

王惟一对针灸医学有三大贡献。一是考定《明堂针灸图》并撰写《新铸铜人腧穴针灸图经》（简称《图经》），二是铸造针灸铜人模型，三是刻《图经》于石碑。作为官书问世的《铜人腧穴针灸图经》，对宋代以前的针灸学成就进行了一次系统的总结，对宋代及后世针灸学的发展具有重要的推动作用。针灸铜人的设计和制造，更是医学史上的一大创举，两具铜人作为最早的人体模型和针灸直观教具。《图经》、石碑、铜人三者形式虽异，但内容完全一致。石碑起到了保存《图经》内容的作用，铜人对经穴教学的形象化与直观化，做出了不可磨灭的贡献，开创了针灸学的腧穴考试要进行实际操作的先河。同时也为针灸的教学与推广、以及腧穴的规范化等做出了巨大贡献。

宋时针灸学非常盛行，但有关针灸学的古籍脱简、错讹甚多，传述日久，说法不一，用此指导临床，往往使"平民受弊而莫赎，庸医承误而不思"。根据这些情况，王惟一及其同道产生了统一针灸理论的念头及设想，并多次上书皇帝，请求绘编规范的针灸图谱及铸造标有十二经循行路线及穴位的铜人，以统一整理针灸诸家之说。宋仁宗在当时流行整理古医书风气的影响下，准奏王惟一的请求。接旨后王惟一"竭心奉诏，精意参神；定偃侧于人形，正分寸于腧募；增古今之效验，刊日相之破漏"。他参考各家学说，总结前人针灸经验，编成《铜人腧穴针灸图经》一书。虽然此书有图有经，但是考虑到"传心岂如会目，著辞不若案形"，王惟一亲自设计铜人，参与了从塑胚、制模以至铸造的全部过程。他和工匠们工作、生活在一起，攻克了无数技术难关，终于在天圣五年（公元 1027 年）铸成了两座针灸铜人。铸成后的铜人造型生动，形象逼真，仁宗赞不绝口，把它当作一件精湛的艺术品。经王惟一等医官介绍了针灸铜人的用途和医学价值之后，遂下令把一座铜人放在医官院，供医官平日学习及考核之用；另一座铜人与刻制《图经》碑石同置于仁宗皇帝敕建的大相国寺针灸石壁堂内，供天下医者学习和查考。并让史官作为一件大事记入史册，诏曰："此铜人于天圣五年（公元 1027 年）十月经'御制'完成，以便传到后代。"王惟一此时又将绘编的《铜人腧穴针灸图经》献给仁宗，以作为针灸铜人的注解文献。仁宗阅后下令，将御编图经刻在石上，以永传万世。

## 一、书籍内容简介

《铜人腧穴针灸图经》又名《天圣针经》，因书撰成后刻之于石碑，并铸成"铜人"二座与书配合，故全称《新铸铜人腧穴针灸图经》，简称《铜人经》《图经》或《铜人》。

王惟一于天圣四年（公元 1026 年）奉敕编成《铜人腧穴针灸图经》三卷，随后于天圣七年（公元 1029 年）由朝廷颁行于全国各州。从原书存在较多前后不一，甚至前后矛盾的情况，《铜人腧穴针灸图经》的编者不止一人，王惟一很可能只是此书的主编或审订者。宋代原刊本为三卷，卷首载有正、伏、侧三人经脉及气穴起止线条图，原图的构图直接取自《太平圣惠方·针经》中相关穴图。宋天圣石刻时，在图中增入铜人中的脏腑、骨骼内容。宋天圣石刻亦为三卷，但下卷末另附《穴腧都数》《修明堂诀式》《避针灸诀》三篇。其中"避针灸诀"是原书卷中"针灸避忌之图"的文字说明；"修明堂诀式"是卷首正、伏、侧三人图中脏腑形的说明，同时也是创制铜人的文献依据；"腧穴都数"很可能是制铜人时点穴用的文本。但原刊本及石刻碑早佚，今不复见。明正统八年（公元 1443 年）曾据正统石刻有三卷《铜人图经》木刻本，虽较宋天圣原本有佳，但也有不少错处，且拓印时原碑某些部分已被后人挖补，需注意鉴别，现今流传极少。金大定二十六年（公元 1186 年），平水闲邪瞆叟曾将此书略加增补，改编为五卷，题为《新刊补注铜人腧穴图经》，由平水书坊陈氏刊行。根据明正统复刻《铜人腧穴针灸图经》三卷本和金大定《新刊补注铜人腧穴图经》五卷本目录所列内容比较，主要是将三卷本中"卷上"内容分为卷之一、卷之二，"卷中"内容分为卷之三、卷之四，"卷下"内容列为卷之五。但其中第一、第二卷文字与明石刻拓本差异较大，可能参考或直接取自他书，而非完全依据原书；第三卷增入一些当地有关针灸禁忌石刻内容。此外五卷本中十二经五输穴流注图及明刊三卷本所载各图均非宋本原图，不可混淆。金大定五卷本传本虽然也有错讹，但胜于拓本处亦不乏其例，并存有宋原刊本三人图旧貌，不可忽视。清宣统元年己酉（公元1909年）安徽贵池刘氏玉海堂有影刻《新刊补注铜人腧穴图经》五卷本。近人黄竹斋也对此书作了校订，并于1956年由人民卫生出版社出版《重订铜人腧穴针灸图经》，按十四经顺序排列，不分卷。

全书原分上、中、下三卷，在1027年由宋医官院木板刊行。书中把354个穴位，按十二经脉联系起来，注有穴位名称，绘制成图，为铜人注解。图样完整，内容丰富，经穴较多而系统。按照图可查到所需用的穴位，按照穴位可查到所治之证候，是我国古代针灸典籍中一部很有价值的针灸学专著。《铜人》形式略与近代《图解》相似，书中详述各个针灸穴位间的距离长短，针刺的深浅尺度，以及主治、功效等项。此书撰成后刻于殿堂四壁石碑上，同时补入《穴腧都数》一卷。

卷上首载正背屈伸人形尺寸图，十二经脉与任、督二脉经穴图等，其次按手、足阴阳十二经及任、督二脉顺序，逐经记述了经脉循行部位、走向、主病及其所属经穴的位置。

卷中先列"针灸避忌太乙图"，继按头、面、肩、项、膺、腋、股、胁等各部，及经穴排列次序，备述每一经穴的部位、主治疾病、针刺深浅、灸疗壮数和针灸禁忌。

卷下载列十二经气血多少，及井、荥、俞、经、合五腧穴之穴名，又按手、足阴阳十二经次序，详述各经脉在四肢的经穴部位、主治和针灸法等。

后附《穴腧都数》分别记有头、面、颈、背、胸、腋、腹、胁等各部的十二经穴；四肢部经穴部位；"修明堂诀式"（即周身骨度尺寸）；以及"五脏六腑大小尺寸"等，文字简要，具有全书经穴的索引性质。

## 二、书籍学术价值

王惟一编著成《铜人腧穴针灸图经》创制了世界上第一个国家级经络、腧穴文字标准，集宋朝之前腧穴、经络之精华，使之形象化、规范化。《铜人》作为国家级标准，供全国医者临床治疗取穴参考。对宋以前的针刺法、灸法、配穴法等方面的成就进行了全面系统地总结，还发明了"男女右手中指第二节内侧两横纹相去为一寸"的"同身寸"法。

《铜人》展示了中国在针灸学、解剖学上的成就，为后世针灸医学发展奠定了基础。在腧穴排列方法上，采用经络与局部分区相结合，使人既可系统地了解经络，又便于临床按部位取穴的需求，至今为人所遵从。王惟一考订经穴，对经穴理论作了不少校勘考证工作，使之丰富完备。例如阐述手太阳经主病，根据《脉经》卷六有"卒贵失（矢）无度"的记载，在《内经》原文的基础上予以补充，根据肺与大肠相表里的理论，"卒遗失无度"是完全可能的，加此一症，更合中医理论原貌。在《铜人腧穴针灸图经》中收载腧穴 657 个，与《针灸甲乙经》相比，增加了"青灵""厥阴俞""膏肓俞"3 个双穴，督脉的"灵台""阳关"2 个单穴。

王惟一还考证了穴位的作用，与《外台秘要》《太平圣惠方》等一些较早的文献相比，增添了不少内容，如上星穴增添了治疗"痰疟振寒、热病汗不出、目睛痛、不能远视"等病证的主治作用；承山穴增加了治疗"腰背痛、霍乱、转筋、大便难、久痔肿痛"等病证的作用；风府穴增加了治疗"头痛鼻衄"的作用；委中穴增加了治疗"热病汗不出、足热厥逆满、膝不得屈伸"等病证的作用。他还补充了历代许多名医的针灸治验事例，常在叙述穴位主治病证中多方引用。如论述"三里"穴时，引用了秦承祖、华佗等人及《外台秘要》等书的有关论述，使该穴的主治作用更加明确。对前人的针灸临床经验，王惟一更加重视，常用来说明某个穴位的特殊功效。通过这些努力，既进一步完善了经穴理论，又扩大了穴位的主治作用，提高了腧穴的实用性。

《铜人》是继皇甫谧之后对针灸理论的又一次总结，是集宋代以前针灸学的精华，起到了承前启后的作用，极大地推动了针灸医学的迅速发展。《铜人》不仅为当时医学生及临床者的必读之书，也是我们现在学习继承和研究发扬祖国针灸学极有价值的参考文献，其意义重大，影响深远。

## 著述流传情况

《铜人腧穴针灸图经》三卷本，宋·王惟一编。共存单行本 13 个版本，与《徐氏针灸》合刻本 3 个版本，共 16 个版本;《新刊补注铜人腧穴针灸图经》五卷本，宋·王惟一原撰，金·闲邪瞆叟补注。共存5个单行本版本。

## 主要参考文献

1. 叶险峰，李成文，阎杜海. 宋代社会背景对针灸学的影响［J］. 中国针灸. 2007，27（1）：67.

2. 薛暖珠，刘小斌. 北宋王惟一《新铸铜人腧穴针灸图经》残石拓本考述［J］. 广州中医药大学学报，2014，31（4）：661－663.

3. 朱现民，张敏. 王惟一《铜人经》的刊本与功错评析［J］. 中医文献杂志，2013，31（2）：16－19.

4. 袁占盈，李成文. 略论王惟一学术成就及其影响［J］. 中医研究，1989，2（1）：10－11.

# 掌禹锡

## 生平

掌禹锡（公元990～1066年），字唐卿，许州郾城（今属河南）人。北宋医药学家。撰成《嘉祐补注神农本草》（简称《嘉祐本草》）二十卷，参与编修《皇祐方域图志》《地理新书》等。

## 主要学术思想及贡献

掌禹锡博学多才，在易学、地域、医药方面均有研究，著述颇多。《嘉祐本草》由其主编，旨在补前代本草之缺漏，并保持《开宝本草》之旧貌。在编纂过程中，掌禹锡等参考了大量文献资科，引文涉及书籍达50余种，其内容较《开宝本草》更为丰富。《嘉祐本草》一书保存了不少前代本草文献，且对其后《证类本草》的编撰提供了重要参考资料。

《嘉祐本草》是北宋官修本草，由掌禹锡主持，林亿、苏颂、张洞、陈检、高保衡、秦宗谷、朱有章等人共同编修，历时三年，成书时间为嘉祐二年（公元1057年）八月至嘉祐五年（公元 1060 年）八月。《嘉祐本草》是在《开宝本草》基础上拾遗补缺而成，全书共 20 卷，目录 1 卷，收载药物 1082 种。计取《神农本草经》360 种，《名医别录》182 种，《唐本草》114 种，《开宝本草》133 种，有名未用 194 种。《嘉祐本草》新增 99 种，其中新定 17 种，新补 82 种，在新补的药物中，采自陈藏器《本草拾遗》和《日华子本草》者为最多。

《嘉祐本草》分为序例和药物两大部分，序例部分类似总论，药物部分相当于各论。序例又分为两个部分，第一部分有《嘉祐本草总叙》《开宝重定叙》《唐本序》《陶隐居序》4 篇，《嘉祐本草序》云："英公、陶氏、开宝三序，皆有义例，所不可去，仍载于卷首云。"第二部分有《诸病通用药》《解百药及金石药等毒例》《服药食忌例》《凡药不宜入汤酒者》《三品药物畏恶相反例》5 篇，该部分在援引前代本草内容的基础上有所发展。如《诸病通药》已有病名 83 种，而《嘉祐本草》增加到 92 种。对每种病名，又增加很多功用相近的药物，如治疗肠澼下痢，《嘉祐本草》增加金樱子、地榆等 30 种药物。在《三品药物畏恶相反》，除增加旧有药物畏恶资料外，还添加 33 种有畏恶相反的药物，使药名由原来的 199 种发展到 232 种。

掌禹锡等把从历代文献中摘录补入《嘉祐本草》的药物标为"新补"，把民间采集到的新药物标为"新定"，由掌禹锡等注说的内容则冠以"臣禹锡等谨按"。《嘉祐本草》的注文远多于《开宝本草》，引用的文献书籍达 50 多种，其中援引前代本草有 17 种，经史、方书、杂记有 30 多种（书名从略）。《嘉祐本草》新增内容多为《开宝本草》的遗漏部分或历代本草编修中的某些问题的讨论，而缺少药性理论方面的阐发，这与校正医书局以校勘补遗为宗旨的原则是一致的。《嘉祐本草》的成书时间介于《开宝本草》和《证类本草》之间，在本草史上有承前启后的作用，且本书对援引的本草文献分别作了标记，这对保存先代文献有重要意义。

## 著述流传情况

《嘉祐本草》问世不久，就被《证类本草》所取代，因此本书流传不久后就散佚了。

只有宋代书志有记载，如《通志·艺文略》《直斋书录解题》《郡斋读书后志》《玉海》《文献通考》《宋史·艺文志》等都有记载。宋以后的书志就很少收录了。《嘉祐本草》的内容散存于《大观本草》《政和本草》《本草纲目》及各种专书、类书中。现存 2009 年尚志钧辑复的《嘉祐本草辑复本》。

## 主要参考文献

1. 尚志钧. 《嘉祐本草》概述 [J]. 皖南医学院学报，1983，2（2）：65－66.

2. 尚志钧. 《嘉祐本草辑复本》[M]. 北京：中医古籍出版社，2009.

# 林　亿

## 生平

林亿（生卒年月不详），河南开封人。校正《外台秘要》等。

## 主要学术思想及贡献

林亿生平记载较少，除在宋校正医书局校正医书外，未见其他著作传世，所以林亿校正医书的方法和内容大体可以反映其学术思想。

### 一、校正医书，为保存唐以前医书作出贡献

林亿与高保衡、孙兆等共同完成《素问》《灵枢》《难经》《伤寒论》《金匮要略》《脉经》《诸病源候论》《千金要方》《千金翼方》《外台秘要》等唐以前医书校订刊印，为保存古代医学文献和促进医药传播作出贡献。林亿是主要负责人，继高继冲收集、整理、校正的大量书稿为蓝本，"搜访中外，收集众本，寝寻其以，正其讹舛"，"继而又采汉唐书寻古医经之

存于世者，得数十家，叙而考正焉"，使《内经》《伤寒论》《脉经》等濒于失传的医经得以传世和推广，为中医的发展作出了贡献。林亿校注本是后世"脉经"一切版本的祖本。我们今天所见到的《素问》是唐代王冰整理次注的本子。王注本所以能流传下来，得力于林亿"新校正"尤多。林亿等人对《素问》的整理，不但解决了王冰次注未能解决的一些问题，而且为我们今日研究《素问》提供了诸多有价值的资料。清人钱熙柞跋云："林亿荟萃群书，析疑正误，方诸吾儒其郑注之有贾疏。"

## 二、纠正谬误，补注未详，卓识博学

林亿有着深厚的医学和文学功底。古医经在反复传抄过程中或牵强附会、或朱墨部分，讹误脱漏在所难免，因此校勘中勘正经文的误传，补充其间的脱漏，就成了最为重要的内容。校正中除了可以"博求众本，据经为断，去取非私"之外，其解释医学术语、注释词语、阐述医理自认要靠自身具有的深厚医学和文学功底。而且经林亿校注的《脉经》才使流行版本统一起来，《伤寒论》才能以范本的形式流传至今。

而学术水平从林亿对校注各书内容上可以窥知一斑。

如《通评虚实论》："手足温则生，寒则死。"新校正引杨上善云："足温气下，故生，足寒气不下者，逆而致死。"言新产病热，脉悬小，可根据足之寒热判断生死。为何足温则生，寒则死？王氏未注，林亿引杨上善语补注，以使后人易晓。王氏注文有意犹未尽且读者不易理解的，林亿等也多进行补注，使其彰明完备。如《五脏生成论》："徇蒙招尤，目瞑耳聋，下实上虚，过在足少阳厥阴。"王注云："徇，疾也，蒙，不明也。言目暴疾而不明。"林亿云："按王注徇蒙言目暴疾而不明，义未甚显。徇蒙者，盖谓目睑瞤动疾数而蒙暗也。"此王注解释笼统，经林亿深入具体的注释，使义理更加昭著。

再如校正《伤寒论》：《伤寒论》第14条校注"臣亿等谨按：仲景本论，太阳中风自汗用桂枝，伤寒无汗用麻黄。今证云汗出恶风，而方中有麻黄，恐非本意也。第三卷有葛根汤证，云无汗恶风，正与此方同，是合用麻黄也。此云桂枝加葛根汤，恐是桂枝中加葛根耳。"结合本校，推之以理，反复说明桂枝加葛根汤中不应当有麻黄。

### 三、治学严谨，丰富完善了校正方法

对医经的校勘，林亿的态度十分认真严谨。

首先是"博求众本，多校合参"。对众多流传版本，分析其流别，以诸本对校。如《脉经》校正"大抵世之传授不一，其别有三：有以巢元方时行《病源》为第十卷者，考其时而缪自破；有以第五分上、下卷，而撮诸篇之文别增篇目者，推其本文而义无取。稽是二者，均之未睹厥真，各秘其所藏尔。"据上文可知，宋代存世《脉经》传本尚多，大致有三种系统，前二种林亿已辨其非，第三种即今存林亿校定本之祖本。以同书之祖本或别本对读，遇不同之处，则注于其旁之法，即所谓对校。以他书校本书之法即他校法。凡其书有采自前人者，可以前人之书校之；有以后人所引用者，可以后人之书校之；其史料有为同时之书所并载者，可以同时之书校之。

其次是"参之以理，辨析句读"。林亿在校勘中十分注意

形讹而造成的错误，并能根据古音学来正讹。如《六节脏象论》："人迎与寸口俱盛四倍已上为关格，关格之脉嬴，不能极于天地之精气，则死矣。"林亿校：详嬴当作嬴，脉盛四倍以上，非嬴也，乃盛极也。古文嬴与盈通。分析句读，也是医籍训诂的内容之一。不过这种分析是通过综合解释全句来进行的，细心的读者，透过注家的释文，即可明白句读所在，比如：《疟论篇》："疟者，风寒之气不常也，病极则复。至病之发也，如火之热，如风雨不可当也。"林亿校：按《针灸甲乙经》做"疟者，风寒之暴气不常，病极则复至。"全元起本及《太素》作"疟者，风寒气也，不常，病极则复至。"透过"至"连上句，得出与"王氏之意异"的结论。

再者有"除去重复，补其脱漏"。如《脉经》原书中曾有大量方剂，基本出自《伤寒论》，卷七主要收入伤寒的内容，卷八为杂病内容，卷九收载妇人、小儿病等内容，并保存了大量的方子，与全书主旨不符，全部删去。

四者"改易篇第，提供异文"。林亿等进呈劄子曰："其篇第亦颇为改易，使以类相从，仍旧为一十卷，总九十七篇。"至于林亿等改动篇第之处，因书中无所注明，亦无别传本可校，已难详明。林亿在校勘当中，十分注意异文的提供。如《八正神明论》："岐伯曰：诸言形，形乎形，目暝暝，问其所病。"林亿校：按《甲乙经》作扪其所痛，义亦通。这种异文的提供，看似无关宏旨，其实却为我们今天进行理校提供了丰富的材料。

## 主要参考文献

1. 孟永亮. 北宋校正医书局研究：北京中医药大学博士研究生学位论文集 [D]. 北京：北京中医药大学，2014.

2. 徐春波. 略论林亿新校正的学术贡献 [J]. 中医药学报，1992，20（1）：10-11.

# 孙 尚

## 生平

孙尚（生卒年月不详），字用和，北宋医家。本卫州（今河南省卫辉市）人，后客居河阳（今河南省孟州市），原为民间儒医，通晓经学，治平间（公元1064～1067年）为奉御太医令。精医书，善用张仲景法治疗伤寒，迄于熙、丰间（公元1068～1085年），无能出其右者。曾治愈国医治疗无效的北宋光献皇后病，而授尚药奉御。仁宗在位期间（公元1023～1063年），孙氏曾为医师讲授医经达数十年。著有《传家秘宝方》3卷。另外见于书目载录的《孙尚药方》《传家秘宝脉证口诀并方》各3卷等，疑均为《传家秘宝方》的异名。子孙奇、孙兆，皆以医闻名。

## 主要学术思想及贡献

元·陶南村《辍耕录·历代医师》中，孙用和、孙兆被列为"宋代医师"。从散在各医书中之方论，可知其"善用张仲景法治伤寒"。如伤寒方中用芍药的见解，孙氏不取《圣惠方》用赤芍而改用白芍，被后世医家接受，沿用至今，已成定例，可谓其确有卓见。《普济方》曾引"尚药孙用和治伤寒发喘用麻黄汤加橘皮、杏子"，"破结丹治阴阳作逆，变为结胸，五六日大便结，攻之不可，达之不及"之伤寒重证。孙氏说："一桂枝，二麻黄，三青龙，三日能精对无瘥，立当见效，不须更候五日，转泻反致坏病也。"此论发挥王叔和、孙思邈"风则伤卫，寒则伤营，荣卫俱病，骨节烦疼"之说，下开许叔微、成无己、方有执、喻昌之伤寒"三纲鼎立"之说。如喻昌说："风伤卫则用桂枝汤，寒伤营则用麻黄汤，风寒两伤营卫，则用大青龙汤，用之得当，风寒立时可解散，不劳余力矣。"此说显系从孙氏说中来，此可见孙氏对伤寒学说贡献之一斑，奈无人道及，其说湮没无闻。

### 著述流传情况

孙用和医著在宋代《证类本草》与金代杨用道《广肘后方》等书中多有引用。国内现存日本影抄本《传家秘宝脉证口诀并方》残本3卷。《宋史·艺文志》曾载其《传家秘宝方》5卷。《重修政和经史证类备用本草》作"孙用和方"，引录19方。《本草纲目·引用古今医家书目》作"孙用和《传家秘宝方》"，在"附方"中转录之。南宋初之《郡斋读书志》作10卷，稍后之《直斋书录解题》作3卷，可能该书在南宋时已有残缺。丹波元胤《中国医籍考》称该书已佚。丁丙则称："《传家秘宝脉证口诀并方》残本3卷，东洋影宋本。题作宣德郎守殿中省尚药奉御权太医令充医师上骑都尉赐紫金鱼袋孙用和集。"又说:"此缺上卷,乃日本人影抄宋本,礼失求野,此之谓矣"。似乎此残本今尚存。

今未见书。

## 主要参考文献

张宗栋.孙氏父子考 [J]. 云南中医学院学报,1996,19(4):42-46.

# 孙 奇

## 生平

孙奇（生卒年月不详），孙用和长子，与其弟孙兆都是进士出身。北宋医家，河阳（今河南省孟州市）人，宋尚书都官员外郎，也通晓医道。仁宗嘉祐二年（公元1057年）设"校正医书局"，孙奇与孙兆均为主要成员。孙奇参与校正的医书有《伤寒论》《金匮要略》《金匮玉函经》《千金要方》《千金翼方》等。

## 主要学术思想及贡献

孙奇参与校正医书，主要有重修《黄帝内经素问》一函十册，二十四卷；《重广补注黄帝内经素问表》；校订《伤寒论》十卷；《金匮玉函经》《金匮要略方》《脉经》《黄帝针灸甲乙经》《千金方》《千金翼方》校正表等，这些书均为宋校正医书局负责校正，孙奇是第二负责人。孙奇还对《伤寒论》《金匮玉函经》和《金匮要略方》进行了具体校勘。孙奇手校三书，是继晋王叔和之后，对张仲景书的贡献和影响最大之人，不仅对北宋中期以后及金代的一些著作有影响，而且还促进了元、明、清各代及日本等国对仲景学说的研究。至今，医学界使用的仍是孙奇的校正本，孙奇校正之功实不可没。

### 孙奇校正医书情况表

| 校迄时间 | 所校医书 | 官职名称 | 出处 |
|---|---|---|---|
| 英宗治平二年二月（公元 1065 年） | 《伤寒论》 | 宣德郎<br>守尚书都官员外郎<br>同校正医书骑都尉 | 《伤寒论序》 |
| 治平三年正月（公元 1066 年） | 《金匮玉函经》 | 尚书员外郎 | 《校正金匮玉函经疏》 |
| 治平三年正月（公元 1066 年） | 《备急千金要方》 | 朝奉郎<br>守尚书都官员外郎<br>同校正医书骑都尉 | 《校定备急千金要方后序》 |
| 治平三年（公元 1066 年） | 《千金翼方》 | 尚书都官员外郎 | 《校正千金翼方序》 |
| 治平四年（公元 1067 年） | 《黄帝内经素问》 | 朝奉郎<br>守尚书屯田郎中<br>同校正医书骑都尉 | 《重广补注黄帝内经素问序》 |
| 神宗熙宁元年七月（公元 1068 年） | 《脉经》 | 朝奉郎<br>守尚书屯田郎中<br>同校正医书骑都尉 | 《校定脉经序》 |
| 熙宁二年四月（公元 1069 年） | 《黄帝针灸甲乙经》 | 朝奉郎<br>守尚书屯田郎中<br>同校正医书骑都尉 | 《新校正黄帝针灸甲乙经序》 |
| 熙宁二年五月（公元 1069 年） | 《外台秘要方》 | 朝奉郎<br>守尚书屯田郎中<br>同校正医书骑都尉 | 《外台秘要》 |

## 主要参考文献

1. 张宗栋. 孙氏父子考 [J]. 云南中医学院学报, 1996, 19 (4): 42-46.

2. 孟永亮, 梁永宣. 北宋校正医书官孙奇、孙兆考述 [J]. 辽宁中医药大学学报, 2013, 15 (11): 205-208.

# 孙 兆

## 生平

孙兆（生卒年月不详），孙用和次子，北宋医家，河阳（今河南省孟州市）人。宋尚药奉御丞。有《伤寒方》2卷、《伤寒脉诀》《素问注释考误》12卷等著述，均佚。他对林亿、高保衡等校正补注的《黄帝内经素问》加以重新修订，名为《重广补注黄帝内经素问》。

## 主要学术思想及贡献

孙兆临证经验丰富，精于诊断，善于疗内、外、眼、喉等科疾病。在仁宗、英宗、神宗三朝60余年间（公元1023～1085年），孙氏父子三人医名盛极一时。校正医书局对《黄帝内经素问》一书校正谬误之处6000余字，增补注文2000余条，孙兆是本书的主要"改误"者。他还参与校正了《外台秘要》等书。孙兆保留了前人隋太医全元起、杨上善和王冰的原注论说观点，同时附有新校正注释，阐明了自己的学术见解，这是一种客观真实的古籍整理方法，堪为榜样。

孙兆又整理其父遗著《传家秘宝方》，故《本草纲目》有时称《孙兆秘宝方》。晚年曾集前人、时人及家传医论、验方，结合个人经验，写成《鸡峰普济方》30 卷。书中有许多新的见解，如"肝肾气虚，亦能为泻痢""补肾不若补脾"、地黄汤治"小儿胃气不和，食少黄瘦"，又说"春夏养阳、秋冬养阴，是指肝心为阳，肺脾肾为阴"，佛茄花散治小儿慢惊，为应用曼陀罗花之最早记载。上述皆前人未曾道及，对后世有一定影响。该书在孙兆生前未能出版，绍兴中贾兼"重校定"刊行。后人误认为张锐撰。

### 孙兆校正医书情况表

| 时间 | 所校书籍或校书记载 | 官职名称 | 出处 |
| --- | --- | --- | --- |
| 皇祐三年至治平二年(公元 1051～1065 年) | 《外台秘要方》 | 校勘医书官 | 《外台秘要方》 |
| 皇祐中（公元 1049～1054 年） | 《外台秘要方》 | | 《玉海》 |
| 皇祐二年(公元 1057 年) | | 诏入校正医书局 | 《直斋书录解题》 |
| 皇祐八年(公元 1063 年) | "仍令校正医书" | 殿中丞 | 《续资治通鉴长编》 |
| 治平二年（公元 1065 年） | 《外台秘要》 | 前将仕郎 守殿中丞 同较正医书 | 《较正唐王焘先生外台秘要序》 |
| 皇祐二年至治平四年(公元 1057～1067 年) | 《黄帝内经素问》 | 将仕郎 殿中丞 | 《重广补注黄帝内经素问序》 |
| | 《素问注释考误》十二卷 | | 《明史·艺文志》及《千顷堂书目》 |

## 著述流传情况

《伤寒方》2 卷、《伤寒脉诀》《素问注释考误》12 卷等均佚。未见书。

张杲《医说》卷二引《鸡峰普济方》记载了孙兆治愈"有显官权府尹之事"，宋·唐慎微《经史证类本草》多处引用《孙兆方》《孙兆口诀》；金·杨用道《广肘后方》数处引用《孙兆口诀》；南宋·郑樵《通志艺文略》还载有孙兆《伤寒方》2卷。《宋以前医籍考》引《医学源流》记载孙兆著有《伤寒脉诀》。可见孙兆当时有不少医学著作。

## 主要参考文献

1. 张宗栋. 孙氏父子考 [J]. 云南中医学院学报，1996，19（4）：42 - 46.

2. 孟永亮，梁永宣. 北宋校正医书官孙奇、孙兆考述 [J]. 辽宁中医药大学学报，2013，15（11）：205 - 208.

# 郭 思

## 生平

郭思（生卒年不详，约公元 1055～1130 年），字得之，号小有居士，官徽猷阁直学士、通奉大夫，河阳人（今河南孟县），元丰（公元 1078～1085 年）五年间进士。节取《千金方》诸方论说，附入所录自己和他人经用有效之方，集为《千金宝要》六卷（或作八卷、十七卷）。宣和六年（公元 1124 年）将全文刻于石碑上，该碑现存于孙思邈故乡耀县药王山。

## 主要学术思想及贡献

郭思非专业医生，而是一名文人，本着"急于救人，推行孙君之妙法本意也"的目的，检《备急千金要方》救急者为主，条而出之，并刻于巨石之上，用药简单，价格低廉，且治疗方法多样，目的是使老百姓遇急病、常见病，仓促之下，翻检此书，便于施行。此举为《千金要方》的普及与传播作出了贡献，更重要的是为普通老百姓带去了实惠。

## 一、以急症为主，涉及范围广泛

郭思在撰集时目的明确，即以各科急症为主，涉及病种广泛。书中所选方剂治疗范围非常广泛，内、外、妇、儿均有涉及，但以各科急病为主。如《千金宝要》妇人篇选方33首，其中妊娠难产、子死腹中、子死衣不出、未足月而胎死、逆生、横生、妊娠忽苦心腹痛等急症方占22首。本书用较多的篇幅论述急性中毒性疾病如饮食中毒、中百药毒、中蛇蝎毒以及缢死、落水死、小儿吞食异物入胃、针折入肉、虎咬、狂犬伤人、坠落伤损、腕折骨损等急症的治疗方法。正如郭思自序云："以救急者为先，以稍可待者为次，以寻常大病为三，以寻常次病为四……而特取诸主病目前交急者为首，此思急于救人，推行孙君之妙法本意也。"时人跋涉山川，不谙水土，故有人畜饮啖，误中于毒，或为蛇、犬咬伤等急病，又缢死人可救，落水死人经一宿犹可活，若不知方，多遭其毙，若救治得当，则效若桴鼓。故郭氏录之以供救急之用。

## 二、重视妇人及小儿的健康护理

郭思继承孙思邈重视妇人、小儿病的思想，不仅将"妇人"列为第一，"小儿"列为第二，还于卷六的论述中选载了孙思邈对产后妇女及哺乳期小儿的护理等方面的论述。在妇女产后护理方面提出百日内不宜合房，忌以冷水洗浴等方法。在小儿的护理方面，特别提出哺乳期妇女应注意：第一，不应在刚刚房事之后哺乳小儿，否则令儿羸瘦；第二，不应在大怒情况下乳儿，否则令喜惊发气疝；第三，母醉不宜乳儿，否则令儿身热腹满；第四，母亲在入睡情况下不宜乳儿，在此情况下，宜致乳母乳房压住小儿口鼻，导致小儿窒息死亡；第五，儿未能行不宜怀孕，儿未能行而母再有娠，使儿饮此乳，作魃病。对于小儿的护理有以下几点：第一，小儿洗浴不宜过频亦不能不洗浴，且洗澡水要寒热得宜；第二，小儿着衣不宜过暖、过薄；第三，小儿神气未定，不可惊吓小儿；第四，小儿衣物，于晚间应收入屋内，不应晾在屋外。虽然其解释有些迷信色彩，然其于夜晚将衣物收入屋中的做法是对的，如《幼幼集成》即有："如偶失收，当用醋炭熏过，方可衣之"，以达到消毒之目的。初生小儿，以乳为命，故乳母的身体状况对乳儿有很大的影响，郭氏选录以上内容，提示哺乳期妇女应慎寒暑、节情欲，足见其对妇女、小儿健康护理的重视。

### 三、用药简、便、廉，方法多样

《备急千金要方》是一部大型方书，大方与小方均有，而《千金宝要》所选方药甚简，每方多用一二味常见药，且无人参等贵重药品。所选诸方治疗方法多样，除了汤剂、丸剂、散剂之外，有熏、洗、外涂、坐浴、灸耳、漱口、灌肠等方法，有些方法甚至不需药物，采用物理疗法，且方法简便，使对病选方用药极其便利，如治小儿隐疹入腹，以蚕沙二升，水二升，煮去渣洗之；小儿湿疮，浓煮地榆汁洗浴；治疗肿，小豆花为末，敷之瘥；治痔出脓血，傍生孔窍，槐白皮一担，内釜中，煮汁坐浴等。槐白皮、小豆花、地榆等药于田间、地头极易寻得，大大方便了家无余财的穷苦百姓。

## 著述流传情况

据杨守敬《日本访书志》载，明代《千金宝要》的刊本至少有正疏本、景泰本、正德本、嘉靖本及隆庆本五种。隆庆本原石刻，至今仍完好地保存在陕西耀县药王山上，是我国目前保存最完整的医方碑之一。明隆庆六年（公元1572年），明藩秦靖王朱敬镕曾加重刻，为六卷本。清代迄今，有各种重刻本十余种，但大致均为隆庆本的翻刻复印本。陕西省中医药研究院医史文献研究室以药王山隆庆刻石为兰本，对该书进行了全面点校，由人民卫生出版社印行。

## 主要参考文献

1. 李玉清. 郭思与《千金要方》［J］. 江西中医学院学报，2007，19（2）：37－38.

2. 苏礼. 备急济众的《千金宝要》［J］. 上海中医药杂志，1986，20（5）：44－46.

# 李 璆

## 生平

李璆（生卒年月不详），字西美，宋代汴梁人（今河南开封），正和间进士，调陈州教授，入为国子博士，出知房州。著有《岭南卫生方》《岭南卫生方论》《岭南卫生方歌》等。

## 主要学术思想及贡献

李璆的医学思想，可能受其岳父之影响。据宋人刘跂的《士补之墓志铭》记载："（补之）女五人，嫁吴大受、李昙、李璆，二未行。"如这条记载中的"李璆"就是撰写《瘴疟论》的人，则其医学修养当与士补之大有渊源。士补之给人治病，"大抵所治贵保养贱攻取，善用刚剂充虚断下，内固根本使贼邪自消，非甚不得已不为瞑眩"，这种固本祛邪、慎用峻利的治则，与李璆在治疗瘴疟时"悉用温中固下，升降阴阳正气之药"的思路，可谓互为应和。

李璆医案、医论是《岭南卫生方》的重要组成部分，李璆治瘴疟以温热药为主，都体现出"温中固下"的扶阳思想。如在《岭南卫生方》的上卷"李待制瘴疟论"里，作者一开篇就写道"岭南既号炎方，而又濒海，地卑而土薄，炎方土薄，故阳热之气常泄……人居其间，气多上雍，肤多汗出，腠理不密，盖阳不反本而然""阴气盛，故晨夕雾昏，春夏雨淫，一岁之间，蒸湿过半，三伏之内，反不甚热，盛夏连雨，即复凄寒……人居其间类多中湿，肢体重倦，又脚气之疾，盖阴常偏盛而然……又阳燠既泄，则使人本气不坚，阳不下降，常浮而上，故病者多上腕郁闷，胸中虚烦，阴湿既盛，则使人下体多冷，阴不上腾，常沉而下，故病者多腰膝重疼，腿足寒厥，余观岭南瘴疟证候，虽或不一，大抵阴阳各不升降，上热下寒者，十盖八九。"

## 著述流传情况

411

据《广东通志》卷43记载，李璆著有《岭南卫生方论》《岭南卫生方歌》《清溪集》等，然后两书俱未见传。李璆的学术思想因《岭南卫生方》的传世而得以部分保留。

## 主要参考文献

1. 左鹏.《岭南卫生方》作者考［J］. 中华医史杂志，2006，36（3）：135－136.

2. 许伟坚.《岭南卫生方》与扶阳：第二届扶阳论坛论文集［D］. 北京：中华中医药学会，2008.

# 王继先

## 生平

王继先（公元 1098～1181 年），开封人。南宋官吏，兼通医学，世号王医师。绍兴年间任详定校正官，与张孝直、高绍功等校订《证类本草》，编成《绍兴校订经史证类备急本草》，即《绍兴本草》计三十一卷。他以"详定校正官"的名义挂名于书前，今仅有日本传抄之残本。

412

## 主要学术思想及贡献

王继先出身医学世家，医术颇为高明，擅长治疗各种疑难杂症，他的行医事迹史料中记载颇多。《四朝闻见录》记有两则："高宗欲谒郊官，仅先期二日，有瘤隐于顶，将不胜其冠冕。继先应诏而至，既视上，则笑曰：无贻圣虑，来日愈矣。既用药，瘤自顶移于肩，随即消，若未尝有。""高宗尝以泻疾召继先……诏进瓜，上食之甚适，泻亦随止。左右惊，上亦疑，问继先曰：此何方也？继先曰：上所患中暑，故泻，瓜亦能消暑尔。大率皆类此。"《夷坚志补》卷下记载："绍兴二十五年，韩蕲王病笃，诏王继先往诊治，至则已亡（休克），待暮复苏。"《齐东野语》卷十八记载："绍兴间，王继先号王医师，驰名一时，继而得罪，押往福州居住。族叔祖宫教时卒长沙，素识其人，因求察脉。王忽愀然曰：某受知已久，不敢不告，脉证颇异。所谓脉病人不病者，其应当在十日以内……（叔祖）至家，数日而殂。"以上记载说明王继先不但医术精湛，且行医用药颇具特色，对休克急救之术亦有体会，其辨证之精准，实为当代医家之翘楚。

王继先不仅医术高超，其在理论著述方面亦颇有建树。绍兴二十九年（公元1159年），王继先等人在《证类备急本草》（又称《大观本草》）基础上再次修订校补成《绍兴校订经史证类备急本草》（简称《绍兴本草》）。凡由王继先所增的新药，皆冠以"绍兴新添"四字，全书仍为三十一卷刊行。

《绍兴本草》（日本神谷克帧抄本）载图八百零一幅，文字六万余，正文中有三百五十一种药物出现"绍兴校定"注文，新增六药，标以"绍兴新添"，计为炉甘石、锡蔺脂、豌豆、胡萝卜、香菜、银杏。本书药物按矿物、植物、动物分类，矿物药按金、玉石等分类，植物药按草、谷、菜、果、木等分类，动物药按鱼、虫、禽、兽分类。这种分类方法与《大观本草》不同，而与《本草纲目》药物分类法相同。本书对药物性味、主治、炮制、产地、药用部位等，都有考订，对前代本草用药得失，多从临床实际来评论，有效者谓其用之有"的验"、无效者即说用之"未闻有验据"，大胆否定了一些在宗教影响下被神化了的药物（如某些金石药等），又突出了当时常用有效的药物，这对指导临床用药很有帮助。本书所载药图虽本于旧绘，但有些药图经过润饰，较之柯本《大观本草》《政和本草》，更能体现原植物特征，对本草学考证有较高参考

413

价值。

王继先对学术研究十分重视，针对以往的本草著作"纷纭绪乱，异同颇多""性寒之物，而或云治寒；性热之物，而或云治热""补药云泻；泻药云补"等缺点进行勘纠，除对药性的"寒热补泻，有毒无毒""辨其指归，务从主当"之外，还"考名方三百余首，证舛错八千余字"，还对本草中的僻字、怪字添"音释"一卷，方便阅读。王继先在医药两个方面，都是有所成就的，《绍兴本草》亦是一部代表南宋初期药学水平的重要文献，一定程度上反映了南宋本草的发展趋势。

## 著述流传情况

《中国医籍大辞典》：《绍兴校订经史证类备急本草》原序称三十一卷，未见传本，陈第《世善堂藏书目录》与毛晋《汲古阁毛氏藏书目录》等著录为二十二卷（或二十三卷）。有人认为原著三十一卷本未予付刊，由修内司节略为二十二卷刊行。书中内容曾为明代《永乐大典》引用，该书现存部分有《绍兴本草》十七条（药），《本草品汇精要》亦引有七条（药），此后在国内失传；日本、美国等国藏有抄本，仅日本多达二十六种，但均非全书，且多节抄，各抄本在收载药物品种、数量及药图形式、数量等方面互有差异。现存日本天保七年（公元1836年）神谷克帧抄本残卷，藏于北京大学图书馆；以及日本东京春阳堂1933年影印旧抄本残卷等。

《绍兴本草校注》前言部分记载：32卷本《绍兴本草》不见于后世书志记载，可能没有重刊过，而22卷本《绍兴本草》，后世书志多有记载。

1.《文献通考·医籍考》记有《绍兴校定本草》22 卷。

2. 明·陈第《世善堂藏书目录》卷下，载《绍兴校订本草》22 卷，王继先。

3.《国史经籍志》卷四下，载《绍兴校定本草》22 卷，王继先。

4. 明·毛晋《汲古阁毛氏藏书目录》，载《绍兴校定本草》22 卷，医官王继先等。

5. 早期传入日本的《绍兴本草》，可能是 22 卷本，仅含《绍兴本草》的药物正文、药图、绍兴校定文、绍兴新增药；不含《绍兴本草》的序例、药物注文、诸本草余药、人部药、有名无用药，《本草图经》所附的图和药。

6. 22 卷本《绍兴本草》在日本传抄有二十多种，其中以日本文化 8 年（公元 1811 年）伊藤弘美抄本最佳，该本于日本天保七年（公元 1836 年）由日本神谷克桢重抄。

7. 北京大学图书馆，藏有神谷本，1999 年华夏出版社出版《中国本草全书》第十五、十六两卷，即据神谷克桢抄本加以影印。

8. 王继先等撰，由尚志钧校注。中医古籍出版社于 2007 年出版《绍兴本草校注》。

## 主要参考文献

冯汉镛. 王继先在医药学上的成就 [J]. 中医药学报，1985，13（5）：43 - 46.

# 郑 克

## 生平

郑克（南宋初年人，生卒年月不详），字武子，一字克明。开封人，宣和六年进士。系法医学家，公元1200年著有《折狱龟鉴》行世。

## 主要学术思想及贡献

郑克所留著作《折狱龟鉴》是其留给后人了解其学术思想的主要途径。该书提出了"情迹论"，主张通过物证来推断案情真相，认为"推事有两：一察情，一据证，固当兼用之也"是物证理论出现的标志。该书在法医鉴定学和法医教学方面有很高的价值，为我国第一部法医学专著《洗冤录》的形成有较大的贡献。

《折狱龟鉴》又名《决狱龟鉴》是在五代和凝父子的《疑狱集》的基础上而成，复采摭旧文，广增条目，附益宋事，分为20卷，主要有分释冤、辨诬、议罪、惩恶、察奸、察贼、迹贼等，共276条，收集各类案例故事395则，每条又加以论断、评述。书中所阐明的有些基本经验和方法，对侦破、审判、察伤、辨诬、决疑等司法实际工作有其参考和借鉴作用。《折狱龟鉴》所辑的故事多见正史，有些则出于墓志或小说，但文字上均有改动，甚至情节上也不尽相同，带有明显的再创作色彩。此书的论断，基本上符合客观实际和朴素辩证法要求，具有明显的时代特征，因此是了解和研究中国古代司法实际的一种重要参考材料，也在建立侦查方法科学体系方面给我们以积极的启示。

积累了丰富的法医学知识。一是有丰富的医学解剖、生理病理和药物学知识。如"李公验榉"案，以南方的榉柳之叶汁涂于有伤的肌肤之上，有如殴伤，真伤不仅有青赤痕，还有肿胀、发硬等表现，而伪伤却不会有此表现。又如"张举猪灰"案，活的动物被烧死，口鼻中会有烟雾烟灰，而先死后烧的动物口鼻中则不会有烟雾烟灰。还有"颅骨洗沙""宗元守辜""王臻问伤""银叉验毒"等临床溺死、解剖、死亡时间推定、毒理学等方面的经验记录。二是有丰富的心理学知识。如卷五"察奸"载，张咏破案，听哭声"惧而不哀"就分析出她是假哭，"摸钟辨盗""张静山观察折狱"等通过观察犯罪者心理活动表现出来的气貌变化等犯罪心理学知识及富有时代特征的"饥谨盗贼多""慎刑恤囚"等管理心理学和教育心理学萌芽思想。

## 著述流传情况

1. 宋原刊20卷本，内分20门，凡276条、395事，见宋史艺文志及直齐书录解题和郡齐读书志，今已失传。

2. 明刊两卷本，今存有隆庆四年刊本和万历怀庆府乔万里刊本，内分 5 门，110 余条，140 余事，显有遗缺。

3. 清四库定八卷本，此本系自《永乐大典》。据四库全书总目提要，永乐大典所载实为完本，但因已经合并连书，20 卷之界限不复可考，故四库录出后改析为八卷。仍为 20 门，凡 280 条，392 事。

4. 万有文库第二集，折狱龟鉴，王云五主编，北京市商务印书馆于 1937 年出版。

5. 折狱龟鉴选译，（清）胡文炳补编，王兰升译注，北京市群众出版社 1962 年出版，本书所选内容均出自《折狱龟鉴补》，并加注、校注和译文。

6. 折狱龟鉴选，杨奉琨选译，北京市群众出版社 1981 年出版，本书从原书中选择故事 54 篇，附录 6 则，并选择按语若干，略作注释，加以语译。

7. 古代办案故事选，文古，齐欣选译，《折狱龟鉴》选译，河北人民出版社 1985 年出版，本书选择故事 100 篇，对每则案例故事的原文作了注释，并译成白话文。

8. （宋）郑克，司马光，袁采撰，名家藏书第 29 卷折狱龟鉴，郑福田，王槐茂，杨飞云主编，呼和浩特市远方出版社于 2000 年出版。本书据明万历张泰征刻本刊行，原书今藏于北京图书馆。

9. 丛书集成初编折狱龟鉴，北京市中华书局于 1985 年出版。

10. 疑狱集折狱龟鉴校释，杨奉琨校释，复旦大学出版社于 1988 年出版。

11. 折狱龟鉴译注，上海古籍出版社于 1988 年出版。本书以台湾影印文渊阁四库全书本为底本，取北京大学图书馆藏万历怀庆府乔万里刊本对校，同时参考了其他版本。对原文进行逐条语释。

12. 白话折狱龟鉴，孙一冰，刘承珍译，警官教育出版社于 1994 年出版。本书为博收我国古代案例的历史名著，凡 8 卷，分为释冤、察奸、议罪、严明等 20 门，包含侦查破案、法庭审讯、司法鉴定等案例 395 个。

13.《折狱龟鉴补》译注，陈重业主编，北京大学出版社于 2006 年出版。此书在《折狱龟鉴》的基础上大量补录刑例，而且体例不同，只分犯义、犯奸、犯盗、杂犯四类。原书为清代胡文炳辑，于光绪四年（公元 1878 年）刻行。

# 主要参考文献

1. 庄琳. 郑克《折狱龟鉴》刑侦的"鞫情"理念 [J]. 今日科苑，2010，(12)：13.

2. 黄道诚. 中国古代侦查方法及对现代侦查的启示——以《折狱龟鉴》为视角 [J]. 河北师范大学学报（哲学社会科学版），2008，32 (2)：51 – 55.

3. 曾昭书，侯绪东，朱运良等. 中国古代案例在法医学教学中的应用探讨 [J]. 河南职工医学院学报，2012，24 (5)：681 – 684.

# 张从正

## 生平

张从正（公元 1156～1228 年）字子和，号戴人，是我国金元时期著名的医家，与刘完素、李东垣、朱丹溪齐名，被后世共称为"金元四大家"。张从正是金朝睢州考城县（今河南民权，一说河南兰考）人。张从正一生著述甚多，除《儒门事亲》外，尚著有《张子和心镜别集》一卷、《张氏经验方》二卷、《张子和治病撮要》一卷、《秘传奇方》二卷等书，仅《张子和心镜别集》传世，其余均因年代久远，未见流传。

## 主要学术思想及贡献

《儒门事亲》，十五卷，成书于 1228 年。秉承张氏"唯儒者能明其理，而事亲者当知医"之旨，故命名为《儒门事亲》。本书集中反映了张从正的学术思想与临证经验，书中记载了大量的验案良方，其中关于情志疗法的运用和发挥，是对《内经》情志理论的充实和完善。该书问世以来，广为流传，可谓是后世医家学习的必读经典之作。

书中前三卷为张从正亲撰，其余各卷由张氏口述，经麻知几、常仲明记录、整理而成。全书各卷由多篇论说汇编而成，有说、辨、记、解、诫、笺、诠、式、断、论、疏、述、衍、诀等多种体裁。卷一至三为从正内、外、妇、儿诸科杂论及汗、吐、下三法治病之理，卷四至五为治百病法，卷六至八为风、暑、热、湿、燥、寒、内伤、外伤、内积、外积十形致病之机及治疗之法，卷九为杂记九门，卷十为撮要图及运气之理，卷十一、十四为杂论，卷十二、十三、十五为三法六门及杂病验方。该书着重阐发邪实为病的机理、表现与广泛性等理论，倡导并发挥汗、吐、下三法治疗诸病的学术思想。书中以风、寒、暑、湿、燥、火六邪归结触发诸病之因，统以汗、吐、下三法治之，名之为"六门三法"，即为从正创立的"攻邪论"的主要思想。在具体应用汗、吐、下三法时，张氏从治法涵盖范围、适应证、禁忌证等方面作了系统阐述，较前世医家的认识有了较大的扩充和发展。书中详列三法的具体操作方法、注意事项等，应用范围广泛，内容丰富，所用药物均效法刘完素，性偏寒凉，且颇有心得。同时书中对应用补法亦不排斥，且多有独到见解，认为养生当论食补，邪去后方可言补，重在以五谷、五菜、五果、五畜充养之，并对时人好补之风予以批评，力挽滥补之偏。

## 一、提出"病由邪生"的发病观，创立攻邪理论

张从正认为，疾病产生的原因与病邪有关，邪之所来，或由外而侵，或由体内变化而成，邪留于体内而不去，故病所以生。无论是由外而来的六淫，还是由内而生的七情、病理产

421

物，张从正将它们统称为"邪"。正常情况下，天、地、人之气是人体赖以生存的必须条件，是正常的生理之气，一旦六气、六味太过，即变为邪气，是人体发生疾病的原因。张氏按邪气的不同发病途径，分为天、地、人三类，这就是张氏提出的"三邪理论"，即"天邪、地邪、人邪"。根据不同的发病途径，便有了张从正临床上常用的汗、吐、下攻邪三法。

张从正创建攻邪学派，强调以攻下邪实为首，这里还要结合当时的社会环境来看。当时的社会"喜补"成风，不论是医者还是平民，都受"以补为荣"思想的影响，不问病情需要，将攻邪之法置之不理，结果受其害者皆目可见。这也是促使张从正创建"攻邪理论"的原因之一，救大众于谬误之中，提出"治病有先后，不可乱投，邪未去时，慎不可投补""邪去而元气自复"等警言，指出有"邪积"而不祛邪，反用补法而闭门留寇。张从正在临床上以攻邪为手段，以恢复元气为目的，体现了他重视邪气，提倡"病由邪生，攻邪已病"的学术思想。换言之，攻邪就是治本，这也是《内经》"治病必求于本"思想的体现，既具有理论依据，也有临床实践基础，是符合时代要求的重要学说。

## 二、发展汗、吐、下三法

张从正以攻逐病邪立论，强调"速攻'、"速去"。他把致病邪气分为"天邪""地邪""人邪"三种，治疗上便使用攻邪三法，即汗、吐、下法。他继承《内经》《伤寒论》的学术思想，并在此基础上进行引申和发展，颇具独特的见解。

早在张仲景《伤寒论》中，汗、吐、下三法就已有记载，经过张从正的推广和演变，汗、吐、下三法的运用是灵活变通的，其治病范围已不只是在伤寒，而是应用于内、外、妇、儿各科，扩大了治疗范围。

在汗、吐、下三法的用药上，张从正将药物性味与汗、吐、下三法结合起来并指出："辛甘淡三味为阳，酸苦咸三味为阴。辛甘发散，淡渗泄，酸苦咸涌泄。发散者归于汗，涌者归于吐，泄者归于下，渗者为解表，归于汗，泄为利小溲，归于下"。故《儒门事亲·补论二十九》概括说："至约之法，其治有三；所用之药，其品有六；其治三，则汗下吐；其品六，则辛、甘、酸、苦、咸、淡也。"

张从正应用汗、吐、下三法时，还指出要注意法度，如用汗法时，要辨清阴阳、表里、虚实后再用；发汗中病即止，不必尽剂。用吐法时，先小服，效果不明显时再逐渐加服。用下法时，提出急者用汤，缓者用丸，根据病情的轻重，有选择的服药，中病即比，不必尽剂。可见，张从正不但用药大胆，而且行事非常严谨细心。

### 三、张从正的补虚观，提倡"养生当论食补"

张从正以创建"攻下派"闻名于世，但人们却不知他对于补养之道也有研究。在对邪正问题上，张氏有着高深的造诣和独到的见解，攻邪常用汗、吐、下三法，辅以针砭之类，但所用补虚之法却与一般不同，他更侧重饮食调养，用谷肉果菜以养正。他曾说过"养生当论食补，治病当以药攻"，可以看出他对于补虚养生的观点。

在张从正看来，攻邪除了单纯认识以祛邪为目的之外，还隐藏着另外一层含义。邪恋不去必伤正气，所以想要保护正气，必须先驱除邪气。张氏认为，汗、吐、下三法也可看做一种另类的"补法"，正如他所言"又比知下之为泻，又岂知《内经》之所谓下者，乃所谓补也。陈莝去而肠胃洁，癥瘕尽而荣卫昌。不补之中，有真补者存焉"的本意图，反映了他攻邪即是补虚的医学思想。可以看出，张从正的这种思想仍是秉承《内经》之精髓而成的，不愧是研读经籍医著多年的大医家。

在张从正运用汗、吐、下三法驱逐邪气之后他主张用食物调养以补虚，提倡"养生当论食补"。张氏认为各种药物都具有一定的毒性，久服之后就会蓄积成为"药邪"，损伤人体正气。张从正的这种论述，也是对当时社会滥服补药的反驳。如果用食物进补，则会避免药毒之害。

424

## 四、"以情胜情"的心理疗法

《素问·阴阳应象大论》指出："怒伤肝""喜伤心""思伤脾""忧伤肺""恐伤肾"，说明情志失调成为致病因素后，先伤及相应脏腑，而导致脏腑所伤的原因，正是脏腑气机的升降出入失常。张氏基于此，提出"气本一也，因所触而九。所谓九者，怒、喜、悲、恐、寒、暑、惊、思、劳也。"另外，张从正认为，情志失常致病既可引起本脏气机逆乱，还可导致所胜之脏的气机异常，而产生多脏腑的病变。诚如《儒门事亲·九气感疾更相为治衍二十六》所曰："夫怒伤肝，肝属木，怒则气并于肝，而脾土受邪……思伤脾，脾属土，思则气并于脾，而肾水受邪；土太过，则脾亦自病。"

　　弄清疾病的病因、病机之后，就要对症下药进行治疗。《内经》有以五行相胜之理治疗情志疾病的论述，张氏结合自身的临床经验，总结出一套"更相为治"，也就是"以情胜情"的精神治疗方法。在《儒门事亲》中记载，由于情志异常引起的病证不下 60 余种，张从正运用"情志相胜"之理，在临床上治疗情志疾病可谓百试不爽，效果明显。除了应用"以情胜情"的方法外，还会根据病情的需要辅助兼用药物、针灸等治疗手段，已达到更理想的疗效。同时受到刘完素"六气皆从火化""五志过极皆为热甚"的火热理论影响，在其书中有这样一段话："今代刘河间治五志，独得言外之意。谓五志所发，皆从心造。故凡见喜、怒、悲、惊、思之证，皆以平心火为主。至于劳者伤于动，动便属阳；惊者骇于心，心便属火，二者亦以平心为主"（《儒门事亲·九气感疾更相为治衍二十六》）。由此看来，张氏继承了刘完素的火热之说，以平心宁神为法。故任应秋教授也认为："子和在宋金时代，对精神病能有这样的认识，并能运用这样的处治方法，确是值得推崇的（《中医各家学说》1964 年版）。"

## 五、"药邪致病"论

　　药邪，即是药物对人体所产生的有危害性的作用。在张氏论述药邪致病之前，就有医书中已讨论药物毒性及使用的内容。如《素问·五常政大论》中有："病有久新，方有大小，有毒无毒，固宜常制矣。大毒治病，十去其六；常毒治病，十去其七；小毒治病，十去其八，无毒治病，十去其九；谷肉果菜，食养尽之，无使过之，伤其正也。"指出药物毒性与治病疗效的关系，药毒越大，病去越少，即使使用没有毒性的药物治疗，也要讲究用量时间，不能过量，恐伤正气。又《诸病源候论·蛊毒病诸候之服药失度候》中明确指出，用药治病应当谨慎从事。张从正博览医著，对药毒致病也有着深刻认识，首次明确提出"药邪"一词，并详细论述了药邪致病的危害，这些观点可以在张氏医集中寻找到医案为证。在《儒门事亲·热形之瘘四十七》中载有："宛点营军校三人，皆病瘘，积年不瘥……术疗于戴人，戴人欲投泻剂，二人不正，为他医温补之药所惑，皆死。其同病有宋子玉者……敬邀戴人。戴人曰：公之疾，服热药久矣，先去其药邪，然后及病邪，可下三百行。"

张从正"药邪致病"论的形成，除了继承以往医籍中的思想外，也是对当时医界滥用温热燥药、补药盛行的一种反击。提醒人们对于药物的使用要谨慎，方能药到病除，不然则反被其害。

张从正提出"药邪致病"之论，丰富了中医病因学的内容，也体现出他治病根于辨证、用药大胆谨慎的医学思想，为中医病因学的发展、完善做出了重大贡献。

## 六、创立新的治法和方剂

1. 创立新的治法。张从正除了常规的药物使用外，另创了非药物疗法，即不使用药物而采用其他疗法达到同样治疗效果的方法。在多年的临床实践中，以不能服、不肯服或者病重而服药难愈等情况出发，针对疾病的病因、病位、病机，或针对不同病人所创造出的新的治疗方法，操作简便易行、形式多样，但疗效卓著。在张从正的医案中经常用到的非药物疗法有情志疗法、食物疗法、外治、导引、禁咒、针灸等方法，如外治法又分为梳法、撩痰法、旋转取吐法、洗法、淋法、蒸法、熏法等，其目的皆为汗、吐、下三法的变治法。

张从正用非药物疗法治疗临床常见病与疑难病，不仅丰富、发展了中医学的治法内容，扩大了应用范围，而且改变了常规口服给药的单一途径，使不能使用药物的病患同样得到了及时有效的治疗，对后世影响很大，为中医临床治法的开辟奠定了基础。

2. 创立新的方剂。这里所说自创方中有两种情况，一是由张从正衍化改造和加减而成，一是张子和的独创方。张从正对于方药的加减施用，都是以临床需要为依据来进行方药的各种衍化，并增加药物或剂量，使原方效力更专，减少药物或剂量，为了降低原方剂的毒副作用，使方剂更加实用于临床，得到更好的疗效。如张从正的神佑丸即是在《宣明论方》中三花神佑丸的基础上，去轻粉之剧毒；瓜蒂散则在《伤寒论》瓜蒂散原方加入人参、甘草；稀涎散即是在牙皂、绿矾二味另加黎芦所成。这样的例子举不胜举，充分体现出张从正变通进取的求实精神。

除了方剂的加减衍化，还有很多属于张氏的新创方剂，在临床使用中也取得了很好的效果。如导水丸、桂苓汤、禹功散、通经散、阳起石散、浮萍散、玉烛散、三合汤、牛黄通膈丸、益肾丸等方皆为子和独创方剂，即是治疗内、外、妇、儿各科的良方，也体现了张氏攻邪三法在临床的应用。

427

## 著述流传情况

《儒门事亲》的酝酿写作应在 1217 年之后，1232 年之前。《儒门事亲》"金刻本"现藏日本静嘉堂文库，题为"（太医张子和先生）儒门事亲十二卷"，《中国医籍考》所录《儒门事亲》推断张从正著作首次刻印时间为 1243 年。1262 年元中统三年本是国内存世的最早刊本。依据清末藏书家潘祖荫所藏宋元版善本而整理成的《滂喜斋宋元本书目》一卷中收有元中统三年刻本《儒门事亲》。潘氏所藏即现藏于北京大学图书馆的元中统三年刻本《儒门事亲》。据《全国中医图书联合目录》统计，《儒门事亲》先后出现了二十二种版本。

《儒门事亲》东传到朝鲜、日本。医家朝鲜医家金礼蒙《医方类聚》辑有《儒门事亲》，它不仅刊刻年代较早，且未在国内流通，避免了重复翻刻出现的讹误。关于《儒门事亲》最早传日的版本，目前较一致地认为是《经籍访古志》记载的京师伊良子的元刻三卷本，即所谓首有"中统元年高鸣序"（而北大藏本为元中统三年序）及金人张颐斋引，后有金人无名氏跋的刻本，该版现存影元抄本，已经没有了"高鸣序"。

北大藏元中统三年本系清末藏书潘祖荫所藏。潘氏病故于任上，而其所藏宋元版善本还未曾编定书目，后来请琉璃厂古书业检点清理抄目，当时贵阳陈松山将宋元版目录录入日记中，以便永久保存，避免了百百宋楼藏书流失海外的悲剧。后其记录被整理成《滂喜斋宋元本书目》一卷，辑刻于《晨风阁丛书》内，计有经部宋刻本十四，金刻本一，宋抄本一，元刻本五，史部宋刻本十八，元刻本十四，有旧抄本《元一统志》，子部宋刻本廿五，元刻本十二，北宋本《白虎通》二册，集部宋刻本二十九，元刻本七。元中统三年刻本《儒门事亲》赫然在目。

通行本《儒门事亲》源自明刻本，清代版本的代表是《四库全书》收录的《儒门事亲》，近代版本的代表是曹炳章《中国医学大成》所收《儒门事亲》，目前通行本的代表是1959年上海科学技术出版社根据《中国医学大成》本，参照日本洛阳松下睡鹤堂本重校排印的。

20世纪90年代以来国内又有数种《儒门事亲》新版本问世，但还未见到有以元中统三年刻本为主要依据的《儒门事亲》整理和研究成果面世。因此"错乱疑阙"不可避免，"失其真"处无法纠正，限制和误导了对《儒门事亲》的研究。故此依元中统三年刻本《儒门事亲》为底本的校勘本应该有诸多突破，彰显其文献价值。

元中统三年刻本《儒门事亲》曾由著名学者、藏书家朱摘收藏，后被大收藏家韩文绮、韩泰华祖孙的"玉雨堂"收藏，再转到工部尚书潘祖荫的"谤喜斋"，最后到燕京大学（公元1919～1952年），直到1952年院系调整时归入北京大学图书馆至今。

2008年文化部公布的第一批国家珍贵古籍名录共收录古籍2392种，元中统三年刻本《儒门事亲》榜上有名。

## 主要参考文献

蔡永敏. 张从正学术思想研究近况［J］. 河南中医，1994，14（1）：9-11.

# 郑春敷

## 生平

郑春敷（生卒年月不详），南宋及金朝荥阳（今河南荥阳）人，医家，世代行医。早年习读妇产科诸书，集诸家之善，抄传世验方，隆兴三年（公元1165年）撰成《女科济阴要语万金方》两卷。

## 主要学术思想及贡献

郑氏女科在治疗妇科诸病中，非常重视心脾二脏的调治，如《薛氏济阴万金书·月经论》载："由是言之，月经者，主于心而主于脾也，明矣。心者，七情所主；脾者，五味所主。心脾受病，故月事因而不调，其变出百端，盖病之变也。"郑氏论治妇科病，重视心脾二脏，是以《内经》为理论基础的。《薛氏济阴万金书》《郑氏女科秘方》等抄本都载："经曰：二阳之病发心脾，有不得隐曲，女子不月。"妇女以血为贵，而血与心脾二脏的关系最为密切。清代医家唐容川论曰："食气入胃，脾经化汁，上奉心火，心火得之，变化而赤，是为血。"

可知心脾在月经及胎孕中都起着重要的作用。郑氏重视心脾二脏的调治，可概括为注重抑气行血、调治心神和顾护脾胃、益气升阳两方面。

## 一、调治心神抑气行血

郑氏家传认为，五志源于五脏而主于心，心思沉重，易伤心神。心神伤则心血不足，进而经行不畅。如《薛氏济阴万金书》载："肝气郁而愤怒，心气郁而积想，脾气郁于忧思，肺气郁于悲哀，肾气郁于恐惧。不散，聚于胞中，与血相搏郁而气滞血涩，不得宣行。"《女科济阴要语万金方》（明代抄本，郑宁恒）载："调经之道，贵乎抑其气以行血，使血盛气衰为从，从则百病不生，孕育乃成。"郑氏女科所论"抑气"，盖指妇人因五志过极，内伤七情，郁结于心，导致气滞血瘀，《女科万金方》（清代抄本，郑元良）中提出："气滞相对于血则为盛"，故当抑之。所以通过抑气行血调治心神，是为正途。

郑氏女科运用"抑气行血"法经临床实践后积累了经验，如《女科济阴要语万金方》中评语："昔有名手，但知补血不知抑气，经水竟未得调，后延予诊视，下抑气药其效如神，乃知家传秘书真妙。"但行气药多易耗伤正气，故郑氏又强调："抑气又当审其人之虚实可也。"在治疗上，多选用郑氏家传秘方，如"归术破瘕汤"治疗女人经闭，药用当归尾、赤芍药、青皮、乌药、白芍、香附、三棱、莪术等，为四物汤去熟地黄，加活血药而成。

431

## 二、顾护脾胃，益气升阳

郑氏认为，妇女脏腑之中脾胃的功能尤为重要。如《女科万金方·论经闭》载："有胃气不调者，貌本壮实，饮食减少是也。"因为气血是月经、胎孕、哺乳之物质基础，而脾胃为气血生化之源。脾胃健旺，则精血充沛、血海充盈，经候如期，胎孕正常，产后乳汁亦多；反之，则化源不足，气血失常，导致妇科经、带、胎、产、杂病的产生。

1. 补脾养胃，益气生血。

对于脾胃虚损所导致的月经病治疗，郑氏认为："经水不行，多有因脾胃损伤而致者，切不可认作经闭血凝，轻用通经破血之剂。凡遇此症须先审其脾胃何如。若因饮食劳倦损伤脾胃，少食恶味，泄泻疼痛，或误服汗下攻克之药伤其中气，致血少不行，只宜调养脾胃，用白术、茯苓、白芍、黄芪、甘草、当归、麦冬、川芎、柴胡之类以壮脾生血，则经自行。若饮食积滞致伤脾胃，则消积补脾。"治疗用方如八珍健脾丸（八珍汤加山药、红花、香附、干姜、陈皮、生姜、大枣）、补中益气汤等。

其次，妊娠病方面，郑氏认为胎儿的营养源自母体，全赖孕妇脾胃运化，脾胃功能正常，胎儿方可发育正常。而对于孕妇，"胎前饮食倍常者，产后少病，胎前饮食减者，产后多病"。同时，脾胃不足，易致堕胎。脾气不足，无以摄胎。治疗当用八物汤加黄芩以系胞。脾胃不足亦会引发胎动不安，如《坤元是保》胎前篇云："怀则以身依也，妊则以时动也……胎动多为劳倦乏力，触冒风冷所致。轻则身动转不安，重则便致损堕。"

再次，对产后病的调理，郑氏也非常重视顾护脾胃，如《郑氏女科集义》（清代抄本，郑祥征）论曰："产后气血皆虚，全赖胃气有权。"如果脾胃不调，会变生诸病。在治疗上，当"以培补中土为其主脑，而后随其润燥寒湿之久利，辅佐成方，煎丸并进，务以色脉、寝食健旺为验。"如化源不足，气血亏耗，产后易为乳汁稀少，"补之以钟乳、猪蹄、鲫鱼之类"。又曰："无乳，此气血不足，营卫不调，宜当归内补，建中汤频与调之。"郑氏认为，营卫二气皆赖中焦脾胃运化，以建中汤调补脾胃，以资化源，方保无虞。

2. 补脾养胃调摄升降。

郑氏强调，各种出血证候，如崩漏、胎漏、产后血崩等，多责之脾胃虚弱，统摄无权，治疗宜益气健脾。如《产宝百问》曰："产后忽然下血成片，有似血崩者何治？答曰：因血气大虚，脾胃又弱，以致荣卫衰败，治宜和血理气，用四物止经汤。"

升降是脏腑的功能活动，脏腑之间一升一降，才能维持正常的生命活动。脾胃居中，为气机升降之枢纽。脾主升则健，胃宜降则和，若妇女脾胃升降功能失常，会导致各种病变。如脾气不升反而下陷，可致子宫脱垂、产后阴脱等症；或胎元不固，出现滑胎、小产等症。如脾虚不摄，可引起白带淋漓。如胃气不降而反上逆，则导致妊娠恶阻等症。

郑氏女科多选用人参、升麻、白术等药益气健脾，调摄升降。对于产后脾虚，脾不升清，病发眩晕。《产宝百问》中载："产后晕眩何治？答曰：须用补中益气汤。"如脾气下陷，产后

433

阴脱，认为："产后阴脱者……此因气血两虚不能升敛。"处方以四物汤加人参、白术、升麻、麦冬、糯米、当归、熟地黄培补中焦，养血升清。对于脾不升清，胎儿下沉，引发孕妇小便不利的情况，《薛氏济阴万金方》曰："孕妇脐腹作胀或小便淋秘，此由脾胃气虚，胎压尿胞。"用加味安胎饮加二陈汤升提，药用白术、人参、柴胡、升麻、生地黄、陈皮、甘草、川芎等。又如脾气不升，引发带下病。《薛医产》载："带自胃中疾溃下渗入膀胱，法宜升之，用二陈汤加苍术、柴胡、升麻。"

## 著述流传情况

《全国中医图书联合目录》及《中国医籍大辞典》著录的资料显示，目前国内各大图书馆馆藏郑氏抄本19种，33部。其中《坤元是保》的抄本数量最多，为8部；《女科万金方》（又名薛氏万金方）4部；《产宝百问》4部；《女科济阴要语万金方》2部；余均为仅剩一部的孤抄本，为《女科万宝方》《薛氏济阴万金书》《玉峰郑氏女科秘传》《妇科胎产问答要旨》《家传产后歌诀治验录》《产家要诀》《产宝百问》《郑氏女科集义》《妇科药囊万金方》《女科宝藏神书》《胎宝百问》《坤道指南》《郑氏女科八十一治》《郑氏女科真传》《郑氏医案》。这些抄本的收藏处主要是北京、上海和江浙一带的图书馆。这些抄本抄写年代，除北京图书馆馆藏一部《女科万金方》为明抄本外，其他均为清抄本和民国初期抄本。

## 主要参考文献

1. 任宏丽，段逸山. "郑氏女科" 论治妇科病特色举要 [J]. 上海中医药杂志，2008，42（10）：57 – 59.

2. 任宏丽，段逸山. 抄本《女科济阴要语万金方》研究——兼论与《坤元是保》的关系 [J]. 中医文献杂志，2009，(2)：17 – 19.

# 释继洪

## 生平

释继洪（生卒年月不详），号澹寮。元代河南汝州人。他多次云游岭南，认真总结治疗岭南瘴病的经验，著有《岭南卫生方》《澹寮集验秘方》，对岭南地理气候与疾病的关系有较深刻的认识。

## 主要学术思想及贡献

释继洪承袭前人理论，认真总结辨治岭南疫病的经验，撰成《岭南卫生方》三卷，是我国现存最早的研究岭南流行性疾病瘴疟的专著。该书保存了元代以前岭南地区的大量医学文献，重点论述了南方热带传染病的辨证施治，为岭南医学的研究提供了详实的理论基础。

释氏《岭南卫生方》充分发扬了《内经》"因地制宜"的理论思想，重视环境气候对人体体质的影响，他指出岭南地区天气炎热、雨湿偏盛的气候是形成岭南人"阳气不足、上热下寒、阴湿偏盛"体质的原因，充分体现了《内经》中"人与天相应"的理论思想，并提出瘴病多有寒热，要注重真寒假热证的鉴别。

释氏阐述了岭南瘴病的病因病机，并按临床表现的轻重将瘴病分为冷瘴、热瘴、痖瘴三种。在辨证的过程中重视脉症结合，认为"脉与症不可偏废，用药须凭脉，且若病人外症是阳候，脉见阴脉，不可用阴药，外症见阴候，脉见阳脉，不可用阳药。若凭外证用药，十失五六，凭脉用药，病人信向，万不失一。"

在瘴病的治疗方面，释氏根据岭南人的体质特点，提出了温中固下、芳香化湿、和解正气的瘴疟辨治方法，用药上反对前人治瘴动辄发汗、清凉、转利，而以顾护阳气、调理脾胃、升降阴阳为主，主张温中和解、行气健脾，慎用汗、吐、下。其辨证治瘴的学术思想体现了岭南医学的创新性、地域性和实用性。其成果大大丰富了中医流行病学的内容，更从区域性上体现了岭南医学的特色，值得今后进一步深入研究。

释氏提倡"未病先防"，多次提出瘴疾的发生与生活起居不慎有关，且注重瘴病后期的调理，瘴疾患者在疾病过程中，各种机能已呈衰弱状态，易于感受风寒，因此在气候、饮食方面尤其注意，书中提出的饮食要清淡、戒房室、不可受凉、安卧休养等，在当今仍有临床意义。释氏还充分肯定常山治瘴的作用，与现代医学不谋而合。

释氏的《岭南卫生方》普及了医药卫生知识，扭转当地重巫轻医之陋俗，体现了岭南医学的特色，丰富了中医流行病学的内容，《岭南卫生方》从传染源、传播途径和易感者的有关方面，提出了瘴疟与伤寒、温病的不同，早于吴又可的《温疫论》三百余年，在对岭南流行性传染病的认识和诊治上有很大的进步，也给宋元之后形成的寒疫学说及甘温补元、扶正治瘴一定的启示，促进了不同地域医学流派的崛起及中医学术进步、繁荣和发展。

## 著述流传情况

释继洪撰有《岭南卫生方》三卷和《澹寮集验秘方》十五卷。据说还著有《卫生补遗回头瘴说》一文，《指要方续论》《蛇虺哲匿诸方》《治瘴用药七说》《类集》《岭南代答本草》，今未见。

《岭南卫生方》成书于南宋景定五年（公元1264年）。

1. 本书初由元海北廉访所刻，明景泰间重锓，岁久板不复存。

2. 正德八年（公元1513年）广东行省据钞本重刊。

3. 万历四年（公元1576年）复经邹善校刻，并命娄安道增入八证及药性于其后。

4. 日本天保十二年（公元1847年）梯谦晋造氏据数本校雠付梓，附入《募原偶记》。

5. 现存日本天保十二年（公元1841年）平安学古馆刻本、1983年中医古籍出版社据以影印。

《澹寮集验秘方》成书于元至元二十年（公元1283年）。现存日本蓝川慎抄本。

## 主要参考文献

1. 陈贤春，荣莉.《岭南卫生方》辨证治瘴的学术特点[J].南京中医药大学学报，2004，5（1）：34－36.

2. 杨家茂.《岭南卫生方》学术思想和贡献[J].广州中医药大学学报，2007，24（2）：165－167.

# 赵宜真

## 生平

赵宜真（公元？～1382年），号原阳子，原为宋宗室，其先居浚仪（今河南开封），父仕元为安福令，乃徙江西安福，元末明初道士。著有《原阳子法语》《灵宝归空诀》《仙传外科集验方》《秘传外科方》。

## 主要学术思想或贡献

赵宜真是元末明初道教宗派发展史上有特殊思想贡献与地位的高道，在医学上也有较高的造诣。由他辑录的《仙传外科集验方》和《秘传外科方》，继承了宋代的外科成就，在理论和实践方面都有所创新，是当代颇有临床实用价值的外科专著，对临床有重要指导意义。

《仙传外科集验方》又名《仙传外科秘方》，原由元代杨清叟撰写，后为赵宜真所得编集而成。本书由外科集验方和增添别本经验诸方两部分内容组成，共十一卷。卷一总论痈疽发背及内服荣卫返魂汤的加减用法；卷二至卷四重点论述温、热、凉性三个外用药方的用法及其他外科通用方；卷五至卷七为痈疽、疔疮、瘰疬、咽喉及疯狗咬人等病的治疗方法；卷八至卷九再论痈疽、发背、疔疮证治；卷十至卷十一为急救及妇、儿科杂病治方。纵观全书，所收药方约四百余种，除广采民间验方外，还收载有道教医学常用的外科丹方，本书不仅具有临床实用价值，且有保存失传医书的作用。

《仙传外科集验方》在痈疽方面的论述尤为详细，强调了痈、疽、疔、疮的辨证求因和审因论治。本书在理论、实践上较以往外科医书有所创新，如对附骨疽病理的论述，在《内经》肾主骨的理论指导下，提出"所谓骨疽，皆起于肾虚，亦以其根于此也，故补肾，必须大附子，方能作效，肾实则骨有生气，疽不附骨矣"。强调温补肾气以治骨疽，并主张以大附子补助肾阳。这种论点影响广远，明清时期薛己、汪机、王维德等外科学温补派的形成，受此书影响颇深。"肾实则骨有生气"的论点，对补肾法在现代骨科疾病中的应用，亦有指导作用。本书所载的类似现代骨髓炎的死骨形成过程，及慢性瘘道的辨脓方法，都是当时非常宝贵的临床经验。本书首倡手术切开取死骨法，提出："肉浅可取，以利刃取之"，是中医骨科史上的一大创新。又提出对金疮要先用绳绵带缚住"血路"，再在创口上敷药以止血，较之危亦林单纯用包扎止血有所提高。

《仙传外科集验方》在疡科理论方面的论述亦颇为精当，其论述痈疽阴阳虚实甚详，论证处方，皆详审机理。在病因上沿袭宋陈无择所倡的三因学说，并提出五种痈疽病因：天行时气，七情内郁，体虚外感，身热搏于风冷以及食炙煿、饮酒法、服丹石等热毒。在疡科辨证上，除痈为阳证，疽为阴证外，强调痈疽有"阳中之阴""阴中之阳""阳变而为阴""阴变而为阳"的传变。在治疗上，内治方面强调痈疽疔疮的辨证论治，并着重阐述各种处方的变通用法；外治方面就药性的不同，分温、热、凉三类，以明处方的治疗范围。本书所载方剂甚多，其中飞龙夺命丹、回阳玉龙膏为本书所创，且成为后世外科常用之经典方药。

《仙传外科集验方》不但总结了宋代以后的外科成就，在理论上也有所突破，并发展充实了外治法，对后世外科医学有一定的指导意义。

《秘传外科方》是赵宜真得自庐陵人荣可箫之手，为谁所著无从考据。该书继承了《太平圣惠方》《外科精要》和《疮疡经验全书》的外科学经验，收集了宋以后民间论治痈疽疮疡的单方、验方和各种中毒、外伤、烫火伤、蛇虫伤的急救方法及方药；叙述儿科、妇科、急症、眼、耳、鼻、喉科和肛肠科等疾患的论治经验；对一些痈疽，还附有二十四幅图谱，依图说明各种痈疽的部位、形状、病因、诊断和治疗方法。这些单方、验方和图谱，少部分录自《外科精要》（公元 1263 年）和《疮疡经验全书》（公元 1196～1280 年），大部分是前人所未备，且涉及范围广泛，内容丰富，对后世有不少参考价值。《秘传外科方》中记载的不少方剂和治法，成为后世外科临床应用的基础方和治法，对一些急症的处理方法亦颇为有效，至今仍在临床中使用，对后世可谓影响深远。

## 著述流传情况

《仙传外科集验方》收入明代《正统道藏》太平部。除此之外，所编述《灵宝归空诀》收入明代《正统道藏》洞玄部方法类，《原阳子法语》收入明代《正统道藏》太玄部，参与编纂的《道法会元》收入明代《正统道藏》正一部。国内学术界对其生平道履、著述和思想直接研究的并不多，通常是为了论证其观点而间接提及，有些甚至只提到其名字；国外学者则更少，目前只有日本秋月观瑛等个别学者。卿希泰先生主编的《中国道教史》第三卷中，对赵宜真的道教思想，用了近三页的篇幅对其生平、著作及道教思想作了简要论述，指出其内丹与雷法结合的特点，但未涉及其医学著作《仙传外科集验方》等。任继愈先生主编的《中国道教史》第十五章也简要提及了赵宜真。

《中国医籍大辞典》记载：《仙传外科集验方》十一卷，刊于 1378 年，收入明正统《道藏》太平部。现有明刻本，明抄本，明洪武二十八年（公元 1395 年）与《秘传外科方》《仙授理伤续断秘方》合刊本，明正统《道藏》本，1991 年人民卫生出版社《中医古籍整理丛书》据明正统《道藏》本点校出版。

《中医古籍整理丛书》序言记载：《仙传外科集验方》《秘传外科方》二书流传的早期版本有：明洪武本，明写刻本和明正统《道藏》本，而后还有清抄本、影印《道藏》本和人民卫生出版社据洪武版的排印本。但清抄本是抄自《道藏》的，故二书的流传版本实际上可分为洪武、写刻和《道藏》三个版本。惜明写刻本已是残卷本，仅存《经验治咽喉品》和《治大风方》。

### 主要参考文献

田海丽. 浅述《仙传外科秘方》外治法：中华中医药学会第八次外治学术会议论文集 [D]. 北京：中华中医药学会，2012：124 – 126.

# 李 濂

## 生平

李濂（公元 1488～1566 年），字川甫，一作川父，号嵩渚，河南开封（明祥符〈古浚仪〉）人，绵延二百余年而不绝的儿科世医"金钟李氏"之后代。著有《嵩渚文集》100 卷、《观政集》1 卷、《与李氏居室记》《祥符文献志》《祥符乡贤传》《朱仙镇岳庙集》《汴京勾异记》《乙巳春游稿》《汴京遗迹志》《医史》10 卷等，撰著论文集于《嵩渚文集》，撰《救荒本草序》《幼科类萃序》《续医说序》《陶节庵伤寒六书序》等。并参与纂修嘉靖《河南通志》，辑录整理《稼轩长短句》，批点明李堂的《荃山文集》等。

443

## 主要学术思想及贡献

李濂虽非专门医家，但有家学渊源和深厚的文史功底、较高的社会地位，在文学、史学、方志学、医学、数学等领域均卓有建树，他对医学所作的贡献主要是编撰了我国现存的第一部名医传记类著作《医史》，为多部医著撰序，并发表若干篇医学论文。

《医史》10 卷，成书于嘉靖二十六年（公元 1547 年），为我国现存的第一部名医传记类著作，共收载和编撰 72 位医家的传记。第一至五卷，为编入正史所载医和至李杲共 53 位医家传记，卷六至卷十作者参考有关文献，补写了张仲景、王叔和等，共载张仲景至张养正共 17 位医家传记，且大都附有按语或"嵩渚子"论述一篇，具有较高的文献价值。尤其是后五卷，李濂所撰《张仲景补传》《王叔和补传》《启玄子补传》《葛应雷补传（附子乾孙）》《王履补传》和《戴原礼补传》等篇，其文献价值更高。历史上重视对政治人物树碑立传，而疏于对医林人物作传，致使很多名医大多淹没于史海，流传下来的也是凤毛麟角。李濂在编纂《医史》时对这种现象非常不满。他作为从医世家，认为如果医学成果得不到官府的重视，把历史上一些重要的医学成果仅仅列为"方技"，的确十分可惜。李濂的《医史》在记述名医医绩的同时，对医学流派的传承和医学经典的编著演化过程作了初步论述，为医学史研究提供了较为丰富的资料，弥补了正史的不足，为后来医学的医史研究奠定了坚实的基础。《医史》在中医理论史上有着不可替代的重要地位，《医史》中将张仲景记为"医中之亚圣"是仲景众多称号中的一个，也是别具一格。

为多部医著撰序。李濂曾先后为当时首版或再版的医书撰序，为祖国医学传承所作出了自己贡献。李濂撰序计约 4 篇，《救荒本草序》《幼科类萃序》《续医说序》《陶节庵伤寒六书序》等。

发表若干篇医学论文。据《嵩渚文集》所载，李濂在从事文史撰著之余，也有若干篇专门论说医学问题的论文问世，即：《医说》《医辩》《医有三品对》等。同时，在不少题赠以及所撰的传记文字中，都涉及到医学问题，从中显示出较为深厚的医学修养。

## 著述流传情况

### 《医史》

1. 《医史》四卷，《千顷堂书目》卷 14。

2. 《医史》十卷，《明史·艺文志》。

3. 《医史》十卷，刻本，明正德年间。

4. 《医史》十卷，《续修四库全书》与《四库全书存目丛书》。

5. 《医史》十卷，抄本，日本公文书馆藏。

6. 《医史》十卷，"南满医校"冈义夫抄本。

7. 《医史》十卷，曹贯之藏残本，后据"南满医校"冈义夫抄本补足。

8. 《医史》十卷，李涛抄本，上海中医药大学医史博物馆藏，据曹贯之本校正抄录。

9. 《李濂医史》十卷，俞鼎芬等校注，厦门大学出版社于1992 年 8 月出版。

10. 《医史》十卷，齐鲁书社，1995 年 9 月。

11. 《医史》十卷，上海古籍出版社，1996 年。

### 《嵩渚文集》

1. 《四库存目·嵩渚文集》，影印本，齐鲁书社于 1995 年出版。

2. 《嵩渚文集》，齐鲁书社 1997 年 7 月出版。

3. 北京图书馆古籍出版编辑组编，北京图书馆古籍珍本丛刊101 集部·明别集类，北京图书馆出版社于1999 年出版。

## 主要参考文献

张一群. 明代《医史》作者李濂生平著述考略 ［J］. 中华医史杂志，2004，33（2）：72－75.

# 李先芳

## 生平

李先芳（公元 1511～1594 年），字伯承，初号东岱，后更北山先生。祖籍湖广监利，明初迁徙濮州（今濮阳）。著述甚多，《濮志》之修自公始。所著有《东岱山房稿》30 卷，已行世；外为《大学古文》《四书解》《毛诗考正》《春秋辨疑》《汉注疏臆》100 卷、《老子本义》《口阴符经》《心经解》《五岳志略》《拾翠轩杂纂》40 卷、《十三省歌》《本朝安攘新编》30 卷、《古交编》《阐微录》《明诗纂》《医家须知》《壶天玉镜》《蓬玄杂录》10 卷、《周易折衷录》等凡五十万言，藏于家。

## 主要学术思想及贡献

著《大学古本》及《四书》，各解发明，《论》《孟》《朱》注未逮者。复考《诗》注邶、鄘、诸风，多解淫奔。疑而未安者，索汉以下注疏及吕氏《读诗记》，考证其说。辨《春秋》春旺正月诸注之谬，并考获麟之后，威烈之前，经史不传之。续修《五岳志略》，编类象纬、勘舆，岁时人物四十卷，名为《拾翠轩杂纂》。又本朝《安攘新编》三十卷，其论古体断自魏晋以上为上乘，近体十二子李杜以上为大家，复选宋元诗备一代文献，订明诗为十七卷，中采国初郊庙朝会乐章，应周诗雅颂十三省歌谣比十五国风。又见世情之薄，序《古交编》二卷，见卑幼之负其上，序"禅微录"一卷。又读岐黄气运诸书，作《医家须知》；又集救急方为《一壶千金》；又著《老子本义》《阴符》《心经》各一卷；及又著养生一书为《壶天玉镜》；又收《山房诗文稿》十六卷、《蓬元杂录》十卷。复读易余家世相传，曾著《折忠录》五卷，至阴阳消息之变，通圣人扶阳抑阴之微意，鲜有知者，窃欲更撰一书而未之逮也，凡此非无窥管之能终为覆瓯（之计国史所不录，民谣所不传，非野史而何志既成，并述其大都载之简末云）。

　　余未收集到。

# 阴秉旸

## 生平

阴秉旸（公元1512~1579年），字子寅，号卫涯居人，明代医家。河南汲县（今卫辉市）人。著有《四书赘说》等编六卷、《四书自训歌》一卷、《阴氏读书抄》三卷、《内经类考》十卷。

## 主要学术思想及贡献

《黄帝内经始生考》共3卷。卷一论述天人相应，总论五方、五色、五脏、五窍、五精、五病、五味、五行、五畜、五谷、五星、五体、五音、五数、五臭及三部九候等；卷二论述化生，并论形体、脏腑、五官、骨节、经脉功用等；卷三论述胃及水谷的重要性，并论水谷运化、营卫运行等。

"始生"者，阴氏"姻煴变化，妙合维成，天人相与之际，是则始生之端也。成形之后，饮食男女，率性而行，匪由人力，兹非始生之故哉！"即人体生命之原始。"始生考"即是探讨人之生长壮老及整个生命过程中的生理病理变化，人与天文、地理的关系等等，以《黄帝内经》有关条文为基础，加以注释、阐发，故名《黄帝内经始生考》。虽然个人发挥较少，但全书也不乏精妙之语。通观全书，有以下几方面的贡献。

## 一、把五方、五脏、五味等有机地联系在一起

按照中医五行学说，人体五脏与五方、五味、五谷、五音等都是密切相关的。任何一种因素的变化，都会影响到五脏乃至整个形体的变化。阴氏根据《内经》理论，将以上诸方面有机地联系在一起，从而对脏腑的生理病理、疾病的转归与治疗等，提供理论依据。例如："东方青色，其病发惊骇。其音角，入通于肝，味酸，数八，是以知病之在筋。开窍于目，类草木，臭臊，藏精于肝。畜鸡，谷麦，应四时上为岁星，是以春气在头"。"东方生风，风生木，生心，其在天为玄，玄生神，神在天为风，其性为喧，德为和，化生气，气为柔，用为动，化为荣，虫毛，政为散，令宣发，变摧拉，告为陨"。"东方之域，五脏之所始生也。鱼盐之地，海滨傍水，其民食鱼而嗜咸，皆安其处，美其食。鱼者使人中热，盐者胜血，故其民皆黑色腠理"。以上是以东方为例，说明东方与五谷、五畜、五味、五病、五脏等的相互联系，从而解释人体的生理、病理变化。其余南方、西方、北方、中原也同此体例讲述。

## 二、详细解释并发展"天人相应"学说

该学说把人体看成是一个小天地，与大自然界的大天地是息息相通的。该学说是中医理论的重要组成部分，始起于《内经》，后经历代医家不断补充，逐渐完善起来。阴氏对这一学说既有精辟的阐述，又有独到的见解。他在《身形应九野》篇

说："人与天地相参也，与日月相应也。""天气通于肺，地气通于嗌，风气通于肝，雷气通于心，谷气通于脾，雨气通于肾。六经为川，肠胃为海，九窍为水注之气。""九分为九野，九野为九脏。故形脏四、神脏五，合为九脏以应之也。""左足应立春，其日戊寅巳丑；左胁应春分，其日乙卯……""余闻天为阳，地为阴，日为阳，月为阴，其合之于人奈何？曰：腰以上为天，腰以下为地，故天为阳，地为阴。"他在《人之肢节应天地》篇还说："天圆地方，头圆足方以应之；天有日月，人有两目；地有九州，人有九窍。"不仅如此，阴氏还用"天人相应"学说解释一些生理现象。他说："天不足西北，故西北阴也，而人右耳目不如左明也。地不满东南，故东南阳也，而人左手足不如右强也。何以然？曰：东方阳也。阳者其精并于上，并于上则上明而下虚，故使耳目聪明而手足不便也。西方阴也，阴者其精并于下，并于下则下盛而上虚，故耳目不聪而手足便也。"

451

在脉诊方面，阴氏还根据《内经》的有关理论，把"三部九候"诊脉法用天人相应学说加以阐述；非常简明扼要。"三部"即上部、中部和下部，每部又分天、地、人，故曰："九候"。他说："上部天，两额之动脉（头角之气）；上部地，两颊之动脉（口齿之气）；上部人，耳前之动脉（耳目之气）。中部天，手太阴也（肺）；中部地，手阳明也（胸中之气）；中部人，手少阴也（心）。下部天，足厥阴也（肝）；下部地，足少阴也（肾）；下部人，足太阴也（脾胃之气）"。这是"天人相应学说"在诊断学中的具体运用。

### 三、论述并强调化生观点

在大自然界中，一切植物都有生、长、化、收、藏，一切动物（包括人在内）都有生、长、壮、老、已。这种变化运动是自然界中永恒的规律，也是《内经》唯物论思想的具体表现。这种思想在《黄帝内经始生考》中又进一步得到阐发。书中写道："天地合气，六节分而万物化生矣。夫人生于地悬命于天，天地合气，命之曰人。人能应四时者，天地为之父母，知万物者谓之天子。"

### 四、提出老、壮、少、小年龄划分法

对于老年、中年、青年、少年等年龄界限的划分，在不同地区、不同历史时期，有不同的划分方法。阴氏在《内经》理论的基础上，提出"人年五十以上为老，二十以上为壮，十以上为少，六岁以上为小"。同时指出，人生的各个阶段，脏腑气血及外部形态的变化情况。他说："人生十岁，五脏始定，血气已通，其气在下，故好走。二十岁，血气始盛，肌肉方长，故好趋。三十岁，五脏大定，肌肉坚固，血脉盛满，故好步。四十岁，五脏六腑、十二经脉皆大盛而平定，腠理始疏，荣华颓落，发斑白，平盛不摇，故好坐。五十岁，肝气始衰，肝叶始薄，胆汁始减，目始不明。六十岁，心气始衰，若忧悲，血气懈惰，故好卧。七十岁，脾气虚，皮肤枯。八十岁，肺气衰，魄离，故言善误。九十岁，肾气焦，脏枯，经脉空虚。百岁，五脏皆虚，神气皆去，形骸独居而终矣。"

## 五、重视脾胃及水谷之气

中医理论认为，脾胃为后天之本，为气血生化之源。只有脾胃健旺，才能消磨水谷，化生气血，身体健壮。《黄帝内经始生考》对这一理论再次予以确认。他说："平人胃满则肠虚，肠满则胃虚。更虚更满，故气得上下，五脏安定，血脉和利，精神乃居。故神者，水谷之精气也。"

## 六、科学而精确的解剖学知识

在《黄帝内经始生考》里面，蕴含有一些解剖学知识，如"肠胃所入至所出，长6丈4寸4分"。《黄帝内经始生考》中用的"骨度分寸"，又称"同身寸"，如将中指中节指骨的长度定为1寸，两乳头之间的距离定为8寸，脐中至耻骨联合上缘的距离定为5寸等。每个人都是如此规定。这样，高个子的骨度分寸比低个子的骨度分寸要大。但不管是大人、小儿，也不管是胖瘦高低，用各人的"同身寸"测量，两乳头之间的距离一律都是8寸，从食管上端至肛门的长度一律为6丈4寸4分。若不用骨度分寸测量，以上距离（或长度）各人测得的数值就不同了。从这种意义上说，中医所使用的骨度分寸测量法，自有其科学和优越之处，至今仍在针灸学上用来确定腧穴位置而被广泛应用。

453

## 著述流传情况

《四书赘说》六卷，《千顷堂书目》三著录。今佚。

《四书自训歌》一卷，《千顷堂书目》三著录。今佚。

《阴氏读书抄》三卷，《千顷堂书目》二著录。今佚。

《内经类考》十卷，《明史·艺文志》三著录。今未见。

《黄帝内经始生考》六卷，见《读书敏求记》中云："原病有式，针灸有经，医病有方，诊视有诀，运气则全书，药性则本草，独始生之说则未得闻。因诠次《内经》条疏图例，收四时敛化以成章，其用心亦良苦矣。"《黄帝内经始生考》一书，于隆庆元年（公元 1567 年）刊行。又名《内经类考》。明隆庆元年木刻出版一次，以后未见有重刻本。刘氏述该版本（善本）藏于中国中医科学院图书馆。今未见到。

## 主要参考文献

刘霖，刘道清. 阴秉旸及其《黄帝内经始生考》[J]. 辽宁中医药大学学报，2009，3（11）：11-12.

# 杨四知

## 生平

杨四知（生卒年不详），明末河南祥符县（今河南开封）人，万历二年（公元 1574 年）二甲第七名进士。官至文林郎、福建巡按，奉敕兼任法清军陕西道监察御史。四知因闽广多蛊疾，乃博采治蛊毒诸方，辑《惠民正方》一卷，序列于万历十二年（公元 1584 年）。

## 主要学术思想或贡献

杨四知任福建巡按时，当地蛊毒盛行，人心惶惶，杨氏颁布法律，博采治蛊众方，辑成《惠民正方》一书，意在令百姓自防自治，有效的遏制了当地蛊毒的蔓延。该书不仅可为当今提供某些解毒方法，也可为历史上众说纷纭的蛊毒的考察提供材料。

《惠民正方》分上、下二卷，共有文八篇，依次为：蛊毒邪术考第一、治蛊正方第二、治诸毒正方第三、治鸟兽虫鱼诸毒第四、治果实菜谷诸毒第五、治药草毒第六、治蛇虫犬兽伤第

七、治虫积第八。本书之首，列有明代对造畜蛊毒杀人所制订的律条。在上卷开篇"蛊毒邪术考"一节中，引述《夷坚志》《按台访闻》《袖珍方》所载，以明蛊毒的历史。"治蛊正方"一节则引述《福州志》《夷坚志》《续夷坚志》及《医林集要》等许多医书中的治蛊方剂。"治诸毒正方"一节则从各种医方书中集取若干解一切毒的方剂，包括毒药、菌毒、金石、动物毒等等。在第三节之后，则分别列举治鸟兽虫鱼、果实菜谷、药草等毒的方法，此后又再罗列前人治蛇虫犬兽伤及虫积方法。杨氏记载的这些方法和方剂虽系摘自前人书，但能从解毒、治伤的的角度汇集有关治法，以备选用，是其成就之所在，此书亦为历史上蛊毒之术的考察提供了材料。

## 著述流传情况

《惠民正方》二卷，刻于万历十二年（公元 1584 年）。该书为防蛊治蛊专著，国内无存，然日本存有明刊本一种二部，另有江户写本三种。其中明刊本二部分别存于日本国立公文书馆内阁文库、尊经阁文库。

## 主要参考文献

曹洪欣．惠民正方；珍版海外回归中医古籍丛书 [M]．北京：人民卫生出版社，2008．

# 乔 采

## 生平

乔采（明崇祯年间人，生卒年月不详），字善来，河南商丘人，明末医家。以儒业医，精通妇、儿科。著有《幼幼心裁》，成书于公元 1638 年。

## 主要学术思想及贡献

《幼幼心裁》撰于崇祯十一年（公元 1638 年），共两卷，凡大小方脉，男女沉疴多应手奏效，尤精妇、儿科，书中详述小儿脐风、撮口、噤风以至食积、虫积、诸疮、斑疹等证治，首论幼科疾病诊治基本理论，次分述婴幼儿常见疾病的辨证论治，分别作了简要的论述，共计 35 种疾病。每证选列数方，比如有二陈汤、理中汤、四君子汤等，后载"通治小儿秘方"与"小儿通用验方"。全书收入方剂 200 首，如呕吐、泄泻、发热、哮喘、咳嗽等，其特点是每证先以骈文形式论述作者经验治法，后以散文形式分述病因、病机、辨证论治。同一证型，骈文与散文的治法也不尽相同，给人不拘一格的感觉。论述清晰，突出了小儿脏腑易虚易实的特点，选方亦多轻灵有验，所用方剂多为历代经典方剂，但药味组成已有变化，体现了作者用药的独到之处。每证之后，均附治疗方法，作为该证通治方剂。

## 著述流传情况

1.《幼幼心裁》两卷，清康熙四十七年戊子（公元 1708 年）寿康堂刻本。

2. 清乾隆三十八年癸巳（公元 1773 年）孝文堂刻本。

3. 清嘉庆刻本。

## 主要参考文献

458

1. 王安邦．中州古代医家评传 ［M］．河南：中州古籍出版社，1991.

2. 余瀛鳌，傅景华．中医古籍珍本提要 ［M］．北京：中医古籍出版社，1992.

# 王子固

## 生平

王子固（公元 1666 年前后生人，生卒年月不详），又名行冲，字文之，号勉齐，明末清初直隶省大名府长垣县（今河南省长垣县）人，著有《眼科百问》。

## 主要学术思想及贡献

明末清初，由于战乱，刊刻于崇祯十七（公元 1644 年）年（又为李闯王的永昌元年、清世祖的顺治元年、张献忠的大顺元年）的眼科巨著《眼科大全》（又名《审视瑶涵》）尚未广泛传播，至少生活在冀鲁豫交汇地区的王子固还没有见过《眼科大全》。当时社会上流行的眼科专著，如果不计《眼科大全》，则只有宋元时期成书的《秘传眼科龙木论》、元代的《原机启微》《银海精微》等。换言之，清朝顺治年间之眼科专著十分贫乏。葆光道人《眼科龙木集》，当今所见均附于《秘传眼科龙木论》之后，而清初王子固所见则是一种单行本。王子固认为，葆光道人的《眼科龙木集》，虽被世人"艳称之"，但其对"眼的内外补泻，犹属梦者"，其七十二问多有错谬之处，所以王氏根据《眼科龙木集》补充修正而成《眼科百问》，对眼科理论的发展、临床辨治水平的提高，均有较大的学术与临床价值。

## 一、医学及眼科理论精深

《眼科百问》全书以问答的形式，深入浅出地对五轮八廓、七表八里、十二经络、七情六欲、五行五味、形色吉凶及各种眼病的发病机制、治法方药进行了条分缕析，强调治疗眼病应因人、因时、因地制宜，突出了辨证论治的整体统一思想。这些特点，在其他眼科专著里是比较少见的。如书中论目昏，提出早晨昏、日中昏、日夕昏、晚上昏之病机、治法、方药应当不同；对目痛，也应区分夜半目痛、天未明目痛、目痛昼轻夜重、目痛夜轻昼重，而施以不同治法，此为因时制宜的典型。

长垣县地处黄河故道，历史上常遭河水泛滥之肆虐。王氏论述眼病，云"辰巳年水未入城（指泛滥的河水没有进入长垣县城），病雀目正有水之处；至甲午岁，城中有水，城中之人亦病雀目"，此为辨治眼病重视天时运气、地理环境的典型。

《眼科百问》又指出，地理环境均相同，"人皆在水中，则人皆当病目矣。而一家中只有一二人病目者，是人之苦乐不同，六欲七情有别"，此为因人制宜理论的具体应用。

总之，王氏在《眼科百问》中，熟练的将医学理论运用于眼科临床，扭转了不少眼科医著中空谈理论之后，论治眼病时则又把理论束之高阁的现象。《眼科百问》是一种比较少见的理论联系临床的优秀读物。其辨证论治的方法，在其他眼科专著中，甚为鲜见。

## 二、运气学说具体地运用于眼病诊疗

《眼科百问》讨论了运气导致眼病的机理："以甲己土运言之，甲为土运太过，真水受亏，真阴不升，火热不降，而瞳仁损无；己为土运不及，风木来克不足之土，则脾不能统血，而目昏花矣""以子午火气言之，子为火之对化，司令之虚，火主离明，普虚则不能远及矣。午为火之正化，司令之实，实之心火太炎，而赤痛之病生矣。余以类通可也。"

《眼科百问》还以运气理论为基础，列举了逐月患目病者的治疗方法。现举正月、七月为例，第四十问云："人常有每年至某月必病目，治之不愈，月余而自止者，何也？答曰：此正六气之所为也。正月寅，七月申，寅申少阳相火之所治也。申为手少阳三焦，正化之火也；寅为足少阳胆，对化之火也。正化者，司令之实，为本；对化者，司令之虚，为标。如每年七月之患病目者，多是相火之实，当以六味地黄丸益水之源以制阳光；每年正月患病目者，是足少阳胆经络之热也，少阳为半表半里，从乎中，小柴胡汤主之。"运气导致疾病，当然有其固有的规律，但也不能生搬硬套。现代应当如何理解和运用上文呢？现归纳正月目病为例：正月为寅，寅为少阳相火，为对化之火，常引起足少阳胆经经络之热。对化之火司令之虚，少阳为半表半里，当以小柴胡汤治之。如此内容，其实就是把因时制宜的医学原则更加具体、更加细化而已。可以灵活地理解为：①若为外感性眼病，且伴有足少阳胆经郁热证状者，应当用小柴胡汤治之；②正月发病的外感性眼病，若无胆经以外其他脏腑的典型证候，可考虑使用小柴胡汤治疗；③对外感性眼病，无论其何时发病，凡经久未愈迁延至正月，且不具备其他脏腑证候者，可以考虑使用小柴胡汤治疗。其他十二个月的辨治方法可以类推。

凡从运气的角度研究疾病的诊疗，均应灵活而不得死板。他在提出如上逐月辨治眼病观点之后，也怕引起人们机械地理解，所以又提出按每年的主气辨治眼病。其曰："又每年一岁主气，自大寒、立春、雨水、惊蛰，此两月主气为厥阴风木，三月四月为少阴君火，五月六月为少阳相火，七月八月为太阴湿土，九月十月为阳明燥金，十一月腊月为太阳寒水。其有病目两月而愈者，当参此治之。或前论不准者，再质之于此。"

大自然对人体和疾病的影响，王子固特别予以重视。在《眼科百问》第四十一问里，王子固还提出了运气以十年或十

二年为周期对人体和眼病的影响，并提出具体的诊疗措施。十年的周期，王氏主张责之于脏腑，认为是五脏六腑之一偏胜或偏衰，当与此脏腑相关的年份来临时，往往引发眼病。具体规律即为"甲胆乙肝丙小肠，丁心戊胃己脾乡，庚金大肠辛金肺，壬水膀胱癸肾脏，三焦亦向妊宫寄，胞络同归入癸方"。王氏主张受十年周期影响的眼病，要将年干与相关的脏腑证候结合起来辨治。如："甲属胆，假令六甲年病目，即知是恐惧伤胆，心中常怀惊惧，或梦中惊恐，或口苦咽干，即当用菊花汤内加茯神一钱、远志三分、枣仁五分、半夏三分以安胆；乙属肝，假令六乙年病目者，必因大怒伤肝，其人必好骂詈号呼，左胁胀闷，两胁痛，得拳打之稍可，用菊花汤多加疏肝治左之药，或入生灵（脂）、生蒲（黄），入醋服之，即愈。"其

余年份类推。

十二年的周期，王氏主张求之经络。根据运气学说中每年司天之客气，子与午年为少阴君火，丑与未年为太阴湿土，寅与申年为少阳相火，卯与酉年为阳明燥金，辰与戌年为太阳寒水，巳与亥年为厥阴风木。王氏主张，受十二年周期影响的眼病，须将该年司天之客气，联系与之相关的经络，如子午为少阴君火，子则为足少阴肾经，午则为手少阴心经，结合相关脏腑经络的证候，对疾病进行辨治："足少阴肾行腹中任脉之两旁，如子年病目，而腹中皮肉作痛不敢当手，是足少阴肾经病也，菊花汤内加独活、肉桂；手少阴心起手小指内侧，经神门行肘内，循臂内、腋下至胸，如午年病目而此处作痛者，手少阴心经病也，当加独活、细辛。"其余年份类推。

王氏一再强调运用运气学说不可过于偏执，指出以上运气内容，虽条分缕析，至为精当，而亦有不然者，但经络病重则治经络，脏腑病重多则治脏腑。又有运气之当察，脉息之当审，外症之当详问，小儿谨慎，委曲寻求，不可恃己聪明，一以简略应之，则为上工矣。

463

## 三、重视脉诊，四诊合参

望、闻、问、切四诊，历来是医者搜集临床资料的重要方法。搜集临床资料要求客观、准确、系统、全面、突出重点，这就要求医者必须"四诊并重""四诊合参"。张仲景在《伤寒论》原序中曾经批评不能全面运用诊法的医生是"所谓窥管而已"。但在眼科，由于望诊具有特别重要的地位，《审视瑶涵》曾提出"目不专重诊脉说"，批评过分重视诊脉、忽略望诊的倾向。但此说一出，却给持"眼科诊脉无用论"者提供了口实。王子固在《眼科百问》里，对望、闻、问、切四诊无一忽视，其中脉诊更具有相当重要的地位。如第七问中，突出记述了眼病脉诊的重要作用："病目而脉浮者，风也，当散其风；病目而脉芤者为血，当安其血；病目而脉滑者为痰，当豁其痰；病目而脉实者，当消其积；病目而脉弦者，当节其劳；病目而脉紧者，当通其痛；病目而脉洪者，当退其热；病目而脉微者为寒，当温其寒；而脉沉者，当理其气；而脉缓者，当渗其湿；而脉涩者，当补其血；而脉迟者，当除其冷；而脉伏者，当通其滞；而脉濡者，当滋其阴；而脉弱者，当益其阳。此万古不易之论也。"此段内容并非空头理论，而是被作者反复地运用于眼病论治的过程中。如第四十九问论述"头晕而眼见赤乱星"的治疗时说："此肾水之虚，挟风与痰也……更当诊其脉，如洪大而浮为风，宜去风；如滑实而坚为痰，宜去痰；如不头晕，脉必数，亦无红星，止是黑星如蚊虻乱飞，止是肾虚也，当用滋阴地黄丸。"《眼科百问》中像这样重视脉诊而辨治眼病的内容比比皆是，我们应对该书脉诊的内容进行深入地学习研究。

## 四、辨证用药，不落窠臼

《眼科百问》之辨证用药，如夏通引在序文中所云："五轮八廓之中，内外虚实之际，天时人事之间，变化药方之法，无不剖析明透。"其辨证之法，遍涉五轮八廓、五脏六腑、六淫七情、表里阴阳、经络气血、天文运气等各个领域。在眼科辨证方法的运用方面，《眼科百问》与历史上的多种眼科专著相比，均较丰富并全面。

王子固在《眼科百问》里，修正了《眼科龙木集》对多种眼病的辨证用药错谬。王子固认为，葆光道人《眼科龙木集》对眼病的内外补泻，犹属梦者，故予补而正之。如《眼科百问·第十二问》云："《龙木集》中二问：'目赤而不痛为肝之实，三问目赤为肝之虚者何也？'答曰：'肝之虚实，当于肺定之，《龙木》之论非也。'《灵枢》云：'从前来者为实邪，从后来者为虚邪。'假如目病而得肾之脉，沉而滑，眼圈常带黑气，为虚。谓水能生木，水从木后来也，治宜益水；假如目病而得心之脉，洪大而数，两目红赤如火，为实。谓火为木所生，火从木前来也，治宜清心益水。"这样，对目赤的辨证，心、肝、肾、肺均顾及了，不似《眼科龙木集》之唯治肝也。

《眼科百问》辨治眼病的处方，不似其他眼科专著大部分引自古代医籍。其绝大部分为作者自拟，且组方法则独具一格，不落窠臼。《眼科百问》的处方构成，一般均为三组：

一组是王氏称谓的明目药：即菊花、草决明、木贼等。不少处方尚有苍术，亦可常见白蒺藜。

二是针对各种眼病的病机，依据辨证所用之药：如第二十二问认为视物不明之病机为"血之虚也"。治疗之方即以补血方"四物汤"（当归、川芎、白芍、熟地）为核心药物；第三十八问认为目痛夜轻昼重者，为"气分之病也"。其中诊脉左大右小者，是气之虚也，治疗当用"气虚主方四君子汤"，其组成即以"四君子汤"（人参、白术、茯苓、甘草）为核心药物。

三是肝经用药和肺经用药：肝经用药即柴胡、川芎、薄荷、青皮，选用此组药品者，《眼科百问·第一问》解释说："肝开窍于目，故目病为肝之病也"；肺经用药为黄芩、栀子、桔梗、枳壳、陈皮、大黄，选用此组药品者，《眼科百问·第一问》解释说："人之首以象天，于卦为乾金，故首之病先清肺金，黄芩、栀子、桔梗清肺火也，枳壳、陈皮顺肺气也。肺气实者，大黄可酌用（《眼科百问》对大黄之用量甚微，往往仅有 0.3 克，令医者不必惧其泻下）。"

王氏特别重视"左肝右肺"的理论，所以上述治肝及治肺的两组药物，又被广泛地运用在患眼为左眼或右眼的辨别上。不论何病，其组方多具这两组药物，且在用量上注明"柴胡、川芎、薄荷、青皮，在左目倍用"；"黄芩、栀子、桔梗、枳壳、陈皮，在右目倍用，大黄一分。"如此组方遣药，在古代眼科医籍中是绝无仅有的。

466

## 著述流传情况

根据《眼科百问》序文分析，本书写成于顺治甲午（公元 1654 年），第二年作者之眷弟夏通引曾为该书作序，至顺治丁酉（公元 1657 年）五月，又有王氏之舅父、赐进士崔胤弘为该书写序，说明顺治朝当有《眼科百问》刻本问世，但这时的版本至今无人发现，可能是由于年移代革而原版已佚，或是书虽成册而当时并未出版。

目前国内流传的版本有善成堂、宝兴堂、书业德、好友堂、有益堂等木刻本，及江东书局、大成书局、绵章书局、广益书局等石印本。木刻本均是根据天雄贵乡（今河北省大名市）苑家湾村苗其祥庆长氏光绪十年（公元1884年）五月之手抄本刊刻，其中善成堂、宝兴堂、书业德、好友堂均注明为"光绪甲申新镌"，孰先孰后不得而知。只有有益堂刻本标明为"光绪乙巳（公元1905年）新镌"，较其他木刻本晚了21年。光绪甲申即光绪十年，说明"光绪甲申新镌本"与其蓝本（苗其祥庆长氏的手抄本）同出于一年。至于诸石印本，均出于民国以后，据内容分析，其所据的蓝本，当为上述诸木刻本。所以，《眼科百问》的现存版本，内容均大同小异，不过对个别字词互有刊正而已。

　　本书作者王子固自序中提及《眼科百问》成书于顺治甲午（公元1654年），而崔胤弘氏的序文写于三年后的顺治丁酉，说明作者于清初的1657年已准备出版本书。但现存版本的内容中，夹有多处作者在康熙年间的医疗与社会活动记录，故可认为，如果本书于顺治年间确已刻版的话，其版本已湮灭。苗其祥庆长氏于二百余年后手抄时，蓝本当是康熙年间的修订版。现存诸本的内容中，屡有康熙年间作者诊疗疾病的医案和心得体会，书末甚至有原手抄本抄录者"庆长氏"加入的个别内容。这些内容一方面突出了本书理论联系实际的特色，另一方面又说明了现在流传的版本，与顺治年间的初稿是有明显差异的（摘自：卢丙辰《〈眼科百问〉校注》前言）。

467

## 主要参考文献

贾维诚，贾一江.中国医籍志［M］.北京：中国医院管理杂志社，1983.

# 杨 璿

## 生平

　　杨璿（公元1705～1795年），字玉衡，别号栗山，清代著名医家，河南省夏邑县人。撰《伤寒瘟疫条辨》。

## 主要学术思想及贡献

　　本书上溯《内经》《难经》《伤寒论》，旁参《外台秘要》《伤寒直格》《伤寒明理论》《医经溯洄集》《类经》《温疫论》《伤寒缵论》等书，对伤寒与温病的病因、病机及治法进行了分析。现将其学术特色简介如下。

### 一、阐明伤寒与温病病因、发病途径之不同

　　自《伤寒论》成书之后，研究伤寒者代不乏人，许多人留下了著作，杨氏对诸家之说进行了研究，认为王安道《溯洄集》著有伤寒立法考、温病热病说，提倡寒温异治，"其治法较若列眉，千年长夜，忽遇灯炬"；刘河间《直格》："以伤寒为杂病，以温病为大病，特制双解散、凉膈散、三黄石膏汤，

为治温病主方，其见高出千古"，二人对温病治疗的贡献较大，但于温病所以然之故，未能阐发到底。至读到《温疫论》及《伤寒缵论》二书，方始恍然大悟，心目为之一开。二书有四句话启发了他，其在自序中谓："一日读《温疫论》，至伤寒得天地之常气，温病得天地之杂气……又读《缵论》，至伤寒自气分而传入血分，温病由血分而发出气分，不禁抚卷流连，豁然大悟。"在吴又可及张璐的启发下，悟出了伤寒与温病在病因及发病机制上的不同，并在文中详细阐述，其谓："伤寒得天地之常气，先行身之背，次行身之前，次行身之侧，自皮肤传经络，受病于气分，故感而即动。脉证治法，急以发表为第一义……温病得天地之杂气，由口鼻入，直行中道，流布三焦，散漫不收，去而复合，受病于血分，故郁久而发。亦有因外感，或饥饱劳碌，或焦思气恼触动而发者。一发则邪气充斥奔迫，上行极而下，下行极而上，即脉闭体厥，从无阴证，皆毒火也。"

469

## 二、指出寒热为治病之大纲领

杨氏指出"寒热为治病之大纲领"，因"伤寒自表传里，里证皆表证侵入于内也；温病由里达表，表证即里证浮越于外也"，故而"大抵病在表证，有可用麻黄、桂枝、葛根辛温发汗者，伤寒是也；有可用和解、清化、升降、芳香、辛凉、清热者，温病是也。半表半里证，有可用小柴胡加减和解者，伤寒是也；有可用增损大柴胡、增损三黄石膏汤内外攻伐者，温病是也。里证，有可用凉膈、承气咸寒攻伐者，温病与伤寒大略同。有可用理阴、补阴、温中、补中之调养者，温病与伤寒大略同。但温病无阴证，宜温补者，即所云四损不可正治也"。指出同是表证，伤寒与温病用药寒热大不相同；同为半表半里之证，伤寒与温病治法亦有和解与内外攻伐之不同；同为里证，温病与伤寒治法大略同，均可用攻伐之法。寥寥数语即已论述清楚，便于习者理解记忆。

## 三、化裁治温十五方

杨氏化裁治温十五方："轻则清之，神解散、清化汤、芳香饮、大小清凉散、大小复苏饮、增损三黄石膏汤；重则泻之，增损大柴胡汤、增损双解散、加味凉膈散、加味六一顺气汤、增损普济消毒饮、解毒承气汤，另有一剂升降散。"杨氏指出升降散为治温之总方也，轻重皆可酌用。升降散并非杨氏首创，《万病回春》内服仙方与升降散组成类似，《二分晰义》改分两遍服法，名为赔赈散，用治温病，但升降散推广应用与杨氏有关。乾隆乙亥、丙子、丁丑，温气盛行，死者枕籍，杨氏用此散，救大证、怪证、坏证、危证，得愈者十数人，余无算。遂将此方传施亲友，贴示集市，全活甚众。杨氏认为此方可与河间双解散并驾齐驱，故更其名曰升降散。随着《伤寒瘟疫条辨》的广泛传播，杨氏的治温十五方受到后世许多医家的推崇，蒲辅周对升降散称赞有加，并在《蒲辅周医疗经验》收录了治温十五方。

总之，本书指出伤寒温病发病机制不同，治法亦不同。在温病横行时，被视为治温宝书。但书中部分内容与《伤寒辨证》雷同，故有人认为此书有部分内容系杨氏抄录于陈尧道者。

470

## 著述流传情况

《伤寒瘟疫条辨》实用性强，故该书有多种版本出版。据不完全统计，有 43 种之多，足见其流传甚广。《伤寒瘟疫条辨》版本主要有：

1. 清乾隆四十九年甲辰（公元 1784 年）刻本。

2. 清乾隆五十年乙巳（公元 1785 年）刻本。

3. 清道光二十七年丁未（公元 1847 年）文聚堂刻本。

4. 清咸丰三年癸丑(公元1853年)四川自流文英堂刻本。

5. 清同治元年(公元1878年)重镌板藏自流井大安寨刻本。

6. 清同治二年癸亥（公元 1863 年）中湘文会堂刻本。

7. 清同治六年丁卯（公元 1867 年）刻本。

8. 清同治八年己巳（公元 1869 年）刻本。

9. 清同治九年庚午（公元 1870 年）万邑卫永丰刻本。

10. 清光绪元年乙亥（公元 1875 年）湘潭黎氏黔阳藩署刻本。

11. 清光绪四年戊寅（公元 1878 年）善成堂刻本。

12. 清光绪四年戊寅（公元 1878 年）书业堂刻本。

13. 清光绪四年戊寅（公元 1878 年）大兴孙宏智刻本。

14. 清光绪四年戊寅（公元 1878 年）刻本。

15. 清光绪九年癸未（公元 1883 年）刻本。

16. 清光绪十四年戊子（公元 1888 年）三义堂刻本。

17. 清光绪十五年己丑(公元1889年)上洋江左书林刻本。

18. 清光绪十五年己丑（公元 1889 年）上海扫叶山房藏本。

19. 清光绪十六年庚寅（公元1890年）天津义合堂刻本。

20. 清光绪十六年庚寅（公元1890年）刻本。

21. 清光绪十八年壬辰（公元1892年）羊城璧经堂昌纪刻本。

22. 清光绪十九年癸巳（公元1893年）江右醉芸轩刻本。

23. 清光绪二十二年丙申（公元1896年）刻本。

24. 清光绪二十三年丁酉（公元1897年）湖南书局刻本。

25. 清光绪二十九年癸卯（公元1903年）有益堂刻本。

26. 清光绪三十三年丁未（公元1907年）重庆同经阁刻本。

27. 清光绪三十三年丁未（公元1907年）同文公会刻本。

28. 清光绪三十三年丁未（公元1907年）渝城文治堂刻本。

29. 1912年上海江东书局石印本。

30. 1914年上海广益书局石印本。

31. 1917年上海普通书局石印本。

32. 1922年上海锦章书局石印本。

33. 1925年上海大成书局石印本。

34. 1928年上海千顷堂书局刻本。

35. 1936年上海校经山房铅印本。

36. 民国上海扫叶山房石印本。

37. 民国石印本。

38. 湘潭医药局刻本。

39. 上海会文堂石印本。

40. 1955年锦章书局石印本。

41. 1996年中国书店据上海锦章书局石印本影印本。

# 袁　句

## 生平

　　袁句（公元？~1778 年），字大宣，别号双梧主人、双园主人，河南洛阳人。曾任职于刑部，精医药。因其儿女半伤于痘，乃精研痘科，历十六载，撰《天花精言》（又名《痘症精言》）。

## 主要学术思想及贡献

　　《痘症精言》，又名《天花精言》，成书于清乾隆十八年（公元 1753 年）。该书首载"天花"病名。本书论痘疹证治，考前人论著，参自身所验，辨虚实，察顺逆，治分气血，论重药性。认为病无定形，与其定方，不如辨药之性，与病证两相合，则方自成。

　　《痘症精言》共四卷（另有六卷版本，内容大致相当）。卷一为原痘论、原气血论、顺逆险论、痘中各症论、攻毒凉血论等；卷二列补气养血论、夹疹夹痧夹斑论、审机论、留浆论、各经余毒论等；卷三设客感阴冲论、痘后调养论、痘疹始末论、治法总论等；卷四述药性及备用诸方，包括破气、调气理气、气分升发表散、气分温补平补、破血、凉血治血、血分升发散表、血分温补平补、清火利水、解毒消肿、治目病等十一类药论及验方十一首。

袁氏对于痘疹的论述极为详尽精当，袁氏论述痘疹从发病之始直至疾病痊愈，记载描述痘疹发展变化及治疗的始终，详论痘疹的鉴别及顺逆预后，极大地丰富了痘疹的理论内涵，推动了痘疹等急危重症的发展。

袁氏在撰写《痘症精言》时，又结合图例，详论痘出犯穴二十四症。这种图例讲述的方式更能引发读者的思考与共鸣，让读者对痘疹的病机有了更为清晰的把握。

袁氏对于痘的辨证原则为据部位、察形色以辨其虚实、别其经络，更重视参神情、合证候以鉴其真假、审其疑似。关于痘之方药，袁氏认为病无定形，为难预度，临症当辨其两实两虚，察其偏胜偏逆，因其经络，定其部位，考其颗粒，参其颜色，而后据其证候，投以药饵，不必拘定成方。

袁氏对于痘之诊治，师承前贤的理论精华，袁氏既大赞孙思邈之论，又精专南宋陈文中所著的《小儿痘疹方论》以及清代叶大椿《痘学真传》等相关著述。

在方药的应用方面，袁氏主张，应当师承前人的方义，而不拘泥于前人之成方。他打破前人医著皆有成方的惯例，在《痘症精言》中仅录前人方剂 11 首，以备临证偶尔切证时采择。

在临证论治时，袁氏主张在治疗痘疹时，为医者一定要胆大而心细。因痘疹病情险恶，且发展迅速，治疗稍有失误，即会招致严重后果。然治疗之法，又须谨慎。所以他强调：胆力固期其壮，识见不可不精。

袁氏所著《痘症精言》真可谓是珠玑之言，其所论至今仍有借鉴意义；他尊贤而不泥贤的通达，师前方而不拘的灵变，诚可为后世所赞。

## 著述流传情况

现存清乾隆十八年集锦堂刻本及汇源堂刻本、嘉庆十年（公元 1805 年）绿荫堂刻本、道光四年（公元 1824 年）集锦堂刻本及 1929 年黄岩杨氏种书楼铅印本。

## 主要参考文献

1. 张翠英，蔡永敏. 清代医家袁句的生平事迹及学术思想 [J]. 河南中医，2007，27（6）：23 - 24.

2. 中国人民政治协商会议河南省孟津县委员会文史资料委员会. 孟津文史资料第 2 辑 [M]. 河南：政协河南省孟津县文史资料研究委员会，1988.

# 吴其濬（浚）

## 生平

吴其濬（浚）（公元 1789～1847 年），字季深，一字瀹斋，号吉兰，别号雩娄农，河南信阳固始人，出身官僚世家，是清代河南仅有的一位状元。著有《植物名实图考》《植物名实图考长编》。又著有《治淮上游论》《念余阁诗钞》《军政辑要录》《奏议存稿》《滇南矿厂图略》《云南矿厂工器图略》和《滇行纪程集》等。

## 主要学术思想及贡献

《植物名实图考》22 卷，书中收载植物 830 多种，是从经、史、子、集、方志等，辑录出有关草、木的内容，分编为11 类，在此书基础参考约 200 种文献撰成《植物名实图考》38 卷，收载植物 1700 多种，分为谷、蔬、山草、隰草、石草、水草、蔓草、芳草、毒草、群芳、果、木，共 12 类。内容主要为植物名称、产地、形态、生长特点、性味等，并按每种植物绘出了实物图。弥补了《神农本草经》和《本草纲目》插图的不足。

## 一、吴其濬治学严谨，尤其重视实物观察

吴氏学术成就的取得，有一个重要方面，那就是他的严谨的治学态度。如他参考众多文献，对每种植物的方方面面考订之详细，所绘图之精良与逼真，以及著作内容之宏富等。他在治学方面，重视实物观察，他为了编著《植物名实图考》，先后参考八百余种古代文献，进行摘录、归类、整理，这些文献包括《神农本草经》《名医别录》《唐本草》《药性论》《日华子本草》《救荒本草》《本草纲目》及诸子百家的著作。同时，利用在各地任职之便与游历时，对当地植物的特意了解、观察，并进行采集、记录和绘图。他强调"多识下问"，如黍条"北方以麦与粱为常餐，黍稷则乡人之食，士大夫或未尝果服，即官燕蓟者偶食之，亦误以为黄粱耳。余询于舆台者如此，他日学稼，尚谀于老农"。他既不是单凭文献材料，作一些烦琐的文字上的考证，也不囿于前人的说法，而主要是以实物的观察为依据，他经常走入田间、山野甚至深山老林观察和采集植物标本、种子，描画植物的形态，品尝植物的滋味，试验植物的性能，然后拿文字记载或图片来相互印证；他对许多可疑的，虽经研究比较，仍然不能完全肯定的，就采取实事求是的态度，留待以后继续考查，从不妄下结论。

## 二、植物名实考订详实，对植物分类学有较大贡献

《植物名实图考》对植物名称与实物进行了考证，使植物与名与实一致，对植物分类学提供了宝贵的资料；书中描绘的

植物形态图，比较精细而近于真实；它比《本草纲目》所收载的植物增加 500 余种，且全书记述云南、贵州的植物相当多；此外书中还较广泛地收录了草药知识，并且纠正了以往某些植物药的错误论述。吴氏把许多别名的中药，许多不同品种的某一中药用实物和产地治验等方法比较对照出来，做了前人未做的事业，开辟了一个新的研究领域——药用植物学。许多药物的考订洋洋千言，可谓详尽。吴氏所绘植物图也非常精美而确实，从这些逼真的图，使后世研究中药的人得以按图对照实物，为进一步对药用植物生药学研究打下良好基础。《植物名实图考》对世界医学的影响也很大。世界各国研究植物学和药物学的人，都注意到这部巨著，拿它作为研究的资料。

### 三、吴氏广收博载植物的药外用途，救民之心可见一斑

作者不是以纯粹的学科言说的方式来孤立地讲述植物知识，而是尽可能地将这些知识与人类生活联系起来，在一种天人合一的生命观中来叙述相关内容。于是有关植物与人类活动密切相关的知识常常灵活地穿插其中，从而使全书建立在了一种广阔的人类学的视野之上，使读者大大增加了阅读兴趣。俗语云，"民以食为天""人食五谷生百病"。作者著作本书的一个根本宗旨，即在于"辨色、尝味、起病、肉骨"，救民于贫病之中。因此，在有关植物的日常用途介绍方面，首当其冲的是其食用和药用价值，如"小蓟"条："小蓟，《别录》中品，《救荒本草》谓之刺蓟菜，北人谓之千针草。与红蓝花相类而青紫色，叶为茹甚美。""豇豆"条："《本草纲目》始收入谷部……种有红、白、紫、赤、斑驳数色，可茹，可谷，亦能解

478

鼠莽毒。"在重点介绍植物的药用和食用价值之外，作者还往往捎带介绍一些物品的特殊之用，如"丝瓜"条："其瓤有络，俗呼为菱，以代拭巾……"但作者并非仅仅陈列这些实用知识，而是同时注意兼收那些趣味性知识。如卷二十五芳草类"苏"条，在介绍"苏"（紫苏）的产地、外形特征之后，接着介绍了湖南当地喜以紫苏烹鱼的习俗，并补充说："又以姜梅用糖制之。暑月解渴，行旅尤宜。"作者对紫苏的介绍显然超出了一般植物学知识的范围。有时作者还会介绍与植物相关的文化历史典故，如"芥蓝"条："僧云：六祖未出家时为猎户，不茹荤血，以此菜与野味同锅隔开，煮熟食之，故名。"

## 著述流传情况

《植物名实图考》有多种版本。有 1848 年（道光二十八年）陆应谷太原府署序刻本。1880 年（光绪六年）山西浚文书局重印本。内容与初刻本完全相同。1915 年云南图书馆重印本，书首有伊藤圭介的《重修植物名实图考序》。1919 年，山西官书局重印本。1919 年商务印书馆排印本。日本明治年间的印本。1957 年商务印书馆的铅排印本（改正旧本排印的错误，并校补了原书的脱误）。

## 主要参考文献

谢新年，谢五民，左艇. 吴其浚及其《植物名实图考》对植物学的贡献 [J]. 河南中医学院学报，2005，11（6）：74－75.

# 吕　田

## 生平

吕田（生卒年月不详），字心齐（心斋），一字研平，号春圃，河南新安县人，道光元年（公元1821年）恩贡生。善治时病，著有《瘟疫条辨摘要》《天花精言绪余》《澹轩诗文集》。

## 主要学术思想及贡献

### 一、瘟病伤寒，实出两门

"瘟疫与伤寒，实出两门"，这是吕氏最基本的思想。长期以来，人们把瘟病与伤寒混为一谈，认为二者均起因于四时六气，拿治疗伤寒的办法来治疗瘟疫病，所以每遇疫疠流行，就出现"不死于病，反死于医"的惨象。明清时期，医家创立温病学说，立下了汗马之功，从而结束了千余年的悲剧。吕氏深研先贤奥义，悉心体察临床，阐发伤寒（狭义）、温病之异同。

论病因，他认为两者皆属"时病"，但"伤寒得天地之常气（指当令之正气）"，故多见于"冬寒之月"，而"温病得天地之杂气（指非时之气）"，所以，"四时皆有"，而于"春夏凶荒之际为尤甚"。

论病机，他指出"风寒之邪由肌肤入，初起多见太阳经症，渐次循经而传……"而温病"邪从口鼻入，中于三焦""由内达外，邪气充斥、奔迫，不循经传"。其中"邪气充斥、奔迫"六字为温病传神，最需领悟。又指出"若一乡一家同病则瘟疫是也。所谓疫者，役也，犹今之门头差也"。即认识到"瘟疫"是传染性疾病。

至于瘟疫流行的原因，吕氏在《杂气论》一篇中引杨氏之说，谓"毒气之来也，无端烟瘴之出也，无时湿热熏蒸之恶秽无穷无数，兼以饿殍在野，骴骼之掩埋不厚，甚有死尸连床，魄汗之淋漓自充，遂使一切不正之气，升降流行于上下之间，凡在气交中无可逃遁，虽童男室女无以漏之体，富贵丰亨以幽间之思且不能不共享残染，而辛苦之人可知矣！"又指出"大兵之后，必有大荒，大荒之后，必有大疫。疫疠旱涝之灾，禽兽草木往往不免，而况人乎？"由此得出结论说："观此，概知瘟病根源，绝非冬来之长气矣"。这一大段议论，是无数次疫病流行原因之真实记述，吕氏之苦心在于使人们彻底划清瘟疫与伤寒的界限。

论脉诊，吕氏专设《瘟疫与伤寒不同诊脉义》，法陶氏"浮、中、沉"三法，认为"凡瘟病脉，不浮不沉，中按洪长滑数，右手反盛于左手"，其机理为"怫热郁滞，脉结于中故也"。如果是"左手脉盛，或浮而紧，自是感冒风寒之病，非瘟病也"。"凡浮脉，中部浮大有力，浮长有力为伤寒，凡温病内外有热，其脉沉浮，不洪不数，但指下沉涩而小急，断不可

481

误为伤寒"。所以，"伤寒多从脉""瘟病多从症"。总之，凡瘟病脉中诊洪长滑数者轻，重则脉沉，甚则闭绝，此辨瘟病与伤寒脉浮脉沉异治之要诀也。"

论症治，吕氏又撰专篇以辨瘟病与伤寒六经证治不同。推崇柯韵伯先提出此论点，指出"凡伤寒……寒则伤荣……麻黄汤主之，开发腠理以散寒，得汗而愈。风则伤卫……桂枝汤主之……风寒并受，荣卫俱伤……大青龙汤主之。此三方者冬月天寒腠密，非辛温不能发散，故易用之"。同时又指出"春夏之温病……则炎热炽盛，表里枯涸，其阴气不荣，断不能汗，亦不可汗，宜以辛凉苦寒清泻为妙"。又称："冬月正伤寒，必用表药发散者，缘寒气固蔽在表不能发越，所以用温散药以汗解之"；"瘟病火郁于内，用风药散之，是犹火得风而愈炽，所以其病益甚，故必养阴御阳之药"。吕氏还强调，伤寒多有阴症，而"瘟病无阴症"。认为"热变为寒，百不一出。此辨瘟病与伤寒六经症治之要诀也。盖伤寒之邪，风寒外感，始中太阳者十八九；瘟病之邪，直行中道，初起阳明者十八九"。他谆谆告诫后学，要悉心体察，以免误治。说："倘审之不详，而误治之，即成坏病，是医者之咎也。"

上述从病因、病机、传变、脉诊和症治等方面，来辨别伤寒与瘟（温）病，使二者之区别已朗若白昼了。

## 二、瘟病以辨证为要，治法宜灵活多变

瘟病以辨证为要，治法宜灵活多变，这是吕氏的又一重要思想。为了贯彻"瘟病以辨证为要"的宗旨，吕氏辑《瘟病证状五十条》，详载有"头晕，浑身壮热，内烧作渴，呕哕吐

482

食者；有头眩，胸膈胀闷，不利，不思饮食，遍身壮热者；有浑身壮热饮水无度者……有似野火丹毒者；有似瘾疹风疮者……有血从目出、牙缝出、毛孔出者"等等。岁甲戌（公元1814年），瘟疫盛行，医药每多乖，"方能事生心，不惮烦琐"，又撰《续增分别瘟病证状八十五条》及《大头六症》两篇，指出：大头瘟"头巅、脑后、项下及耳后赤肿者，此邪毒内蕴，发越于太阳也；鼻额、两目并额上、面部，燃赤而肿者，此邪毒内蕴，发越于阳明也；耳上下前后并头角赤肿者，此邪毒内蕴，发越于少阳也……"虽均从"邪毒内蕴"着眼，但据部位经络以辨析，诚有见地。吕氏曾多次强调"瘟病无阴症""唯下症最多"，故辑《瘟病诸下症》一篇，列宜下之症凡五十一条。如"黄面、身黄、目暗不明、目赤、目黄、目瞑、目直视、目反折、舌黄苔、舌黑苔、舌白砂苔、舌紫赤色、舌芒刺、舌裂、舌短、舌卷、舌硬、唇燥裂、唇焦色、口臭、鼻孔如烟煤、口燥咽干，气喷如火、扬手掷足、小便极臭、小便赤黑、小便涓滴作痛、潮热、善太息、心下满、心下痛……"以上列症可谓详矣。吕氏为此也感到十分满意，说："详悉辨明，庶临证无复疑义。"

辨症也要有灵活性。仅举一例：吕氏既遵吴又可的"杂气说"，但又不"泥于膜原之说"，认为"若逢初得之，即中阴阳毒，脉浮、肢厥及一切暴症，乃疾雷不及掩耳，必待膜原，然后议下，恐亦不可救药也。且如三消饮中用草果、羌活、葛根等味，温中发表，与阳亢之症颇不相宜"。因此他创制"增损三黄石膏汤""增损普济消毒饮""增损大柴胡汤"等等，沿用至今，仍为医界所称道。

483

治瘟病亦有常法，即以"逐秽为第一要义"。正如吕氏所说："瘟病，无论为表、为里，一予清热导滞而已，不宜发表。"特别指出《二分晰义》及《寒瘟条辨》俱云："凡瘟病一切解肌发汗、温中散寒之药切戒无用。"所戒之药有麻黄、羌活、独活、葛根、苍术、细辛、香附、艾叶、苍耳、乌头、桂枝、牙皂、巴豆、川椒、乌梅、胡椒、故纸、茴香、肉桂、附子、干姜、豆蔻、益智等味。故对"发热、头痛、身痛、目痛、潮热、舌黄、胸腹满痛……"等三十症（"瘟病阳症"），咸投"升降散"（天虫、蝉蜕、大黄、姜黄）；所有"瘟病五十症"之"单见"或"兼见"者，统以"升降散主之"。吕氏从长期实践中体会到杨氏"升降散"应是治疗"瘟病"之"专方"，"升降散、清化汤、芳香饮、大小清凉散……之类，而升降散其总司也"，"轻重皆可酌用，察症切脉，斟酌得宜"，用之无不百发百中。

同时，吕氏又指出"病之变化，治病之随机应变，神明则存乎其人尔"。即是说，治法宜随症之变化而灵活多样。他虽多次强调"瘟病无阴症"，用以"养阴御阳"之药，但又肯定瘟病亦有异常之变，需用以异常之药。为此特撰《四损不可正治辨》，认为"凡大劳人欲，及大病久病，或老人枯槁，气血两虚，阴阳并竭，名曰四损"。"凡此等不可以常法正治之"。故"瘟病末后，用参、附等药而愈者"间有之。基此，吕氏在《瘟病正治方》中列升降散、芳香饮、大清凉汤等21方，并有《瘟病杂症诸方》载犀角大青汤、犀角地黄汤、玉枢丹、当归导滞汤等21方，更有"备用诸方"如增损抵当汤、人参三白汤、三甲汤、五福饮等30方，以便随症选择。

吕氏书中亦有不足之处，如否认"伏气"之存在和对王叔和的批评欠妥等。

## 著述流传情况

1.《瘟疫条辨摘要》刊于清嘉庆十六年（公元1811年），即《伤寒瘟疫条辨》摘要本。

2.《瘟病大成》点校以咸丰九年（公元1859年）刻本为底本《瘟疫条辨摘要》全文收录，现代版由曹洪欣主编。王致谱为分册主编。

## 主要参考文献

1. 陆文彬. 吕田《瘟疫条辨摘要》研讨［J］. 河南中医，1981，（1）：30－31.

2. 裘沛然. 中国医籍大辞典［M］. 上海：上海科学技术出版社，2002.

# 田绵淮

## 生平

田绵淮（生卒年份不详），字伯洍，号寒劲子，清代中州商邑（今河南商丘）人。中医药学家，撰有《援生四书》四卷。

486

## 主要学术思想或贡献

田绵淮是中国历史上知名的养生学家。他的养生思想在吸收前人的经验基础上多有创新和发展，其学术思想主要体现在《援生四书》当中。《援生四书》为一本气功、导引、按摩、养生修性常识汇编的养生类书，该书以天人合一的思想为主导，从饮食、生活起居、情志、为人处世等不同角度论述养寿、防老、治病的理论及方法，强调精神调摄，要求养生的人要宁思摄神，清心寡欲。该书流传甚广，对后世影响较大。如《张真奴神注图》中的气功理论主要源于《援生四书》等。

1. 收录发挥前人养生思想精华。如收录朱熹养生箴言，作《朱夫子百字箴》一篇，这篇仅仅百余字的短文，却概括了许多修身养性的道理。宗《内经》"虚邪贼风，避之有时，恬淡虚无，真气从之"之语，发"养寿之道，但莫伤之而已"之论。录"汉钟离鸣天鼓法""动静相兼气功功法"，此法来源于《内功图说·十二段锦总诀》，此法用做疗疾、养生、调气之用。现用于耳鸣的治疗，在现代历年出版的高等中医院校《中医耳鼻咽喉科学》教科书中均明确指出鸣天鼓可用于耳鸣的防治，相当于一种现代医学提倡的声音治疗，但它不需要特殊声源，靠病患自己的手指在颅骨弹击所发出的清脆洪亮声音来达到治疗和改善耳鸣的目的，是一种值得广泛推广的耳鸣治疗手段。辑《本草》录《验方》多与时书不同，注重药食同源，方必简、便、廉、验等。

2.《援生四书》包括《延命金丹》《护身宝镜》《本草省常》《医方拾锦》4卷，该书成书于咸丰三年（公元1853年）。

卷一《延命金丹》以歌诀形式汇集前人总结的养生经验，文笔流畅，寓意深邃。启迪人们由琴棋书画中宁思摄神，由田园美景中陶冶性情，并总结出慈、俭、和、静为长寿之四要，酒、色、财、气为长寿之大忌。

卷二《护身宝镜》共七十五篇，引导人们外知所避，内得其守。从防治六淫之邪、虫伤、竹刺等，到春夏秋冬，日夜起居、衣食住行诸多宜忌，内容丰富，所及面广，其以清心寡欲、节制情欲为其要点。在多达五十余篇的气功保健论述中，更把"入静"列为基本和首要者，只有心宁神聚，方可协调五脏、调和气血、疏通经络，使之收到内固正气，外聪七窍的良好效果。

卷三《本草省常》形似本草，实言食品者多，是为养生而

487

设的本草书，收饮食品 365 种（实存 350 种），以取《本经》之数，然田氏讲究食宜清淡，不嗜肥甘厚味以及荤腥油腻之物，故又于"禽兽"一类中删去 15 种，不录治病所需草木金石药。增收扁豆、红芋之类，对动物药则"详著其短，略著其长"，以免有伤生灵。主要辑录前人养生延寿铭言，养生却病静功、导引术、食疗常用方药等。医方所治病证多为头面、耳、口、目、齿、声音及诸伤方。是一部养生常识汇编。如葵菜、慈姑之类，有断不可尝者，如雁燕、骡马之类，有食之杀人者，如河豚之类等物，既无可取，每见人食，今特录之，欲人知所戒也。他体会到饮食不宜害人至深，苦于《纲目》之繁、其他食疗本草之意殊，故"博采众论之长，斟酌时地之异，遵依古人者十之七，验诸己身者十之三，题曰"本草省常"，盖取本草之中省察常用饮食物之意。全书分为水性类 19 品、谷性类 47 品、气味类 26 品、菜性类 92 品、瓜性类 15 品、果性类 80 品、禽兽类 26 品、鱼虫类 45 品，共350 种。书中分别介绍了所收饮食物的异名、药性、食用方法、功用、主治等。文中之所以仅载各物之性，是因为作者认为"物品气享乎天，味成乎地，性居其间。是集只辨某性，不辨气味，盖所采俱属日用之常，气味人所共知尔。"书中比较注重饮食宜忌，所论言简意赅。书末附饮食解毒方。

卷四《医方集解》，是一部护养身心的方剂集。包括头、面、耳、目、口、齿、鼻、声音、周身、茶酒、杂方、救饥方、诸伤、虫伤、辟虫方、污衣方、足方等十七篇，共载方 53 首。

《援生四书》中载："凡天行时疫，传染邪气，多由鼻孔吸入，若往病须用烧酒涂鼻，或用人马平安散涂鼻，必饱食之后，饮酒数杯，方可出门。"虽然不免有迷信的嫌疑，但也说明了他的防疫思想与方法，还有康复思想，对疾病康复的认识和措施的探讨。

## 著述流传情况

《援生四书》现存同治十二年（公元 1873 年）刻本，中国中医科学院藏余庆堂本（公元 1873 年）。

## 主要参考文献

周贻谋．谈谈《朱夫子百字箴》 ［J］．现代养生，2007，6：43.

# 陈其昌

## 生平

陈其昌（公元 1855～1938 年），字兆隆。河南省获嘉县后寺村人。著成《湿证发微》，对于湿证一门，独具见解，别有发明，时为中州医界所推崇。晚年又于行医之暇探河图洛书之秘，著有《玄灯化棒录》，惜已失传。

## 主要学术思想及贡献

陈其昌深谙《内经》，旁通《周易》，对仲景伤寒六经研究亦深。陈氏从天之六气，地之五行入手，以太阴为本，以太阴转化为标，潜心钻研湿证之源，对湿证的形成原因、发病形式、病证特点、用药宜忌等都作了详细论述。

《湿证发微》分上、下两卷，上卷论医理，下卷述证治，计五万余言。全书以阴阳五行、脏腑经络为纲，以病因证候为目，系统论述了湿病的发病特点、转变及其证治规律。上卷主题突出，层次清晰，论理精当；下卷条文简明，方证合拍，简洁实用。

陈氏认为湿之来源既有内湿又有外湿，内外相互影响。外在之湿邪，每须遇脏腑之湿而发病。关于内湿之成因，他从湿之本源入手指出"太阴湿之本质为土，湿之内容为水，湿从水化为正化，湿从火化乃对化也。"气虚生湿，主要责之于脾土不健，水湿不运，湿淫四旁，故而形成多个脏腑湿证。

陈氏提出"太阴为湿土之脏，湿重必化水，水多必来灭火；湿郁必生热，热极必焚木。灭火者阴邪，焚木者阳邪也。阴阳迭肆，充斥于膜原之地。"湿从热化者可窜入三焦，三焦为火，上走手厥阴心包，如云蒸霞蔚，神为之昏；下走足厥阴肝，如日炙火熬，肝为之燥。湿从寒化者，传入少阴经，但亦间有热化者，此责之于少阴阴虚。从六经标本气化本源角度，阐发湿邪转化。述理充分，颇有新意。

陈氏不独注重湿邪重黏腻而缠绵，还重视湿邪的多变性。或与风合，或与寒合，或与温合，或与燥合，或与暑合。清湿多伤上焦，浊湿多伤下焦，秽浊多伤中焦。关于湿之为病的形式，他认为，上焦不能运水，中焦不能散水，下焦不能主水，加之时令、川泽、水谷之湿外侵，便可由外而内病及脏腑。从皮毛而入者，由经络而旁及脏腑；从口鼻而入者，由膜原而直中脏腑。湿与水同类，附于肝为肝水，附于心为心水，附于脾为脾水，附于肺为肺水，附于肾为肾水。病在脏者为阴为虚，为寒湿；病在腑者为阳为实，为湿热。

在用药方面，鉴于湿性邪气具有重浊黏腻之性，祛除湿邪殊为不易，陈氏倡导"选用药品不可涉于呆滞。"并由此创制了治湿之方渗湿和里汤，即以辛温淡渗流动之品组合。但其也并不排除前人治湿（包括痰饮、水肿）的经验，且在渗湿和里汤

491

的基础上，又衍化出各种渗湿类汤方。对于治疗疑难病证多有裨益，为从湿论治杂病的辨证与治疗起到了重要的作用，从而推动了温病学的发展。

### 著述流传情况

《湿证发微》于民国十二年（公元 1923 年）由河南商务印刷所刊印发行，至今未见再版。

### 主要参考文献

毛开颜. 陈其昌及其《湿证发微》 [J]. 《河南中医》，2005，25（5）：19－20.

# 陈青云

## 生平

陈青云（生卒年月不详），字从龙，道光中，后峪（今河南省洛阳市新安县城关镇后峪村）人。精痘疹，得于家传，其祖行以痘科，名者三人，父行以痘科，名者二人。青云就其先所著《痘疹精言》《琐言》二稿，证以古人各种痘科，集而成书，曰《痘疹条辨》。

## 主要学术思想及贡献

未能收集到。其凡例中有家传医学五戒：一曰正人品。谓人品者人生之大节也，存之则为君子，失之则为小人，人禽之界，于此攸分，况为医者何人不见，何人不闻，即少妇闺秀，不轻与人一见者，独不避医。疾痛疴痒，不肯令他人闻者，独不避医，是病者之视医，不啻其父母也。而为医者不以己之子女视之可乎？乃如之人不可混入医林。二曰慎口过。谓为医者，无地不到，无物不见。况痘症一科，谨避风寒，不出闺阃，儿童幼小，不离乳哺，其父母心又烦乱不及谨慎者，十居八九。须视人之失，如己之失，掩人之丑，如己之丑。不但不可对人言，即暗嘲之念亦不可设。诚能如是，方为慎言君子。三曰勿爱利。谓利者人生之大欲，非坏心术，使机关，不易得也。轻则趁机重索，重必行病治病。计得一分利息，使得一分机关；使得一分机关，坏得一分心术；坏得一分心术，积得一分孽障。勿论天理不容，应亦良心难昧。况痘之危险急于星火，拯溺救焚，不是过也。尚暇与人争多寡，较分毫，迁延耽搁，以误人之性命乎？此等怀惠之小人，不足以语此道。四曰无惜名。谓医者易也，所以易危而为安也。顺症自不必治，逆症又不可治。唯险下之症，治之未必即生，不治必至于死。医者惜名，将使与逆为邻之症，百无一生矣。世亦何贵乎医哉！夫人识有大小，技分高下，知之不可不治，不知不可妄治。知之为知之，不知为不知，不可强不知以为知，以误人之性命。况不知必不能治，总极力承担而收功，无自能解嘲于众人之口乎？反不如直言不隐者之犹可共信也。五曰慎粗率。谓粗率之心，凡事俱不可有，而医为甚。盖以他事错误，尚有补救之时，医人失手，断无生还之日也。想人有子女，其父母能恩养之，不能医治之，遂将娇生惯养之儿，双手而托命于医，生杀予夺，医者操之，其父母且不能自主，医者之责任，顾不重乎哉！使于此而粗率从事，将世人之嗣绪，忽斩于医者之手，即旁观者，且为心恻，而医者犹能补过于万一乎？与其悔之于终，不若慎之于始。倘能步步经心，处处体察，视人之子如己之子，便是恺悌君子。后峪村多痘科，咸由陈氏传授，青云子禄存，孙德慧，均以痘疹名。

青云另创制"理气化滞散"（俗名"消食丸""小丸药"），对治疗消化不良、小儿积食有特效。后经陈氏几代延传，并且为救济社会残疾，多由盲人推销，因而名驰豫、陕两省，至今盛名不衰。

# 李景唐

## 生平

李景唐（公元 1889～1949 年），毕业于开封公立大学堂，博学多识，深研医理，为洛宁名医。李景唐以自己"真善为本，济世成德"的思想和行为准则来教导少年李振华："行医首先要立品做人，做一个正直的人，一个有真才实学的人。只有仁善待人，才能济世活人。"

## 主要学术思想及贡献

李景唐为豫西名医，有家学渊源，善治外感热病和内伤杂病，并将其医学经验传授给了其子李振华。因此从李振华教授的学术思想中可以窥到李景唐的学术思想。

1. 重视脾胃。

（1）脾本虚证，无实证；胃多实证。提出"脾宜健，肝宜疏，胃宜和"的治疗思想。

（2）脾虚是气虚，甚则阳虚，脾无阴虚证，而胃有阴虚证。

（3）治脾胃必须紧密联系肝。提出"治肝可以安胃"，根据病机重在肝、脾、胃之不同而随证施治。

（4）治脾兼治胃，治胃亦必兼治脾，脾胃病不可单治一方。

（5）脾病多湿，健脾要祛湿，利湿即所以健脾。

（6）重视湿热蕴结。

（7）胃病胃阴虚证治，用药宜轻灵甘凉。

（8）脾统四脏。脾胃病日久，必波及四脏。

2. 读《内经》心要。

（1）阴阳是中医总的纲领。

（2）气化是中医生命学说。

（3）天人合一体现了中医的整体观。

（4）五行学说概括人体的整体联系。

（5）脏象理论是中医的核心内容。

（6）治法的掌握和运用是读《内经》与运用的心要。

3. 读《伤寒论》《金匮要略》心要。

（1）伤寒的基本病理为损阳伤正。

（2）恒动的、辨证的观点是《伤寒论》的基本方法。

（3）重脾胃是《伤寒论》的重要思想。

（4）熟记《金匮要略》警句用于临床。

4. 认为温病的基本病理是损阴伤正。

5. 内伤杂病学术思想。

（1）调和阴阳，执和致平。

（2）扶正固本，重视保护元气。

（3）心阳学说，治心病重视心阳。

（4）治血瘀证，重在求因治本。

（5）四诊合参，诊病重望舌诊脉。

（6）重视辨证用药。

（7）中医为本，西医为用的学术观点。

6. 养生长寿真经观点。

（1）生活规律，顺应自然。

（2）动静结合，形神合一。

（3）揉搓经穴，养生防病。

（4）饮食有节，定时定量。

（5）情志安宁，气血通畅。

# 赵锡武

## 生平

赵锡武（公元 1902～1980 年），原名赵钟录，河南省夏邑县毛庄人，撰有《赵锡武医疗经验》。

## 主要学术思想或贡献

### 一、法师仲景，多有发挥

赵锡武认为表证分内伤、外感二类。治外感祛其所本无，治内伤还其所固有。外感分伤寒、温病，伤寒从皮毛而入，故主六经；温病从口鼻而入，故入三焦。外感病属营卫受邪，营是心所主的，卫是肺所主的，营卫就是气血，营卫是气血之用，气血是营卫之体，营是营养，卫是捍卫。伤寒偏于寒，温病偏于热。《伤寒论》六经中太阳是亢进的，少阴是衰退的；阳明是亢进的，太阴是衰退的；少阳是亢进的，厥阴是衰退的。

赵锡武还认为表证有二种，一种是有表证无表邪，如冬天万物蛰藏，君子固密，即使有寒流大风，穿衣多就不会感冒，穿衣少就会感冒，这种病是自己造成的，不传染。另一种是一家都受病，有传染性，是既有表证又有表邪。风、寒、暑、湿、燥、火六气，得其证是益人的，失其证是害人的。麻黄汤八证中主证是无汗，有表证无表邪者，服麻黄汤发汗，表证就解除了。伤寒无汗不解，服麻黄汤后不发汗则无效。《伤寒论》有汗、吐、下、和、温、清、补七法，伤寒首先要治太阳、治阳明。阳明病无死证，但有时也不尽然。

## 二、重《内经》，追本溯源

温病分为新感温病、伏邪温病，赵锡武认为伏邪当为伏气。认为王叔和"寒毒藏于肌肤"之说不可靠，不能藏。伏气是冬季感受寒邪，虽出汗而少，寒邪不去；郁而化热，至春暴发为温病，不一定有表邪，初起即可见里热证。《素问·生气通天论》所谓"冬伤于寒，春必温病"，即指此而言。冬不藏精，春必病温者，指冬不养藏，排泄过多，包括过热汗出太过，至春发为温病。《素问·金匮真言论》说："夫精者身之本也，故藏于精者，春不病温。"

《素问·热病论》说："黄帝问曰：有病温者，汗出辄复热，而脉操疾不为汗衰，狂言不能食，病名为何？歧伯对曰：病名阴阳交，交者死也。"阴阳交证是一个死证，汗出者是精气胜，理应脉静身凉，而今脉不静、身不凉，狂言不能食，精无体也、阴阳交即正气与邪气混作一团不能分，故是死证。

## 三、提辨病要分清主证、副证

赵老认为病有主证和副证，主证即为主证所引起，副证即为伴随症状。曾有一学生，治疗腹泻病，采用各种止泻法均无效，当时向赵老请教对腹泻的治法，赵老问病人有无"心下痞"，患者未说，认为非主要的痛苦，嗣后此病人改服泻心汤后，腹泻即愈。因该病心下痞为主证，而腹泻为副证，治主证而副证自愈，如单治副证则无效，因此治病要抓住主证。

## 四、临证既注重章法，又强调灵活

赵老认为四君子汤、四物汤是通用方，还有一些是专用方，如《金匮要略》的皂荚丸。这个方子治别的病不行，但对于"咳逆上气，时时吐浊，但坐不得眠"者非用它不可。曾有一邻居气喘、大便不通、吐胶痰，用麻杏石甘汤等多种治喘方剂均无效。《金匮要略》上提到："咳逆上气，时时吐浊，但坐不得眠，皂荚丸主之。"曹家达（曹颖甫）的《金匮发微》书中记载其母患此病，用皂荚丸治愈，后用皂荚丸治疗，治愈数例。

《伤寒论》说："太阳之为病，脉浮，头项强痛而恶寒"，但临床上只见"脉浮，头项强痛而恶寒"，没有"太阳之为病"，有人就不认识是什么病了，所以读书不能死于句下。

## 五、发古融新，师古而不泥古

冠心病属中医胸痹、心痛范畴，仲景只以"阳微阴弦"四字，高度概括其病机在于"极虚"，并指出上焦阳微之虚，造成脉络阴弦之实，反能影响阳微之虚，不但血不足为阳微之果，且为阴弦之因。《金匮要略·胸痹心痛短气病脉证治》说："夫脉当取太过不及，阳微阴弦，即胸痹而痛，所以然者，责其极虚也。今阳微知在上焦，所以胸痹、心痛者，以其阴弦故也。"一针见血指出了病因是上焦阳虚，心为阳中之太阳，位于胸中，上焦阳虚，必然是心阳虚微，机能减弱，直接影响血脉致循环不畅。《痹论》也指出："心痹者脉不通"。不通则痛，呈现胸痹心痛症状，机体营养需水谷精微之输布，靠心阳鼓动之流动。心阳不足就必然导致浊阴不化，五脏六腑代谢异常，日久心血管就渐显病理改变。此处的虚不是一般虚，为极虚，为虚导致实，即所谓"本虚标实"，赵老认为这一点在临床上是十分重要的。阳微阴弦，是胸痹、心痛之总纲。

赵老又认为，心与胃关系十分密切，在治疗冠心病中提出心胃同治，就是说，必须认识到胃在冠心病的治疗中有一定地位。《金匮要略·呕吐哕下利病脉证治》中指出："因发汗而致阳气衰微，膈气虚弱，不能消火化食，胃中虚冷，胃气无余，不能养心。"又指出"寸口脉微而数，微则无气，无气则荣虚，荣虚则血不足，血不足则胸中冷"。这说明心阳虚能使胃阳虚，胃虚冷。而胃中虚冷又可以使阳微无气，胸中冷，脉不通，直接影响血液循环，形成胸痹心痛，故心胃互相依赖，心需胃营养，胃又需心供给血液。总之，心胃同治法在临床应予重视。赵老对心胃同治具体用法为：胸痹，胸中气虚短气，证偏实者，宜桔枳姜汤加减；若证见胸中气塞，动则气短心悸，病兼在肺而无胃肠症状者，则应改用茯苓杏仁甘草汤；胸痹，心中痞气，气结在胸，胸满胁下逆抢心，证偏虚者宜人参汤加味；胸痹，食后腹胀满，证虚者，宜厚姜半甘参汤加减，下利呕吐者，吴茱萸汤。

## 著述流传情况

《赵锡武医疗经验》人民卫生出版社，1980 年 4 月。

《赵锡武医疗经验》人民卫生出版社，第1版（2006年1月）。现代著名老中医名著重刊丛书（第1辑）。

## 主要参考文献

1. 张问渠，郭玉英．一代名医赵锡武［J］．北京中医杂志，1989，(4)：10-12.

2. 连建伟．赵锡武谈医［J］．广西中医药，1983，6 (2)：45-46.

3. 陈士奎．著名中医学家赵锡武［J］．国医论坛，1988，1 (9)：19-21.

第三部分

# 附：其他医家医著一览表

| 医家姓名 | 年代 | 县市 | 医学相关著作 |
| --- | --- | --- | --- |
| 吕 尚 | 约公元前 1210 ~ 公元前 1017 年 | 河南卫辉市,祖籍河南南阳 | 《六韬》 |
| 许 峻 | 汉(生卒年月不详) | 平舆(今河南驻马店市平舆县)人 | 《易林》 |
| 殷仲堪 | 公元? ~399 年 | 河南淮阳 | 《殷荆州要方》 |
| 阮 炳 | 南北朝(生卒年月不详) | 今河南开封尉氏 | 《阮河南药方》十六卷 |
| 刘 祐 | 唐开皇时(生卒年月不详) | 郑州荥阳 | 《产乳志》二卷(已佚) |
| 吴 兢 | 公元 665 ~749 年 | 河南开封县 | 《五脏论应象》一卷 |
| 张 遂 | 公元 683 ~727 年 | 河南省安阳市内黄县 | 《大衍论》三卷 《摄调伏藏》十卷 |
| 崔玄亮 | 公元 768 ~833 年 | 河南安阳 | 《海上集验方》十卷 |
| 平尧卿 | 宋(生卒年月不详) | 河南开封县 | 《伤寒玉鉴新书》一卷 《伤寒证类要略》二卷 |
| 许 希 | 北宋(生卒年不详) | 河南开封县 | 《神应针灸要诀》一卷 |
| 宋道方 | 公元 1048 ~1118 年 | 河南睢西县 | 《全生集》 |
| 王 俣 | 宋政和建炎间(生卒年月不详) | 河南淮阳 | 《本草单方》三十五卷 |
| 许 奇 | 宋建炎间(生卒年月不详) | 河南开封 | 《黄农隐木续》 |
| 徐梦莘 | 公元 1126 ~1207 年 | 河南开封 | 《集医录》 |
| 齐能之 | 南宋(生卒年月不详) | 河南新安县东 | 《太素造化脉论》《太素脉经诗诀》各二卷 |
| 娄居中 | 宋(生卒年月不详) | 河南荥阳 | 《食治通说》一卷 |
| 李庆嗣 | 宋天德间(生卒年月不详) | 河南洛阳 | 《伤寒纂类》四卷、《改证活人书》二卷、《伤寒论》三卷、《针经》一卷 |

| 医家姓名 | 年代 | 县市 | 医学相关著作 |
|---|---|---|---|
| 申屠致远 | 公元?～1298年 | 河南开封 | 《集验方》十二卷 |
| 王巽 | 约公元1352～1428年 | 河南兰考 | 《内科奥诀》《外科滇知》《伤寒运气撮要》《阴阳本源》《小葬正诀》《大葬发明》 |
| 李景繁 | 公元1444～1514年 | 河南兰考 | 《本草捷径》四卷 |
| 刘全备 | 明成化正德间(生卒年月不详) | 河南省安阳市内黄县 | 《病机赋》一卷、《药性赋》一卷 |
| 郭仲得 | 明正德间(生卒年月不详) | 河南洛阳新安县城东街 | 《医学悟言》 |
| 张景 | 明嘉庆间(生卒年月不详) | 河南汝阳县 | 《疑狱三集》六卷 |
| 张德恭 | 公元1523～1602年 | 河南信阳光山县 | 《易解》《岐黄》 |
| 萧守身 | 约公元1529～1600年 | 河南沁阳 | 《经书辨疑》《医学管见》 |
| 何出图 | 公元1539～1616年 | 河南省周口市扶沟县 | 《摄生浅言》 |
| 万纯忠 | 约公元1541～1616年 | 河南南阳邓州 | 《四书周易讲疏》《本草单方》 |
| 刘贲卿 | 公元1569～1647年 | 河南省鄢陵县 | 《伤寒传经论》 |
| 方应时 | 明万历间(生卒年月不详) | 河南信阳 | 《方书金镜》 |
| 刘懋武 | 明万历间(生卒年月不详) | 河南许昌扶沟 | 《宦游奇方》 |
| 王鼎新 | 明万历年间(生卒年月不详) | 河南省焦作市泌阳县凤凰山 | 《本草互用参考》《集验奇方》 |
| 宋培 | 明光祖天启间(生卒年月不详) | 河南新乡长垣 | 《心法便览》四卷 |
| 阎坦 | 明天启间(生卒年月不详) | 河南项城 | 《罗经图说》及《阴虚燮理篇解》 |
| 韩程愈 | 公元1612～1695年 | 河南鄢陵县 | 《大雅堂集方》八卷、《蒸尝仪范》 |
| 崔印宏 | 清顺治间(生卒年月不详) | 河南新乡长垣县 | 手辑《禁方》 |
| 孙奏雅 | 明崇祯时(生卒年月不详) | 河南新乡辉县 | 《医学宗传》三十卷 |
| 张信贤 | 崇祯时(生卒年月不详) | 河南鹿邑 | 《家训》一卷、《诗文》二卷、《集医良方》一卷 |
| 傅汝舟 | 明天顺甲申间(生卒年月不详) | 河南开封兰考 | 《医学旁通》二十卷 |
| 李守钦 | 明(生卒年月不详) | 河南荥阳 | 《方书一得》《太素精要》 |

| 医家姓名 | 年代 | 县市 | 医学相关著作 |
|---|---|---|---|
| 周溥 | 明(生卒年月不详) | 河南开封 | 《用药歌括》 |
| 郑镒 | 明(生卒年月不详) | 河南开封县 | 《续医说》《医书百朋》《杏花春晓堂方》《方法考》 |
| 房文实 | 明(生卒年月不详) | 河南汝阳县 | 《十八剂加减》《春田一览》 |
| 耿宫中 | 明末(生卒年月不详) | 河南滑县 | 《经验简便方》《医方分类》 |
| 李承宝 | 明(生卒年月不详) | 河南新乡县 | 《遁甲八阵图》二卷、《医卜闲谈》 |
| 李高 | 明(生卒年月不详) | 河南虞城县 | 《经验良方》 |
| 冯国镇 | 明(生卒年月不详) | 河南洛阳 | 《痘疹规要》《幼幼大全》五卷 |
| 刘清曲 | 明(生卒年月不详) | 河南正阳县 | 《方论》若干卷 |
| 黄约 | 清(生卒年月不详) | 河南商城县 | 《痘疹正宗》《万氏女科》 |
| 黄朴 | 清(生卒年月未详) | 河南省信阳市潢川县 | 《方脉》 |
| 理安和 | 明末清初(生卒年月未详) | 河南西华县 | 《性命圭旨解》若干卷 |
| 王祕中 | 清(生卒年月不详) | 河南鹿邑县 | 《蚓窍吟》二卷、《医诀》四卷 |
| 雷继祖 | 清(生卒年月不详) | 河南淮宁县 | 《医论》 |
| 郑蕃 | 清顺治间(生卒年月不详) | 河南鄢陵县 | 《仁寿堂医方评注》 |
| 卢敏政 | 清顺治时(生卒年月不详) | 河南焦作修武 | 《医案》数卷,《素问浅注》《五运六气图解》 |
| 史洞 | 清顺治间(生卒年月不详) | 河南偃师市 | 《脉诀》《伤寒论纂》《增补寿世保元》 |
| 李会霖 | 清代(生卒年月不详) | 河南濮阳县 | 《伤寒论辨脉诗》 |
| 李二阳 | 康熙间(生卒年月不详) | 河南省沁阳市 | 《脉诀详注》 |
| 杨居午 | 公元?~1746年 | 河南禹州市 | 《伤寒夺命》 |
| 常定远 | 清雍正间(生卒年月不详) | 河南襄城县 | 《五经图》 |
| 张可象 | 清雍正间(生卒年月不详) | 河南郏县 | 《注金匮要略》 |
| 王天爵 | 清雍正间(生卒年月不详) | 河南淮阳 | 《三世良方》《析疑录》 |
| 张公裔 | 雍正、乾隆间(生平未详) | 河南西华县 | 《医门法眼》 |

507

| 医家姓名 | 年代 | 县市 | 医学相关著作 |
|---|---|---|---|
| 牛同豹 | 清乾隆间(生卒年月不详) | 河南鹿邑县 | 《脉经直指》 |
| 王似之 | 清乾隆间(生卒年月不详) | 河南武陟县 | 《痘疹慎始集》二卷 |
| 盛健一 | 公元1717~1804年 | 河南宝丰县 | 《东轩集》《医学集要》 |
| 乔明扬 | 约公元1716~1790年 | 河南长葛市增福庙乡乔家黄村 | 《雪泥鸿爪》《医方集要》 |
| 马朝聘 | 乾隆间(生卒年月不详) | 河南新密县 | 《周易正义》《资生灵通》五十七卷 |
| 申佩瑈 | 清乾隆时(生卒年月不详) | 河南省博爱县,一说武陟县 | 《主客运气图》《四诊要旨》 |
| 薄永秀 | 清乾隆间(生卒年月不详) | 河南扶沟县 | 《医学真实录》五卷 |
| 郭宗林 | 乾隆时(生卒年月不详) | 河南辉县市 | 《身世金丹集》《活幼心法要诀》 |
| 凌去盈 | 乾隆时(生卒年月未详) | 河南西华县 | 《蚊情集》《医门法眼》《凌氏易观》十二卷 |
| 吴尔端 | 清(生卒年月不详) | 河南安阳 | 《医方选要》四十卷、《症治诗歌》二十卷 |
| 杨士贤 | 清(生卒年月不详) | 河南淮阳 | 《验方》 |
| 王廷侯 | 乾隆、嘉庆间(生卒年月不详) | 河南平顶山鲁山县张店乡大王庄村 | 《伤寒论读法》数卷 |
| 费成章 | 乾隆、嘉庆间(生卒年月不详) | 河南太康县 | 《医学见解》 |
| 安元起 | 清(生卒年月不详) | 河南卫辉市 | 《伤寒》《痘疹》 |
| 杜生南 | 清乾隆间(生卒年月不详) | 河南巩义市 | 《订正神应心书》二卷 |
| 宋蕤宾 | 清嘉庆间(生卒年月不详) | 河南鲁山县 | 《医方摘要》,凡二十卷 |
| 娄阿巢 | 清(生卒年月不详) | 河南省沁阳市 | 《寿世偶录》《女科》上下卷 |
| 黄永傅 | 清(生卒年月未详) | 河南省信阳市潢川县 | 《方书》四十余卷、《春秋要义》十二卷 |
| 王克哲 | 清(生卒年不详) | 河南武陟 | 《简便良方》 |
| 蔡临溪 | 清嘉庆间(生卒年月不详) | 河南西平 | 《痘疹要论》一卷 |
| 程人坊 | 清(生卒年月不详) | 河南省平顶山市叶县,一说泌阳 | 《针灸捷径》二卷 |
| 袁应海 | 清(生卒年月不详) | 河南西闽 | 《妇科摘要》共十三篇 |

| 医家姓名 | 年代 | 县市 | 医学相关著作 |
|---|---|---|---|
| 刘岱云 | 清仁宗嘉庆时(生卒年月不详) | 河南渑池洪阳 | 《四诊述要》《奇疾辑考》 |
| 王广运 | 清代中叶(生卒年月不详) | 河南商水县 | 《十二经络针灸秘法》《注解仲景伤寒论》 |
| 李印绶 | 清代中叶(生卒年月不详) | 河南渑池县果园乡李家寨 | 《四书摘要》《脉决集要》《本草类典》《杏林集》《寰宇一览》 |
| 朱映离 | 公元1776~1851年 | 河南省太康县大许寨乡 | 《养真录》 |
| 傅振苍 | 清嘉庆(生卒年月不详) | 河南淮阳县 | 《七十二病论》 |
| 沈如桂 | 清(生卒年月不详) | 河南洛阳 | 《医学探珠》 |
| 谢眉龄 | 清(生卒年月不详) | 河南洛阳 | 《世验精书》 |
| 周同文 | 清(生卒年月不详) | 河南新密县 | 《伤寒辨症详说》 |
| 王贤良 | 清(生卒年月不详) | 河南尉氏县 | 《方脉》 |
| 袁应西 | 公元1790~1869年 | 河南省驻马店市西平县宋集镇袁坡村 | 《增高录》《制锦录》《百篇钞》 |
| 朱奎光 | 清(生卒年月不详) | 河南省太康县朱堂村 | 《万全医书》 |
| 徐定唐 | 公元1794~1854年 | 河南林州市原康镇 | 《济世良方》 |
| 弓士骏 | 公元1795~?年 | 河南郑州市惠济区弓寨村 | 《弓氏医书辨讹》十六卷 |
| 孙玉田 | 清(生卒年月不详) | 河南省武陟县大虹桥乡司徒村 | 《病源》数册 |
| 蒋 栋 | 清(生卒年月不详) | 河南长葛市和尚桥镇秦公庙村 | 《文昌帝君阴阳文》《救急奇方》《辨惑论》 |
| 王云锦 | 清(生卒年月不详) | 河南固始县 | 《伤寒论》 |
| 刘了凡 | 清(生卒年月不详) | 河南商水县 | 《慎疾浅说》 |
| 王澍棠 | 清道光间(生卒年月不详) | 河南鄢陵县 | 《身心要语》 |
| 毛鸿印 | 清道光间(生卒年月不详) | 河南武陟县 | 《医学管见》《瘟疫论新编》《伤寒论注》 |
| 万青选 | 公元1818~1898年 | 河南固始县 | 《医贯》十八卷、《士林三书辨证》四卷、《寿世保元辨证》十二卷 |
| 丁九皋 | 清(生卒年月不详) | 河南淮阳县 | 《疡医求真》四册 |

| 医家姓名 | 年代 | 县市 | 医学相关著作 |
|---|---|---|---|
| 魏广贤 | 清(生卒年月不详) | 河南长葛县 | 《医方类编选要》《眼科经论》《经验良方》《折伤要略》 |
| 袁恕 | 清嘉庆时(生卒年月不详) | 河南商丘市 | 《生生理言》 |
| 张良璈 | 清道光时(生卒年月不详) | 河南西平县 | 《除病集诗草》一卷 |
| 朱光熙 | 清道光时(生卒年月不详) | 河南商丘市 | 《痘疹摘锦》 |
| 韩画 | 清道光间(生卒年月不详) | 河南西平县 | 《问心堂诗草》《瘟疫条辩》 |
| 张磻玉 | 清道光间(生卒年月不详) | 河南鹿邑人 | 《万方集成》十卷、《群方荟萃》二卷、《本草辑要》四卷 |
| 吴景澄 | 公元1824~?年 | 河南潢川县人 | 《秘录青囊合篡》六册 |
| 杨荫堂 | 清(生卒年月不详) | 河南安阳县崔家桥乡杨新庄 | 《长沙方解》 |
| 张凤阁 | 清道光、咸丰年间(生卒年月不详) | 河南西平县 | 《瘟症秘诀》 |
| 于省三 | 清咸丰间(生卒年月不详) | 河南西平县 | 《瘟疫论心得录》一册 |
| 庞铭本 | 清咸丰间(生卒年月不详) | 河南南阳内乡县湍东镇 | 《随身录》《有定集》 |
| 朱黄轩 | 公元1835~1906年 | 河南中牟县刘集乡朱塘池村 | 《阴阳论》 |
| 周光第 | 公元?~1861年 | 河南信阳县 | 《医学合篡》 |
| 王永钦 | 清(生卒年月不详) | 河南信阳市浉河区 | 《药性徵实论》二卷、《医俗格言》 |
| 危恕中 | 清(生卒年月不详) | 河南信阳市 | 《近仁堂济世良方》 |
| 余殿香 | 清(生卒年月不详) | 河南信阳县 | 《保赤全书》 |
| 曹淦 | 清(生卒年月不详) | 河南信阳市 | 《医方合录》 |
| 张辉 | 清道光间(生卒年月不详) | 河南鹿邑县 | 《妇科摘要》 |
| 张希曾 | 清1845年间(生卒年月不详) | 河南郑州市管城回族区盐店后街 | 《针要诀》 |
| 申嵩阳 | 清道光间(生卒年月不详) | 河南省焦作市武陟县宁郭镇 | 《雪宾医案》八卷 |
| 廖牲 | 清道光间(生卒年月不详) | 河南汝南县 | 《应验良方》 |
| 常启佑 | 清(生卒年月不详) | 河南开封 | 《医学心得》 |

| 医家姓名 | 年代 | 县市 | 医学相关著作 |
|---|---|---|---|
| 郭　泰 | 清(生卒年月不详) | 河南沁阳市 | 《医方便用》《幼学集成》 |
| 张同仁 | 清(生卒年月不详) | 河南伊阳县 | 《痘疹便览》 |
| 张全仁 | 清(生卒年月不详) | 河南汝州市 | 《经验良方》《痘疹备览》 |
| 沈廷杰 | 清(生卒年月不详) | 河南开封县 | 《外科指南》《奇症良方》 |
| 田炳勋 | 清同治间(生卒年月不详) | 河南项城县 | 《医学节要》 |
| 阴维新 | 清1856年间(生卒年月不详) | 河南新郑市 | 《痘疹金鉴》 |
| 王撰文 | 清(生卒年月未详) | 河南南阳市方城县蒿庄 | 《六科指南》八卷 |
| 于嘉善 | 清道光间(生卒年月不详) | 河南省驻马店市西平县 | 《妇科备要》二十一卷,《男女科经验良方》十七卷 |
| 刘勤贵 | 公元1853～1922年 | 河南民权县第三区老颜集乡郭庄寨东南三里许仲楼村 | 《刘公勤贵墓碑碑阴记》 |
| 孙沐恩 | 清(生卒年月不详) | 河南郑州巩义市回郭镇罗村 | 《药方类编》十卷 |
| 曹德泽 | 清(生卒年月不详) | 河南郑州市巩义市河洛镇洛口村 | 《卫生提纲》数卷 |
| 孟增河 | 清(生卒年月不详) | 河南新乡县 | 《针灸》两卷 |
| 陈绍虞 | 清(生卒年月不详) | 河南新乡县 | 《五运六气详图》《奇门全图》 |
| 阮泰琞 | 清末民初(生卒年月不详) | 河南正阳县 | 《阮氏家藏医解》二册 |
| 王　恕 | 清光绪间(生卒年月不详) | 河南商水县 | 《金匮、伤寒辨脉汇编》(《金匮平脉辨脉汇编》) |
| 毛士达 | 清同治间(生卒年月不详) | 河南安阳滑县上官镇上官村 | 《经验奇方》《怪症备要》《舌苔三十六种》《本草医方》 |
| 张　恕 | 清(生卒年月不详) | 河南禹州市方岗乡 | 《合意录》一卷 |
| 谢　长 | 清(生活于十九世纪,生卒年月不详) | 河南郾城县 | 《易经集解》《春秋集解》《四书集解》《星象考》《痘疹正宗批解》 |
| 胡中清 | 清(十九世纪,生卒年月不详) | 河南郾城县 | 《医方独断》《医学驳误》 |

511

| 医家姓名 | 年代 | 县市 | 医学相关著作 |
|---|---|---|---|
| 李怀瑗 | 清(生活于十九世纪,生卒年月不详) | 河南漯河市郾城区 | 《学医捷术》四卷 |
| 宁元善 | 清(十九世纪,生卒年月不详) | 河南三门峡市 | 《农医寓言疑问册》 |
| 王 焜 | 清光绪间(生卒年月不详) | 河南信阳市 | 《白喉症考治》《春温三字经》 |
| 王金声 | 清道光间(生卒年月不详) | 河南中牟县三官庙乡三官庙村 | 《痘疹汇编》 |
| 李锡庚 | 清(生卒年月不详) | 河南三门峡市灵宝市尹庄镇阎李村 | 《静宜集》《养性篇》《医方心得》 |
| 卢士选 | 清末(生卒年月不详) | 河南郑州巩义市紫荆路街道北官村 | 《月川医案》 |
| 秦逢韶 | 清(生卒年月不详) | 河南渑池县 | 《本草浅说》四卷、《秦氏医案》 |
| 巴纯一 | 清光绪间(生卒年月不详) | 河南省洛阳市新安县 | 《咽喉司命集》 |
| 田春荣 | 清光绪间(生卒年月不详) | 河南禹州市 | 《四书人名考》四卷,《翠松斋文稿》《学步诗草》 |
| 张 坤 | 公元1873~1920年 | 河南三门峡市湖滨区会兴镇 | 《中西医学串解》 |
| 王道立 | 清光绪间(生卒年月不详) | 河南正阳县吕河乡 | 《养生治生救时合论》《道法简宗》 |
| 牛灿辰 | 清光绪间(生卒年月不详) | 河南省驻马店市西平县宋集镇孔牛庄 | 《瘟疫明辨》 |
| 李家骏 | 清光绪间(生卒年不详) | 河南省沁阳市 | 《崇辨堂医课》 |
| 曾兴楷 | 清光绪间(生卒年月不详) | 河南长葛市石固镇 | 《幼科指南》 |
| 张 瑶 | 清同治间(生卒年月不详) | 河南叶县 | 《伤寒集解》 |
| 杜 馨 | 清同治间(生卒年月不详) | 河南叶县 | 《福幼遂生编增注》 |
| 何金熔 | 清末(生卒年月不详) | 河南汝南县 | 《伤寒论》《瘟疫论》《经验良方》 |
| 傅秉甫 | 清末民初(生卒年月不详) | 河南省洛阳市汝阳县 | 《妇科经验良方》 |
| 刘德成 | 清(生卒年月不详) | 河南淮阳县 | 《妇科指南》 |

| 医家姓名 | 年代 | 县市 | 医学相关著作 |
|---|---|---|---|
| 郜清泉 | 清末和民国初年时（生卒年月不详） | 河南新乡县中召村 | 《仙传白喉治法》 |
| 李 溶 | 清（生卒年月不详） | 河南西华县 | 《伤寒指南》 |
| 刘永安 | 清（生卒年月不详） | 河南濮阳县引马里刘双楼 | 《咽喉七火论》 |
| 郜俊卿 | 公元 1900～1978 年 | 河南新乡县中召村 | 《万金统一述》 |
| 杨 蔚 | 清末民初间（生卒年月不详） | 河南洛阳市 | 《医学韵编》二卷 |
| 李万轴 | 民国（生卒年月不详） | 河南长葛县 | 《奇经灵龟飞腾八法》《针灸述古》 |
| 王来同 | 清（生卒年月未详） | 河南淮阳县 | 《医门简要》 |
| 孙鹤鸣 | 清末（生卒年月不详） | 河南淮阳县 | 《脉经精意》 |
| 郑嘉祥 | 清（生卒年月不详） | 河南淮阳县 | 《郑氏妇科》 |
| 黄清湛 | 清（生卒年月不详） | 河南淮阳县 | 《四言秘诀》 |
| 喻性真 | 清（生卒年月不详） | 河南淮阳县 | 《眼科家传》 |
| 张翊远 | 清（生卒年月不详） | 河南宜阳县三乡镇流渠村 | 《讷斋医说》 |
| 孙启莘 | 清（生卒年月不详） | 河南商水县 | 《眼科秘诀贯珠》四卷、《选择捷要》一卷 |
| 袁良玉 | 清（生卒年月不详） | 河南荥阳市上街区 | 《医书三要》 |
| 董联辉 | 清（生卒年月不详） | 河南荥阳市 | 《温病说略》四卷,《温病条辨》 |
| 杨永锡 | 清（生卒年月不详） | 河南新密市 | 《痘疹详说》十二卷、《伤寒摘要》八卷、《杨氏医案》若干卷 |
| 王心一 | 清末民初（生卒年月不详） | 河南新密市 | 《验方新集》《痘疹新集》 |
| 樊通润 | 清末民初（出卒年月不详） | 河南新密市 | 《医学述要》十卷 |
| 阎诚心 | 清末民初（生卒年月不详） | 河南濮阳范县 | 《活人定本》 |
| 白鹤鸣 | 清末民初（生卒年月不详） | 河南郑州中原区侯寨乡三李村 | 《外科症治》数卷 |
| 杨绍先 | （生卒年月不详） | 河南武陟县高村 | 《眼科辑妙》 |
| 原连凤 | 清末民初（生卒年月不详） | 河南武陟县 | 《语录》二卷、《奇门起式书》 |

513

| 医家姓名 | 年代 | 县市 | 医学相关著作 |
|---|---|---|---|
| 薛 灿 | 清末民初(生卒年月不详) | 河南省焦作市武陟县大封镇赵庄村 | 《痘疹心法》 |
| 关吉堂 | 清末民初(生卒年月不详) | 河南长葛市和尚桥镇 | 《治验方论》数十册 |
| 张应鏊 | 清末民初(生卒年月未详) | 河南三门峡市灵宝市豫灵镇南麻庄 | 《伤寒辨证》《验方杂编》 |
| 庞沣章 | 清末民初(生卒年月不详) | 河南内乡县王店镇石桥村 | 《守寒简章》《疡医指南》 |
| 谢文选 | 清末民初(生卒年月不详) | 河南内乡县灌涨镇大浆子村 | 《青囊秘要》《迷津普度》《脉诀》 |
| 郭玉柱 | 清末民初(生卒年月不详) | 河南安阳县崔家桥乡宋村 | 《妇科辨解备要》两册 |
| 孙宪曾 | 清末民初(生卒年月不详) | 河南淮阳人 | 《四诊备要》一册 |
| 李培源 | 清末民初(生卒年月不详) | 河南西平县 | 《医学备考》《妇科捷要》 |
| 张国瑄 | 清末民初(生卒年月不详) | 河南西平县 | 《方脉摘验》《胎产指南》 |
| 于兰台 | 清末民初(生卒年月不详) | 河南西平县 | 《妇科产症心得录》二十卷,《医治小儿惊风捷要》十五卷,《男女险症治疗新编》十四卷 |
| 陈本虞 | 清末民初(生卒年月不详) | 河南西平县 | 《本草解药》《妇科铁镜》 |
| 郭凌云 | 清末民初(生卒年月不详) | 河南西平县 | 《瘟症新编》 |
| 彭德周 | 清末民初(生卒年月不详) | 河南西平县 | 《瘟症要诀》 |
| 黄信道 | 清末民初(生卒年月未详) | 河南信阳市平桥区五里店镇 | 《医方经验》四卷 |
| 曹宴林 | 清末民初(生卒年月未详) | 河南信阳冯河村 | 《医学指南》 |
| 陈再田 | 清末民初(生卒年月不详) | 河南信阳市平桥区洋河镇 | 《伤寒阐微》《金匮要旨》 |
| 于保仁 | 清末民初(生卒年月不详) | 河南正阳县汝南埠镇岳城村 | 《医学集成》二十四卷 |
| 张淑仪 | 清末民初(生卒年月不详) | 河南正阳县汝南埠镇岳城村 | 《咽喉摘要》十二卷 |
| 李学正 | 清末民初(生卒年月不详) | 河南正阳县 | 《伤寒三疫论》《松园癣论》《醒迷传》 |
| 孙培初 | 清末民初(生卒年月不详) | 河南正阳县大林镇 | 《心得专集》 |

| 医家姓名 | 年代 | 县市 | 医学相关著作 |
|---|---|---|---|
| 胡恭安 | 清末民初(生卒年月不详) | 河南正阳县大林乡范店村 | 《论语节解》《大学解》《医书》 |
| 洪大龙 | 清末民初(生卒年月不详) | 河南省周口市西华县东夏镇洪庄 | 《洪氏心法》四卷 |
| 梁彦彬 | 清末民初(生卒年月不详) | 河南兰考县 | 《四言脉诀》 |
| 顾 言 | 清末民初(生卒年月不详) | 河南濮阳南乐县近德固乡佛善村 | 《正骨秘法》 |
| 韩 湍 | 清末民初(生卒年月不详) | 河南新乡长垣县 | 《中西医考》《眼科诀微》《伤寒诀微》 |